監修 一般社団法人 日本遠隔医療学会編集委員会
編集委員：石塚達夫／酒巻哲夫／長谷川高志／森田浩之

遠隔診療実践マニュアル
在宅医療推進のために

篠原出版新社

序　文

　2012 年は日本の政治，経済の低迷が象徴的な年でありました．昨年の東日本大震災の影響が色濃く残る本年ですが，我々が担当する医学の領域では低迷は許されません．たとえ，少ない経済的支援としても前進するのみという重圧を常に背負っております．

　その中で遠隔診療の重要性，必要性はこのような環境，特に，大震災後，急速にクローズアップされています．現在の急性期医療後の診療，療養を支える施設が乏しいなか，遠隔在宅医療の必要性は従来から言われていましたが，その実践については指針となるテキストがありませんでした．ある一部の先進的な医師の努力のみで遠隔診療が実践されるわけではありません．

　遠隔在宅医療の基本となるべき診療技術について，系統的に記す必要があります．在宅医療は 1981 年 6 月にインスリン，成長ホルモンの在宅自己注射の適正な医学管理のために開始されています．糖尿病，成長ホルモン分泌不全による発育遅延症が適用され，在宅でも自己注射が可能となり，多くの患者が医療機関以外での連日の注射が許可される事により，その歴史が開始されています．ちょうどこの頃，当時の厚生省は学会認定医制協議会を発足させ，専門診療へと舵を切り始めました．1991 年に米国の留学から帰国した時，医局では専門医の申請が急速に進んでいる事を実感しました．医療の高度化，専門化が急速に進んだ時期であったわけです．しかしながら，地域でかかりつけ医として，総合医として日夜診療していた医師達は顧みられる事がありませんでした．今日，総合医を専門診療のなかで，どのように位置づけるのか，総合医の専門性が厚生労働省でも論議され，第 19 番目の基本領域専門医として総合診療科が認められました．実際，在宅医療を推進するためには，内科学を基本とした問診，診察能力が要求されます．したがって，本書では在宅医療に関する基本的診察能力をどのように見つめれば良いのかも，記述する努力を払い，同時に在宅医療に於ける問題点とその解決に向けた具体的方策についても記すようにしました．本書が遠隔在宅診療の現実と更なる発展への指針として活用される事を祈ります．

平成 24 年 10 月

岐阜大学大学院医学系研究科総合病態内科学分野

石　塚　達　夫

巻 頭 言

厚生労働省　医政局 研究開発振興課 医療技術情報推進室
政策統括官付 情報政策担当参事官室

室長補佐　**野口 貴史**

　日本は早くから国民皆保険制度を導入するなど，世界の中でも優れた医療環境を構築していると言えます．OECD 参加国（34 カ国）中，1 人あたりの医療費は 20 位（2009 年）と必ずしも高い方ではないにも関わらず，乳児死亡率の低さ（同 2 位）や平均寿命（女性同 1 位，男性同 3 位）などを見るとトップクラスに位置しています．

　しかしながら近年は，都市部・僻地間の人口格差の拡大とそれに並行する医師偏在問題や，増大する医療費を適正化するための医療効率化の必要性，少子高齢化と在宅医療・看護の重要性といったことがらがこれまで以上にクローズアップされるようになってきており，これらの課題への対応が求められています．

　その一方で，情報通信技術は飛躍的な発展と普及を続けており，その勢いは留まるところを知らないかのようです．計算機処理速度や通信速度は高速化の一途を辿り，さまざまな場面でその技術が応用されています．いまやコンピュータのある家庭はごく一般的ですし，ほとんどの人が携帯電話を持ち歩いています．さらに，流通管理の IC タグや各種 IC カードなど応用例は枚挙にいとまがなく，情報通信技術は既に一般国民にとっての生活基盤のひとつとして根付いていると言っても過言ではないでしょう．

　こういった背景から，遠隔医療・遠隔診療が近年ますます注目を浴びるようになっています．医療の分野への情報処理技術の採用は早くから試みられ，また実用化されて久しいのですが，更に遠隔地と通信回線によって結びつけることで，医療現場の諸問題を改善できないかという発想は，地域の医療に日々取り組んでいる医療者にとっては自然なものかも知れません．たとえば，地域の医療従事者と，遠隔地にいる高度な専門性を持った医療従事者との通信は，より適切な医療をその地域に提供することを可能にしますし，その地域の医療従事者の教育にもなるという効果もあります．また，医師と患者との間で通信を行い，診療のために必要な情報のやりとりが対面と同程度にできたならば，効率化・省力化・負担軽減などに役立つことが期待されます．

　情報通信機器を用いた診療とはどのようにあるべきかについて，これまでは主に，情報通信技術にも見識のある医療者などが，必要に応じて模索してきたと言えます．本書は，そういった知見をより多くの方，つまり在宅医療の場面でこれから遠隔診療に取り組もうとしている現場の医療者の方々や，あるいはそれを検討中の方々と共有することを目的とした，非常に具体的で実践的なテキストであり，これまでに類を見ない画期的なものです．執筆陣は，これまでの厚生労働省科学研究費補助金による遠隔医療研究班の構成員の方々が中心となっており，これら第一人者

が最新の知見を盛り込んだ本書は，遠隔診療の計画・実践にあたっての有力な指針となるでしょう．

　本書によって在宅医療における遠隔診療という手法が更に普及し，遠隔診療が有用な場面において広く適切に行われること，それによって在宅患者がより良い医療サービスを受けられるようになること，またゆくゆくは遠隔診療が特別なものではなく，一般的な選択肢のひとつとして国民に認識されるようになることを願います．

『遠隔診療実践マニュアル－在宅医療推進のために－』

序文　　石塚達夫　　　　　　　　　　　　　　　　　　　　　　　　　　　　iii
巻頭言　野口貴史　　　　　　　　　　　　　　　　　　　　　　　　　　　　iv

【総論】

Ⅰ　遠隔診療の位置づけ　　　　　　　　　　　　　　酒巻哲夫・長谷川高志　　1
　1.　法と制度　　　　　　　　　　　　　　　　　　　　　　　　　　　　　1
　2.　診療報酬制度の中での遠隔診療　　　　　　　　　　　　　　　　　　　4
　3.　遠隔診療開始の留意点　　　　　　　　　　　　　　　　　　　　　　　6

Ⅱ　今日の診断・治療の概要　　　　　　　　　　　　　　　　石塚達夫　　13
　1.　全身状態　　　　　　　　　　　　　　　　　　　　　　　　　　　　13
　2.　頭部の診察　　　　　　　　　　　　　　　　　　　　　　　　　　　19
　3.　顔面の診察　　　　　　　　　　　　　　　　　　　　　　　　　　　20
　4.　眼の診察　　　　　　　　　　　　　　　　　　　　　　　　　　　　21
　5.　耳の診察　　　　　　　　　　　　　　　　　　　　　　　　　　　　25
　6.　鼻の診察　　　　　　　　　　　　　　　　　　　　　　　　　　　　25
　7.　口の診察　　　　　　　　　　　　　　　　　　　　　　　　　　　　26
　8.　頸部の診察　　　　　　　　　　　　　　　　　　　　　　　　　　　29
　9.　胸部の診察　　　　　　　　　　　　　　　　　　　　　　　　　　　33
　10.　腹部（abdomen）の診察　　　　　　　　　　　　　　　　　　　　　33
　11.　肛門・直腸の診察　　　　　　　　　　　　　　　　　　　　　　　　40
　12.　四肢の診察　　　　　　　　　　　　　　　　　　　　　　　　　　　41

Ⅲ　在宅医療の概観
　1.　在宅で受けられる医療・介護・福祉サービスと各医療者の役割　田中志子・長谷川高志　46
　2.　在宅医療を受けられる主な疾患　　　　　　　　　　　　小笠原文雄　　58
　3.　在宅療養中に起こる合併症　　　　　　　　　　　　　　菅原英次　　66

Ⅳ　テレビ電話を用いた在宅医療のコミュニケーション　　　　酒巻哲夫　　73
　1.　テレビ電話における制約と克服の工夫　　　　　　　　　　　　　　　73
　2.　遠隔診療は対面診療で十分なコミュニケーションができていることが原則　75
　3.　補助者の役割　　　　　　　　　　　　　　　　　　　　　　　　　　75
　4.　ある遠隔診療の例　　　　　　　　　　　　　　　　　　　　　　　　76

V 遠隔診察の技術的環境　　　　　　　　　　郡　隆之　　79
1. 遠隔診療機器　　79
2. 通信手段　　83
3. セキュリティ　　84
4. 使用上の注意事項　　86
5. 法令，ガイドライン　　88

【各論】
VI 遠隔診療の実際
1. バイタルサイン　　斎藤勇一郎・山口義生　　89
2. 高温多湿期における在宅高齢者の栄養，水分管理　　山口義生　　98
3. 神経・筋・骨格疾患　　森田浩之・林祐一　　104
4. 循環器疾患（心不全）　　斎藤勇一郎　　115
5. 呼吸器疾患　　岡田宏基　　122
6. 消化器疾患　　池田貴英　　136
7. 内分泌・代謝疾患　　森田浩之　　144
8. 褥瘡　　木下幸子　　152
9. 視力　　廣川博之　　161
10. 終末期医療（特に疼痛管理）　　小笠原文雄　　166
11. うつ状態・認知症など精神疾患　　岡田宏基　　177

VII 遠隔モニタリング
1. ペースメーカー　　斎藤勇一郎　　188
2. 計測機器によるもの　　本間聡起　　193
3. 自覚症状のスコア化と遠隔モニタリング　　亀井智子　　198

VIII 訪問看護師との連携　　太田隆正・金山時恵　　206
1. 訪問看護と訪問看護師　　206
2. 地域特性と遠隔医療の実際　　207

IX 遠隔診療のカルテから　　森田浩之・長谷川高志・酒巻哲夫　　212
1. 脳梗塞症例　　212
2. がん症例　　213

索引

総論

I 遠隔診療の位置づけ

酒巻　哲夫・長谷川　高志

1．法と制度

要旨

　遠隔診療は厚生労働省の解釈通知によって，「現代医学から見て，疾病に対して一応の診断を下し得る程度のもの」であれば「直接の対面診療による場合と同等ではないにしてもこれに代替し得る程度の患者の心身の状況に関する有用な情報が得られる場合には」，直ちに医師法第20条等に抵触するものではない．したがって法のうえでは遠隔診療を行うことが可能である．しかし，保険診療上の扱いは電話等再診と同等のものとして扱われるのみで，適用には制限がある．今後の制度的な整備を必要とする．

(1) 医師法第20条と厚生労働省の解釈通知

1) 遠隔診療とは

　遠隔地にいる患者に対してテレビ電話などICT（Information and Communication Technology）を介して診察することを，ここでは「遠隔診療」という．在宅の患者を想定すると，医師が遠方からの音声映像を頼りにコミュニケーションをとり，問診や視診などを行い，医療機器の表示データを読み取り，何らかの医学的判断や指示を行うことが実際の内容である．

　そもそも遠隔診療という用語は，厚生労働省の通知「情報通信機器を用いた診療（いわゆる「遠隔診療」）について」（健政発第1075号 平成9年12月24日）で用いられたことに端を発する．その後，この通知は平成15年3月31日の医政発第0331020号，平成23年3月31日の医政発0331第5号と時代に応じて変更されてきた．

2) 医師法第20条との関係

　遠隔診療という用語の発端となった健政発第1075号は，当時ICTを用いた遠隔診療を実証的研究として行う機運が高まっており，これが医師法第20条に抵触するかの問題を整理したもので，平成8年度に発足した厚生科研の研究班（班長：開原成允）による成果が反映されている．その後の改定においても，研究班の成果が通知に反映され今日に至っている．参考までに，現時点での厚生省健康政策局長通知を図1に記す．

　通知では，診療は，医師又は歯科医師と患者が直接対面して行われることが基本である．遠隔診療は，あくまで直接の対面診療を補完するものとして行うべきものであるが，これが「現代医学から見て，疾病に対して一応の診断を下し得る程度のもの」であるかぎりにおいて医師法第20条に抵触するものではない，と述べられている．この部分は当初の健政発第1075号の通知から一貫して生かされており，遠隔診療は常に「一応の診断を下し得る程度のもの」であることを研究成果

として示し続けなければならないことを意味する．

医師法第20条のもとで遠隔診療は可能であるとの整理を行ったことは，平成12年から始まった政府のe-Japan計画とあいまって，国からの交付金事業のなかで遠隔診療に関するシステムとネットワーク構築が行われる際のよりどころとなった．

3) 適用の範囲

通知では，留意事項として初診および急性期の疾患については望ましくないことなどがあげられている．この留意事項については，この章の「3．遠隔診療開始の留意点」(p.6)でも改めて解説する．

したがって，適応は病状の安定した慢性疾患になる．通知の別表には遠隔診療の例として9つの疾患・病態が示されている．しかし，これはあくまでも例示であって，対象がこれらの疾患・病態のみに限られるものではない．現に，平成22年度までに遠隔診療を行っていた7つの施設に対して，がんと脳血管障害を対象とするレトロスペクティブ研究が可能であったことをみれば，平成15年の医政発第0331020号にある別表にこだわることなく患者に適用されていたことがわかる．

平成23年度からは遠隔診療の有効性・安全性に関するプロスペクティブ研究が行われているが，対象疾患に制限を設けていない．上記の2つの研究は厚生労働科学研究費補助金の交付を受けてのもので，詳細については平成22年度，23年度の報告書を参照されたい．

医政発0331第5号
平成23年3月31日

情報通信機器を用いた診療（いわゆる「遠隔診療」）について

近年，情報通信機器の開発・普及に伴い，情報通信機器を応用し診療の支援に用いる，いわゆる遠隔診療（以下，単に「遠隔診療」という）の可能性が高まりつつある．

これまでも遠隔診療は，医師又は歯科医師が患者の病理画像等を専門医のもとに伝送し，診療上の支援を受けるといった，医療機関と医師又は歯科医師相互間のものを中心に，既に一部で実用化されているところである．

これとともに，今後は，主治の医師又は歯科医師による直接の対面診療を受けることが困難な状況にある離島，へき地等における患者の居宅等との間で，テレビ画像等を通して診療を行う形態での遠隔診療が実用化されることが予想されるなど，遠隔診療の態様はますます多岐にわたるものと考えられる．

遠隔診療のうち，医療機関と医師又は歯科医師相互間で行われる遠隔診療については，医師又は歯科医師が患者と対面して診療を行うものであり，医師法第20条及び歯科医師法第20条（以下「医師法第20条等」という）との関係の問題は生じないが，患者の居宅等との間で行われる遠隔診療については，医師法第20条等との関係が問題となる．

そこで，今般，遠隔診療についての基本的考え方を示すとともに，患者の居宅等との間の遠隔診療を行うに際して，医師法第20条等との関係から留意すべき事項を下記のとおり示すこととしたので，御了知の上，関係者に周知方をお願いする．

なお，過日，厚生科学研究費による遠隔医療に関する研究の報告が取りまとめられ，公表されたところであるので，参考までに送付する．

記

1．基本的考え方

診療は，医師又は歯科医師と患者が直接対面して行われることが基本であり，遠隔診療は，あくまで直接の対面診療

を補完するものとして行うべきものである．

　医師法第20条等における「診察」とは，問診，視診，触診，聴診その他手段の如何を問わないが，現代医学から見て，疾病に対して一応の診断を下し得る程度のものをいう．したがって，直接の対面診療による場合と同等ではないにしてもこれに代替し得る程度の患者の心身の状況に関する有用な情報が得られる場合には，遠隔診療を行うことは直ちに医師法第20条等に抵触するものではない．

　なお，遠隔診療の適正な実施を期するためには，当面，左記「2」に掲げる事項に留意する必要がある．

2．留意事項
（1）初診及び急性期の疾患に対しては，原則として直接の対面診療によること．
（2）直接の対面診療を行うことができる場合や他の医療機関と連携することにより直接の対面診療を行うことができる場合には，これによること．
（3）（1）及び（2）にかかわらず，次に掲げる場合において，患者側の要請に基づき，患者側の利点を十分に勘案した上で，直接の対面診療と適切に組み合わせて行われるときは，遠隔診療によっても差し支えないこと．
ア．直接の対面診療を行うことが困難である場合（例えば，離島，へき地の患者の場合など往診又は来診に相当な長時間を要したり，危険を伴うなどの困難があり，遠隔診療によらなければ当面必要な診療を行うことが困難な者に対して行う場合）
イ．直近まで相当期間にわたって診療を継続してきた慢性期疾患の患者など病状が安定している患者に対し，患者の病状急変時等の連絡・対応体制を確保した上で実施することによって患者の療養環境の向上が認められる遠隔診療（例えば別表に掲げるもの）を実施する場合
（4）遠隔診療の開始に当たっては，患者及びその家族等に対して，十分な説明を行い，理解を得た上で行うこと．特に，情報通信機器の使用方法，特性等については丁寧な説明を行うこと．
（5）患者のテレビ画像を伝送する場合等においては，患者側のプライバシー保護には慎重な配慮を行うこと．特に，患者の映像の撮影，情報の保管方法については，患者側の意向を十分に斟酌すること．
（6）情報通信機器が故障した場合における対処方法について，あらかじめ患者側及び近隣の医師又は歯科医師と綿密に打ち合わせ，取り決めを交わしておくこと．
（7）診療録の記載等に関する医師法第24条及び歯科医師法第23条の規定の適用についても，直接の対面診療の場合と同様であること．
（8）遠隔診療においても，直接の対面診療と同様，診療の実施の責任は当然に診療を実施した医師又は歯科医師が負うものであること．
（9）遠隔診療を行うに当たり，医師又は歯科医師が患者又はその家族等に対して相応の指示や注意を行っているにもかかわらず，これらの者がその指示や注意に従わないため患者に被害が生じた場合には，その責任はこれらの者が負うべきものであることについて，事前に十分な説明を行うこと．

遠隔診療の対象	内　容
在宅酸素療法を行っている患者	在宅酸素療法を行っている患者に対して，テレビ電話等情報通信機器を通して，心電図，血圧，脈拍，呼吸数等の観察を行い，在宅酸素療法に関する継続的助言・指導を行うこと．
在宅難病患者	在宅難病患者に対して，テレビ電話等情報通信機器を通して，心電図，血圧，脈拍，呼吸数等の観察を行い，難病の療養上必要な継続的助言・指導を行うこと．
在宅糖尿病患者	在宅糖尿病患者に対して，テレビ電話等情報通信機器を通して，血糖値等の観察を行い，糖尿病の療養上必要な継続的助言・指導を行うこと．
在宅喘息患者	在宅喘息患者に対して，テレビ電話等情報通信機器を通して，呼吸機能等の観察を行い，喘息の療養上必要な継続的助言・指導を行うこと．
在宅高血圧患者	在宅高血圧患者に対して，テレビ電話等情報通信機器を通して，血圧，脈拍等の観察を行い，高血圧の療養上必要な継続的助言・指導を行うこと．
在宅アトピー性皮膚炎患者	在宅アトピー性皮膚炎患者に対して，テレビ電話等情報通信機器を通して，アトピー性皮膚炎等の観察を行い，アトピー性皮膚炎の療養上必要な継続的助言・指導を行うこと．
褥瘡のある在宅療養患者	在宅療養患者に対して，テレビ電話等情報通信機器を通して，褥瘡等の観察を行い，褥瘡の療養上必要な継続的助言・指導を行うこと．
在宅脳血管障害療養患者	在宅脳血管障害療養患者に対して，テレビ電話等情報通信機器を通して，運動機能，血圧，脈拍等の観察を行い，脳血管障害の療養上必要な継続的助言・指導を行うこと．
在宅がん患者	在宅がん患者に対して，テレビ電話等情報通信機器を通して，血圧，脈拍，呼吸数等の観察を行い，がんの療養上必要な継続的助言・指導を行うこと．

図1　平成23年3月31日の厚生省健康政策局長通知

2. 診療報酬制度の中での遠隔診療

遠隔診療が医師法に抵触しないとなれば，自由診療としてこれを行うことは可能である．しかし，広く社会の医療システムの一部として普及するためには，これが保険診療として診療報酬請求の対象となるかが問題となる．以下に，(1) 診療報酬制度の基本，(2) 遠隔診療の位置づけ，として述べる．

(1) 診療報酬制度の基本

1) 点数表にコード化されていることが原則

診療報酬は厚生労働大臣の諮問機関である中央社会保険医療協議会（中医協）で審議され，2年ごとに改定内容が点数表として官報公示される．全体はコード化された診療行為（約 5,600 件），医薬品（約 17,000 件），特定保険医療材料（約 700 件）などの集合であり，各々に費用・価格が付けられている．

コードに無いものは対象ではない．コードに無いものを読み替えなどにより拡大解釈して用いることも禁止されている．

医療機関は，患者氏名，被保険者番号，病名，および診療行為などのコードとその名称を，診療報酬請求書（レセプト）に記して保険者に費用を請求する．

なお，各診療行為には，例えば類似の検査 A と B を併施した場合どちらか一方のみを請求するなどのコーディングルールが付してあり，過剰な診療が制限されている．

2) 対象は患者が原則，健診や予防は対象外

保険診療にあたっては，厚生労働省令である「保険医療機関及び保険医療養担当規則（療担規則）」を遵守しなくてはならない．ここには，請求内容は患者個々の病名・病状に相応しいものであることが原則であり，健康診断は含まないことが謳ってある（療担規則第十二条，第二十条）．

したがって，ICT の利活用として広く一律に市民の健康情報を管理する仕組みは，診療報酬制度には適さない．疾病の一次予防に関することも適さない．例えば，健康管理システムなどとして住民に対して血圧等のモニタリングと保健介入を行うことについて，疾病発症予防の科学的エビデンスがあっても，これを保険診療として扱わないのが原則である．

3) 医師が診療したという事実について

診療報酬点数表の体系は，「基本診療料」と「特掲診療料」の二部構成となっている．前者は，「医師が診療をした」という基本的な事実を評価するもので，「初診」「再診」「入院」としてコーディングされる．後者は，医学管理等，在宅医療，検査，画像診断，投薬，注射，リハビリテーション，精神科専門療法，処置，手術，麻酔，放射線治療，病理診断等の診療行為がコーディングされている．いわゆるコード体系の大部分が後者である．

この体系では，基本診療料の評価，すなわち「医師が診療した」という事実があって初めて，それ以外の診療行為（特掲診療料）の請求を可能にするのが原則である．

遠隔診療が，保険診療の何処に位置するかを理解する，あるいはこれから検討していくうえで，上に述べたことは極めて重要である．

(2) 遠隔診療の位置づけ

1) 往診と訪問診療

在宅など（施設を含む）にある患者の診療は「往診」もしくは「訪問診療」という．往診は患者が病状の変化などを理由に診療を求めた場合であり，訪問診療は医師が計画的に在宅での診療を行う場合である．

2. 診療報酬制度の中での遠隔診療

ちなみに往診および訪問診療は前掲のコード体系では特掲診療料に位置する．往診では初診もしくは再診料が基本のコーディングとなるが，訪問診療では計画があることが前提であるから初診ではありえず，再診が基本となるコーディングになる．

2) 電話等再診

医師がICTを用いて在宅にある患者の診療を行うことについて，評価はどのようになっているのか．

診療点数早見表CD-ROM2010によれば再診料の説明の最後に，「（参考通知）情報通信機器を用いた診療（いわゆる「遠隔診療」）について」として平成15年3月31日の医政発第0331020号の全文が掲載されているので，保険診療のなかでの取り扱いがどのようになっているかを読み解くこととする．

まず，保険診療として認められていることから解説する．再診料は，患者又はその看護に当たっている者から電話等によって治療上の意見を求められて指示をした場合においても算定することができる．通称を電話等再診というのだが，この「電話等」の内容は，平22保医発0305・1の通知によると，テレビ画像等を含むことがわかる．ファクシミリや電子メールによる再診も，聴覚障害者に限って認められているが，受信と送信の内容と時刻をカルテに記載しなければならないとある．

休日や深夜など時間外の再診には，比較的厚い加算がついている．この時間外についても電話等再診がみとめられている（平22保医発0305・1）．ただし，あくまでも患者の求めに応じてのことである．

さて，地域医療貢献加算は，休日・夜間の緊急対応を受け付ける施設への受診者に対し，一律にかつ薄く加算するものだが，この対応として電話等再診も認められている（平22保医発0305・1）．

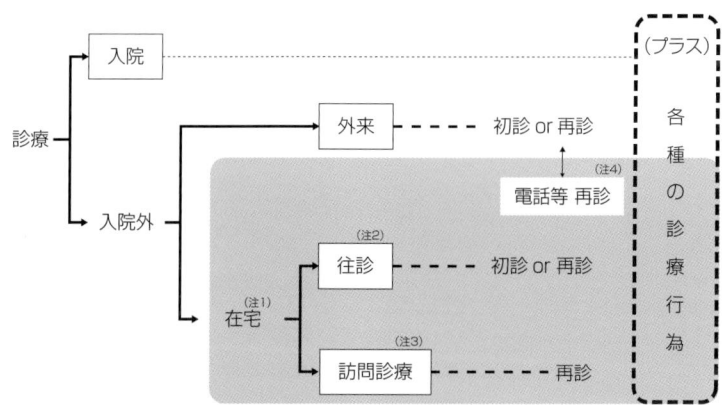

図2　在宅にある患者（通院困難な患者）についての診療報酬制度

（注1）　在宅には，医療機関以外の施設に入所している患者も含まれる．往診，訪問診療の何れにおいても，原則として直線で16Km以内の範囲であること．
（注2）　往診は，患者からの求めがあることが原則．初診，再診の何れかとなる．
（注3）　訪問診療は計画に基づいて行われるもの．当然ながら初診はありえず再診のみとなる．
（注4）　電話等再診は，①患者からの電話に対し②診療に相応しい指示を行った場合（①＆②）に限る．

在宅医療の例：16km以内の在宅にある患者が，初めての医師に診察を求めた場合，医師は往診を行い初診料と往診料に加えて処方料や注射料など行ったことを請求できる．二度目以降，病状が安定している場合，医師は患者の同意を得て診療計画を作り計画の日時に訪問し，診療後に再診料と訪問診療料（その他行った診療）を請求できる．初診以降，患者が療養上の意見を電話で求め医師が指示を与えた場合，電話等再診料を請求できる．しかし，電話等再診では診療行為として行えることが限られるのは当然のことでもある．

このように解説すると，医師が再診として，ICTを用いて在宅にある患者の診療を行うこと（遠隔診療）が現時点でも相当に可能であると受け止めることもできるかもしれない．しかし，制限となる事項も大きいので，以下にそのことを述べる．

第一に，初診については保険診療上は認められていない．先の，遠隔診療に関する医政発0331第5号の通知では，離島・僻地などで緊急の要請があれば初診も可能と読み取れないわけではないが，診療点数表の初診の項に「電話等」が無い以上，保険診療としては扱えない．

第二に，電話等再診はあくまでも，その都度，患者の求めに応じての再診であることが条件である．このことは大きな制限事項となる．実証実験として行われてきた遠隔診療の大部分において，現実的な利用場面は月日・時刻を調整して計画的に診療が行われているものだということを，ここでは強調したい．

第三に，他の診療行為との関係が不明瞭のまま残されている点だ．例えば，重度の心不全患者や慢性呼吸器疾患患者に対して，在宅酸素療法を行う場合には「在宅酸素療法指導管理料」を算定できる．ただし診察を行い，S_PO_2を測定することが前提条件となる．この場合，遠隔診療でも適切に管理できるが，保険診療として認められるかは不明瞭である．同様のものは数々あり，「心臓ペースメーカー指導管理料（イ　遠隔モニタリングによる場合）」についても，電話等再診に加えてこの管理料を算定可能か不明瞭のままである．現時点では電話とテレビ電話は同等の扱いであるから，いわゆる遠隔診療においても不明瞭のままといわざるをえない．

3. 遠隔診療開始の留意点

ICTを用いた在宅診療は，法的な障壁が無いとはいえ診療報酬上の問題点があることを先述した．このような状況の下で，遠隔診療を行うにあたってのガイドライン（指針）を日本遠隔医療学会がまとめたので，これを紹介する．

在宅等への遠隔診療を実施するにあたっての指針（2011年度版）

日本遠隔医療学会
引用：http://jtta.umin.jp/frame/j_14.html

1. はじめに（基本的な考え方）

患者は，重い疾病や重度の障碍があっても，住み慣れた生活の場での療養を望むことが少なくない．近年，医療技術や医療機器類の進歩が著しく，自宅や老人ホーム（以下「在宅等」という）にあっても質の高い医療を提供できるようになった．さまざまな専門職者による医療サービスと介護サービスを組み合わせて，きめ細かに患者のニーズに応えられるようにもなった．これら全てが患者のQOL維持そして向上に有効であることを社会全体が認知するに至り，患者も家族も在宅医療を選択しやすい状況にある．

しかし，地域によっては在宅医療を担うのに十分な医師の配置が無いという問題がある．住民の高齢化と独居化が進み，しかも医師の過疎化が進むという地域は拡大の一途をたどっている．単に離島や過疎の地域にとどまらず，ある程度の人口密集地域でも，医師一人当たりが担当する訪問診療や往診といった在宅医療の地理的範囲が拡大し，需要に応じられる患者数が制限されるという悪循環が起きている．

今日では，大容量通信網と双方向の音声映像機器類を用いることで，在宅等にある患者に対し遠方から問診や視診など診察を行い，患者の傍らにある医療機器類から送信されるバイタル情報などを参照し，これらを判断材料とした診療を，距離を意識せずに行いうる．このような形態の診療（以下「遠隔診療」という）が，在宅医療にかかる社会問題を解決する一つの手段と期待されるところは大きい．

既に経験豊富な医師による遠隔診療の場面を検証すると，在宅医療として十分に成立しており，極めて良好な医師・患者関係を構築できている．とはいえ，その経験者はまだ少なく，未経験者にとっては，医師が患者に直接触れながら

行う往診や訪問診療に比べて，不安の残ることも事実である．また，遠隔診療の対象となる主な疾患と合併症，治療の方針と内容，在宅で用いる医療機器，通信環境などには個々にさまざまなバリエーションが有り，多彩な組み合わせが生じることから，混乱も想定できる．

そこで，日本遠隔医療学会は，本指針を策定し，遠隔診療を実施しようとする医療機関および医師・歯科医師（以下「医師」という）が，その利点と限界のもとで自らの診療を一定の質以上に保つに必要な事項について整理し，これを実施し易いものとして理解を促し，在宅医療の問題解決と発展に寄与せんとするものである．

なお，通信とその周辺の技術，医療機器や診療技術の発展，医療制度の整備は今後も絶え間なきことを鑑み，この指針は日本遠隔医療学会がその継続的な委員会を設置して2011年度から数年毎に検討を加えるものとする．

2．本指針の対象と構成

本指針は，医師が，在宅等にある患者に対し，第一義的にその患者への医療提供に責任を負う立場を堅持しつつ，通信と音声映像機器類を用いて双方向かつリアルタイムに行う形態の診療を対象にするもので，以下のように構成されている．

まず，「3．」では，広く，我が国の医療機関および医師の共通の理解を得るため，遠隔診療に関連する主な事項を説明，定義し，「4．」でその利点と欠点について述べた．次いで「5．」から「9．」に遠隔診療を行う上で肝要な事柄を項立てして配置した．記述の多くは日常的な診療から容易に想起可能なものではあるが，遠隔診療に際して特にポイントとなるものを説明せんがために相応の文書量となった．また，「10．」には今後の課題に関する事柄について述べた．

なお最後に要約をおいたが，これはあくまでも指針の理解を容易にするためのもので，詳細は本文にあることを申し添える．

3．主な事項と定義

遠隔医療：通信技術を活用して離れた二地点間で行われる医療活動の全体を意味する．なお，時に遠隔医療が介護，保健に関連する活動をも含むと解される場合もあるが，医療，介護，保健はこれを運用する制度が異なるものであり，混乱の無いよう注意すべきである．

遠隔診療：遠隔医療のうち，医師が遠隔地から在宅等で療養する患者の診察およびそれに続く一連の診療を行うこと．いわゆる医師-患者間の非対面診療であり，この指針が対象とするものである．患者側で看護師など医師以外の医療スタッフが補助する形態もこの中に含める．

遠隔診療セッション：遠隔診療は医師の診察の開始から終了までをもって1回のセッションとする．双方向性かつリアルタイムのセッションが開かれることが遠隔診療の必須の要件である．比喩的にいえば，医師が患者宅を訪問して辞するまでに相当する．

遠隔モニタリング：バイタル情報や医療機器類からの計測値を，連続的にあるいは断続的に医療機関で受信し，患者の状態把握を可能にすることをいう．自動的な送受信機能による場合のみに限らない．遠隔モニタリングは，遠隔診療の質を向上させる有力な手段であるが，これのみでは遠隔診療にあたらない．また遠隔診療の必須の要件ではない．

スケジューリング：遠隔診療は，その実施の年月日および時刻を医師と患者の間で事前に調整し合意することで，円滑に行いうる．遠隔診療と訪問診療の組合せがスケジューリングの対象となる．在宅で行われる医療と介護のサービス全体のスケジュールをネットワーク化することで，チーム医療をより計画性の高いものにすることができる．必然的に，遠隔診療は医師が在宅等にある患者に対し計画的な医学管理を行うに相応しい．

通信記録：遠隔診療には通信が必須である．その診療の外形を評価するうえで，遠隔診療の各セッションにおける通信環境と接続時刻・時間の記録が重要である．

4．遠隔診療の利点，欠点およびその補完

これまでに日本遠隔医療学会がその学術大会や研究会を通じて集積し，検討した遠隔診療の利点，欠点およびその補完について要約する．

当然のことではあるが，遠隔診療には，距離を感じさせないという点で他に代えがたい利点がある．患者や家族とのコミュニケーション量が増し，医師・患者関係にも良い影響を与えることが多い．のみならず，情報機器類を通じての診療であるから，その映像や音声の記録が後々の参照データとして活用できる．通信を用いるので，遠隔モニタリングとの相性も良い．後二者は，診療の質に大いに寄与する．

一方で，映像と音声のみの情報であるから，身体所見の把握に限界があるのは当然至極である．触診，打診，聴診な

【総論】　I　遠隔診療の位置づけ

ど診察の基本的な要素は得られない．この欠点を補うには，患者の選択を慎重に行うこと，対面診療をある程度の頻度で行うことが肝要となる．
　これら利点，欠点をふまえて「5.」以降の指針の理解を望む．
　参考1に，これら要点を表としたものを示す．

5. 遠隔診療の開始
　以下の多くは，在宅医療を開始するにあたって従来から考慮されていることとほとんど同様であるが，遠隔診療を開始するにあたっての注意点を2，3加え，整理した．(5)以降が遠隔診療にかかわる部分で，中でも(5)(6)(7)が核心部分である．理解を容易にするために**参考2**を付け加えた．
(1) 患者と家族が在宅等での医療を希望している（注1，2）．
(2) 担当医が既に対面診療を通して病状および治療を把握している（注3，4）．
(3) 病状が安定し，計画的な診療が可能である（注5，6）．
(4) 通院が困難な事情がある（注7）．
(5) 遠隔診療の機器類を通して，患者とのコミュニケーションが可能な状況である（注8）．
(6) 患者に，遠隔診療を行うことが療養上有利と判断される要件がある（注9）．
(7) 患者と家族が遠隔診療の説明を理解し，納得している（インフォームド・コンセント）．
(8) 遠隔診療の計画，およびスケジューリングを行う．
(9) 遠隔診療と訪問診療の組合せは，患者の状態を勘案する．
(10) 病状が急激に悪化するときは，遠隔診療より対面診療を中心に行う体制がとれる（注10）．
(11) 医師以外の医療スタッフが患者宅を訪問し遠隔診療を補助する体制をとることは，必須ではないが，診療をより円滑にする点で望ましい（注11）．
注1：在宅，老人ホーム，あるいは医師の常駐を必要としない施設にある患者が対象となる．
注2：本人のみならず，家族全体が在宅医療を希望しており，家族間で協力関係ができていることが望ましい．
注3：初診を遠隔診療のみで終了することは望ましくない．もしやむを得ない状況で緊急に遠隔診療から医療が開始されたとしても，速やかに対面診療で補うこと．
注4：担当医となるものは，遠隔診療の導入前に対面診療で診察し，患者の病状や治療方針を十分に把握していること．
注5：計画的に診療ができるとは，患者の問題が明確になっており，個々の問題に対しての方針が明確になっていることを意味する．問題志向型診療（POS）では，プロブレム・リストの作成が推奨されており，参考にしてほしい．

参考1　遠隔診療の利点，欠点およびその補完

利　点	欠　点
・患者・家族にとって，通院の負担が軽減する． ・患者・家族にとって，医師を自宅に迎える負担が軽くなる． ・医師にとって，訪問診療可能な地理的範囲が拡大する（月あたりの訪問診療可能な患者宅数が増える）． ・患者・家族とのコミュニケーションを重視した診療になる（満足度の向上）． ・過去の患者の映像と音声データを参照し，その変化を客観的に判断できる． ・遠隔モニタリングを併用しやすい（診療時以外にも病態を管理）．	・環境により，情報の量と質に制限がある． 　→　家屋の照明の種類と方角の影響 　→　通信の種類と回線の用量の影響 ・理学的所見（身体所見）の把握に限界がある． 　→　触診（軽い浮腫，腫瘤，肝・脾・腎の腫大，腹水，圧痛，直腸診など）が困難 　→　打診（胸水，肺腫瘍，心肥大，腹水など）が困難 　→　聴診（呼吸音，ラ音，心雑音，腸音など）が困難
	欠点の補完 ・実際に用いる機器類を対象の患者宅で試験的に設置し，患者の声，表情，身体の動き，顔色，皮膚の色などを確認し，照明の位置や種類によって可能な範囲で改善する． ・予め，患者の問題点，治療の方針などを明確にしておく． ・新たな問題点が生じたら，速やかに対面診療で補う． ・触診・打診・聴診での限界は超えがたいが，訪問診療など対面診療の機会にそれを補い，修正する． ・看護師などの補助を受ける．

3. 遠隔診療開始の留意点

注6：計画的な診療とはいえ，遠隔診療が患者からの緊急の要請を拒むものではない．応ずるか否かは，これを提供する医師の診療体制と関連があることで，患者や家族にもその事情を良く伝えるべきである．
注7：通院が困難とは，訪問診療を選択する条件と同等である．
注8：遠隔診療の基本的構成要素の1つは問診であるから，導入時においては，少なくとも医師からのクローズド・クエッションに頷きなどで意思表示が可能な患者が対象となる．なお，家族がコミュニケーションを仲介する場合も含む．
注9：遠隔診療の有利な要件の例としては，「医療機関との相当の距離」「通院に際しての家族の負担」などのため患者が十分な診療機会に恵まれない，あるいは「遠隔モニタリングによる24時間管理」と併用して患者の診察回数を増やすことが療養の質を向上させる，などがある．他にも有利な条件についてさまざまあるにしても，後述の「インフォームド・コンセント」「モラル・ハザード」はあらゆる場合に検討されなくてはならない．

参考2 遠隔診療を開始するにあたって，医師が考慮すべき条件とプロセス

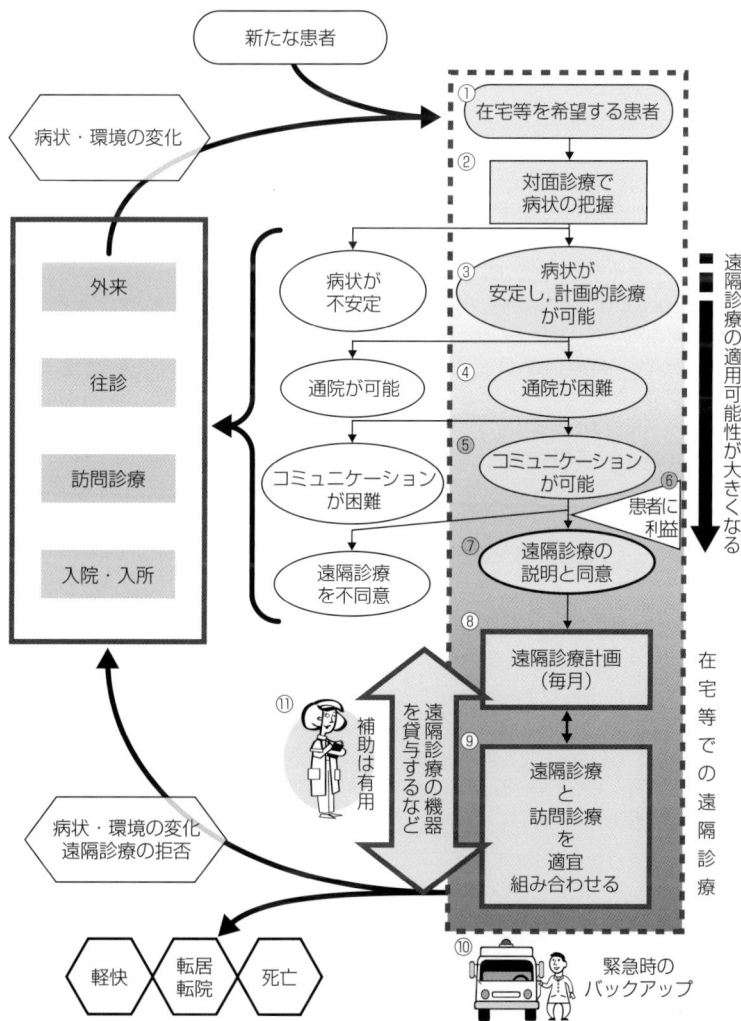

解説：①在宅等での医療を希望する患者が来院したとする．まず②対面診療で十分な診察をしたうえで，③病状が安定し，計画的診療が可能で，しかも④通院が困難な状況であれば，訪問診療もしくは遠隔診療の対象となる．遠隔診療の機器類を通じて患者と⑤コミュニケーションをとれる状態で，⑥患者の利益となる要因があれば，⑦患者と家族に説明し，同意を得る．遠隔診療の⑧計画とスケジューリングは月毎に，⑨訪問診療との適宜の組合せで行い，⑩緊急時の対応についても当初から考慮する．なお，⑪遠隔診療時に看護師などが患者宅にて補助するのは有用であるから，可能であればそのような体制も検討する．①から④は訪問診療の場合に考慮すべき点とほぼ同様で，⑤以降が遠隔診療にかかわることである．中でも⑤⑥⑦は遠隔診療を選択する場合のキーでもある．

注10：遠隔診療から往診等への切り替え（あるいは遠隔診療の中止）について，その後に誰がどのように診療を継続するか，予測できる範囲で開始時に考慮する．
注11：チーム医療を在宅で行う際，医療スタッフが有する技能の範囲ではあるが，医師の確認のもとで医療行為を提供できるので，その質を向上せしめる効果も見込める．

6. 遠隔診療の同意とモラル・ハザード
6.1 モラル・ハザードの回避
　医師と患者の間には情報の非対称性があり，患者が直ちには知りえない情報があることから，医師が不適切な遠隔診療や過剰な遠隔モニタリング機器類を患者に提示しても，これらを受け入れる以外に選択肢が無い場合がある．
　患者に不利益や過剰な負担（医師がこれらを意識しているか否かは問わない）を強いる誘導をモラル・ハザードといい，担当する医師は，インフォームド・コンセントの場面，および日常診療のさまざまな選択提示の場面で，これを避けつつ慎重にすすめなくてはならない．
　もちろん，モラル・ハザードの回避は遠隔診療に限ったことではなく，日常的な診療全般におけると同様であるが，あらためて注意喚起したものである．

6.2 インフォームド・コンセント
　ここでのインフォームド・コンセントは，患者と家族に重大な決断を迫り署名を持って同意とみなすといった類のものではない．しかし，遠隔診療は患者や家族にとって未経験のものであろうし，また，機器類の組合せや操作の難易度，これを行う目的などが個々の事情により異なるであろうから，導入するにあたって十分な説明を行った上で，患者と家族がこれを理解し，彼らの同意のもとに実施されることが肝要である．特に，(1) は必ず行われなければならない．
(1) 説明は，実際に用いる機器類の現物（遠隔診療の機器類，および遠隔モニタリングを組み合わせる場合にはそれらの機器類）を示し，実運用する場合の通信環境と同等な条件のもとで画像やデータを交換するなどの操作をしてもらいながら行う．機器類の操作を家族が行う場合には，必ず家族にも説明し，操作をしてもらう．
(2) 遠隔診療がどのような診療になるか，病状と関連付けながら概略がわかるように説明する．また，遠隔モニタリングがある場合には計測値の意味と，その値に異常のある時に遠隔診療で行いうることなどを説明に含める．
(3) 診療記録として，患者の映像などの一部が医療機関に保存されることを説明する．
(4) 機器類の故障などで予定の遠隔診療セッションが開けなかったり，中断したりの場合の対応について説明する．医療機関の対応窓口の電話番号と患者宅の電話番号をメモとして交換するのは必須のこととする．
(5) 患者から緊急の要請がある場合の対応について，連絡方法も含めて，説明する（注1）．
(6) 導入時および月々の費用の見積もり，負担額について説明する．
(7) 患者や家族が遠隔診療を望まなくなった場合には，いつでもその終了を申し出て終了できることを説明する．またそのことで，遠隔診療が行えないということに起因する不利益はあっても，それ以外の不利益（注2）は生じないことを説明する．
(8) これら説明の内容，患者や家族の理解の程度，同意の有無などを簡潔に要約し，同席した者の氏名とともに診療記録に書きとめる．
注1：昼間の場合，夜間の場合，休日・祭日の場合などについて，担当医が対応するか，医療機関の担当窓口が対応するか，あるいは救急車で救急対応の医療機関に受診するかなど，予測可能な範囲で，具体的にあげながら説明すること．
注2：この場合，患者や家族に冷たくあしらうとか，もう往診しないなどと態度を変えるということでの不利益であって，患者が病気の自然経過によって思いのほか早く亡くなったといった不利益を意味するのではない．

6.3 日々の診療での同意
(1) 臨時に，第三者などの同席がある場合には，患者に紹介し，了解のもとで遠隔診療を行うこと．これは患者へのプライバシー侵害についての配慮である．
(2) 導入時の同意はあっても，適宜，遠隔診療を続けても良いか訊ねるなど患者の心情を斟酌することを怠らず，患者からの中断の申し入れをしやすくするよう配慮する．

7. 記録
　日時を明確にして診療記録を作製することは通常に求められる要件と同様である．記録を十分に行うことと診療の質を向上させることは表裏一体のものであるから，下記の項目に軽重は無い．遠隔診療を生かすためにも記録の工夫が肝要である．
7.1 遠隔診療の開始にあたっての記録
(1) インフォームド・コンセントの概要

(2) 遠隔診療の機器類の概要
(3) 遠隔モニタリングがある場合のモニタリング項目（常時もしくは適時の別）
(4) 通信環境の概要

7.2 月々の診療計画書
(1) 訪問診療における計画書と同等のもの（仮に「遠隔診療計画書」という）
(2) 前月との変更の有無（変更があれば，その内容）
(3) 訪問診療と遠隔診療のスケジューリング内容
(4) 他の医療・介護・福祉サービスとの連携の内容

7.3 日々記録
　SOAP形式の記録もしくはそれと同等の様式で必要かつ十分な内容を速やかに記録するのは，通常の診療に求められると同様である．ここでは，遠隔診療の特徴を鑑みて，記録として残すべきものの要点をあげる．
(1) 遠隔診療セッションの年月日，開始時分，終了時分（異常終了の有無）
(2) 診療側の担当者医師名（同席者のある場合にはその氏名）
(3) 患者側に遠隔診療を補助するものがある場合，その氏名と職
(4) 計画によるか，臨時に応じた遠隔診療かの別
(5) 診療側端末に映る，患者を判別できる日時分の入った遠隔診療のキャプチャー画像（注1）
(6) 静止画，録画，録音で残すことが適切である所見があればそのデータ（注2）
(7) 遠隔モニタリングがあれば，その結果の概要（遠隔モニタリングのデータは随時読み取り可能な資料として適切に保存）
(8) 次回の診療についてのスケジュール確認の内容（あるいは遠隔診療からの離脱があれば，その理由とともに記録）
注1：紙の診療記録であっても，画像を印刷して貼付して残すことが重要．
注2：診療記録が紙であるか電子カルテであるかによって保存のあり方は変わるであろうが，遠隔診療で得られる音声・映像データを十分に生かす工夫をする．なお，記録媒体が紙であるにしても，遠隔診療機器を通じての患者とのやり取り（SOAPのSに相当），音声・映像から得る身体所見や遠隔モニタリングのデータ（Oに相当）は特に重視すべきである．

8. 遠隔診療の質の担保
(1) 十分な診察：診察とは，あらゆる診療の起点となるものであり，医師が患者に接し，問診と理学的所見の取得から患者の状態を把握し，疾病に対して医療的判断を下し得る質のものをいう．遠隔診療では，触診や打診ができないという限界を認めた上で，なおかつ十分な診察を行う．
(2) 自省：個々の患者について，対面診療で得た情報と照合し，遠隔診療における診察と医療判断の検証を怠らない．
(3) 研修：遠隔診療には診察手技の練達が不可欠であり，自らの経験を他の医療者と共有する機会を設け，相互に批判的意見を受け入れながら研鑽を積む必要がある．日本遠隔医療学会などが開催する学術大会や研修会に積極的に参加する．
(4) 教育：患者側で遠隔診療の補助を勤める医療スタッフに対して，機器類の操作と不具合からのリカバリー，遠隔診療における診察の意味と良い条件の設定，患部の示し方や表現方法，患者と医師のコミュニケーションの補助の方法などについて，常に教育する．また，研修の機会を与える．

9. 責務
9.1 遠隔診療を行う医療機関の責務
(1) 点検と保守：遠隔診療の機器類（システムを含む）の動作の点検と保守は，その頻度と責任者を明確にして行う．当然のことであるが，患者に貸与中のものも対象とする．
(2) 不具合対応：遠隔診療の直前になって，機器類の不具合により遠隔診療を中止せざるを得なくなった時など不測の事態において，患者に不利益が生じないよう対応の原則を予め定めておく．遠隔診療導入の当初に医療機関の対応窓口の電話番号と患者の電話番号をメモで交換し，その場で次善の策が取れるよう準備しておくことは最小限の準備である．
(3) 掲示：遠隔診療を行っていること，対応可能な曜日・時間帯，対面診療との関係，費用，その他患者に提供すべき情報を，院内のわかりやすい場所に，簡潔に表現して掲示する．なお，患者に過大な期待を抱かせる表現は避ける．
(4) 記録の保存：遠隔診療および遠隔モニタリングの記録は，法の定めるとおり，あるいはそれ以上の十分な期間，保存する．また職員による改ざんなどを防ぐ措置を講じる．
(5) 個人情報保護：遠隔診療を行うに当たって，法およびガイドライン（「医療・介護関係事業者における個人情報の適

【総論】　I　遠隔診療の位置づけ

切な取扱いのためのガイドライン」など）を遵守し，患者のプライバシー保護に努めるよう，医療機関内に委員会などを設け，規則の整備，職員の教育をする．

9.2　医師の責務
(1) 診療の責任は，医療機関側から遠隔診療を実施した医師が負う．
(2) 急な病態の変化などがあり，遠隔診療のみでは不十分と判断したときは，速やかに往診や外来診療など対面診療を行う．
(3) 不幸にも患者が在宅等で死亡したときには，速やかに死後診察のための訪問をする．
(4) 診療記録は遠隔診療の最中に，あるいは終了後，速やかに作製する．

10.　今後の課題
(1) 遠隔診療はようやくその端緒についたに過ぎず，これに携わる医師は，その長所・短所を経験の蓄積とともに社会に還元し，改良改善し，在宅医療を望む患者の優良な選択肢となるよう怠らないことを望む．
(2) 遠隔診療の機器類は，既に汎用的に用いられている音声・画像通信機器を転用しても，ある程度耐えうる．しかし，患者や家族が用いるには操作に慣れが必要であり，困難も残っている．今後の発展のためにも，患者側の端末の開発は，老人や障害者などの意見を取り入れ，また，医療機器とは別の薬事法対象外であることが望まれる．
(3) 遠隔診療の通信では，インターネット接続において，その費用を医療以外の目的に使った場合と明確に区別する仕組みが必要である．通信回線提供者，プロバイダ，遠隔医療機器開発者の三者が共同して，廉価になるよう仕組みを開発することが望まれる．
(4) この指針では，いわゆる電話診については扱わなかった．電話もまた，遠隔モニタリングなどの情報と組み合わせることで，従来の電話診単独では得られない臨床的意義があることは十分に想定しうるが，新たに取り上げるには臨床的エビデンスの収集が望ましい．
(5) また，この指針は近日の内に遠隔診療に関する診療報酬制度が整備されることを前提として策定した．遠隔診療がどのように機能するかは，診療報酬上の①再診料，外来診療料，在宅患者訪問診療料，在宅時医学総合管理料，特定施設入居時等医学総合管理料，在宅末期医療総合診療料，訪問看護指示料などとの関係で整合性良く整理されるか，②再診料の内，「電話等による再診」で明示されている制限がそのまま遠隔診療に適応されるのか，に大きく依存する．この後，制度が整備された時点で，本委員会から速やかに「指針の補足事項」を公表することとする．

在宅等への遠隔診療を実施するにあたっての指針（2011年度版）要約

　在宅等にある患者を医師が遠方から通信と音声映像機器を用いて，リアルタイムな双方向性を確立した上で診療することを，遠隔診療と定義し，これを行う場合の指針を作成した．
　この指針で取り上げた事柄のうち，要点を簡潔に述べる．何れも，適切な運用のもとで遠隔診療が発展を遂げることを意図してのもので，決して遠隔診療を制限する趣旨のものではない．

1. 遠隔診療の利点と欠点を理解し，行うことが肝要である．
2. 開始する場合には，訪問診療を開始すると同様の条件に加えて，遠隔診療機器を通じて患者との意思疎通が可能であることが肝要である．
3. 遠隔診療が患者に利益となることが肝要である．
4. インフォームド・コンセントは，患者と家族に実際の機器類を操作してもらいながら得ることが肝要である．
5. 診療記録は，遠隔診療セッションの開始・終了の時刻を明確にし，通常の診療に求められると同等の量と質が必要である．遠隔診療の特徴を生かすために，音声映像機器からの情報を生かす記録など工夫が肝要である．
6. 医師や医療スタッフには，日ごろより遠隔診療についての技術や知識の研鑽が肝要である．

II 今日の診断・治療の概要

石塚　達夫

はじめに

　遠隔診療は現在分岐点を迎えている．平成23年3月11日の東日本大震災は日進月歩であった遠隔診療の実態を揺さぶったと言わざるを得ない．そのために，遠隔診療の位置づけに多くの問題提起が投げられた．それは日々支えて来た内科診療にたいしての問題提起でもあったと考えている．すなわち，従来，推進されて来た高度先進医療が今日の臨床医学のめざましい発展をもたらした事は間違いがないが，そのなかで，訴えられる症状や身体所見から疾患を推定し，さらに先進的医療によるCT，MRI，PET-CT，内視鏡などの臨床検査により疾病の診断は確定されている．このなかで，問診や身体所見により，70％は診断が可能とされている．在宅医療でしばしば使われるテレビ電話診療では機器の発達により，かなり，患者さんの像を捉える事が可能となっている．ここで多いに力を発揮するのが内科学の診断で使われる視診であり，その修得が極めて重要となって来るのである．触診に関しては実行する看護師及びそれを補助するスタッフが注意点などを理解し，触診方法の概要を理解し，実行への補助を実践する必要がある．ここでは患者さんの変化を見落とさないためにどのような全身像の変化を理解しておくべきかを中心に述べる．もちろん，今日の内科診断学の手法が基本となる事は言うまでもない．この点を基本的にとらえることは遠隔診療にとって必須であろう．

1. 全身状態

(1) 顔　貌 (countenance)

　疾患によって特徴のある顔貌を示すことがある．患者の顔貌を観察することは，重篤な疾患であることを判断したり，特有な顔貌から疾患を特定するのに有意義である．顔貌の観察は視診のなかでも重要であり，在宅診療に必須である．

1) 苦悶状顔貌
　強い苦痛がある時の表情

2) 有熱顔貌
　高熱で顔面紅潮

3) 無欲状顔貌
　眼光鈍く，周囲に無関心．敗血症，結核，腸チフス，膠原病，血管炎など高熱の場合，上記の有熱顔貌も伴う．また，精神疾患，脳疾患，麻薬中毒などにも見られる．

4) 仮面用顔貌 (mask-like face)
　顔面筋が硬直して，運動が減少し，表情が乏しい．皮脂腺の分泌亢進により，膏顔(salve-likeface)となる．Parkinson症候群に特徴的である．診断に有用であり，高齢者を対象とした在宅医療には極めて重要である．

5) ヒポクラテス顔貌
　ヒポクラテス顔貌（facies hippocratica)は，消耗性疾患によって死期が近い場合，表

情に乏しく，眼窩がくぼんで眼光が鈍く，頬がくぼんで鼻がとがってくる．古代ギリシャの医聖ヒポクラテスに因む．

6）満月様顔貌

Cushing（クッシング）症候群，あるいは副腎皮質ステロイド薬を大量に長期間服用している患者では，副腎皮質ステロイドホルモンの影響で顔全体が丸くなり，赤く，かつ多毛になる．顔が満月のように丸みを帯びることから，満月様顔貌(moon face)と呼ばれる．

7）粘液水腫顔貌

粘液水腫顔貌（myxedematous face）は，甲状腺機能低下症でみられる．毛髪が薄くなり，顔面は蒼白で表情に乏しく，皮膚は乾燥して粗ぞうである．

8）先端巨大症顔貌

先端巨大症顔貌（acromegalic face）では，前額，特に眉弓部，頬骨，下顎が突出し，鼻や口唇が肥大している．

(2) 精神状態

意識，感情，協調性，見当識，知能などを見る事が大切であるが，意識，感情，認識，知能などの各機能が統合されて現れる全体像である．認知症の診断にとって重要な因子である．

(3) 体格，栄養状態

短期間に変化する事はないが，身長，体重，BMI（body mass index），腹囲，体脂肪率は診察ごとにチェックしたい．標準体重＝身長(m)×身長(m)×22で計算できる．肥満度＝（体重－標準体重)/標準体重×100(%) 20%以上を肥満とするがBMIでは26.4となる．BMIが25以上を日本では肥満として取り扱う（但し，WHOでは25-30を前肥満，30以上を肥満として扱う(注)．

(4) 体位と姿勢

健常者ではまっすぐに背筋を伸ばし，胸をはり，腹部は平坦であり，体位変換は自由である．疾患にかかると視診で特徴的な体位を呈する．この場合自分の意志で仰臥位（能動的仰臥位；active supine position）なのか，痛みなどで仰臥位をとらざるを得ない（passive supine position）のかを記載する．重症心疾患では仰臥位で右心系への血液還流が増加し，左心不全が悪化し呼吸困難が強くなり，起坐呼吸となる．脳血管障害の患者では麻痺足の前腕は屈曲，回内し，下肢は痙性となり足が足底側へ屈曲した姿勢となる（Mann-Wernicke posture）．体全体の柔軟性がなく，硬直した体を小さく丸めて，独特の前屈みの姿勢をとり，体のバランスをとるために両側上肢を肘関節で軽く曲げて，回内位で固定すると典型的なParkinson症候群となる．

(5) 運動

患者の一挙手一投足に目を配り，運動障害や異常運動に注意する．

1）麻痺

随意運動が障害された状態であり，程度と範囲から完全麻痺，不全麻痺などと記載する．核上性麻痺は脳血管障害，筋萎縮性側索硬化症，仮性球麻痺などにより，大脳皮質運動野から脳神経核，脊髄前角細胞に至る上位運動ニューロン（錐体路）の障害による．筋肉は緊張し，かつ，深部反射は亢進し痙性麻痺となる．一方，核性麻痺は脳神経核及び脊髄前角細胞の障害による．核下性（末梢性）

(注) $$BMI = \frac{体重（kg）}{（身長（m））^2}$$

麻痺はGuillain-Barré症候群，神経損傷で起こり，筋肉の緊張は低下し，深部及び表在性反射は減弱または消失し，筋萎縮となる．

2）不随意運動

- 痙攣は筋肉が不随意に激しく攣縮することであり，強直性のように持続的なものと間欠的な間代性痙攣がある．脳神経疾患，代謝異常症，電解質異常，破傷風，ヒステリー，てんかんなどがある．
- 振戦はリズミカルに動く不随意運動である．甲状腺機能亢進症，アルコール依存症，精神の不安定な状態，Parkinson症候群でみられる．行動しようとしたときに振戦が起こるものは企図振戦（intension tremor）で，多発性硬化症，小脳疾患に特徴的である．肝硬変などの重篤な肝疾患では手指，手関節が鳥が羽ばたく様な振戦をする（羽ばたき振戦；flapping tremor）．
- 舞踏病様不随運動とは不規則で目的のない，非対称性迅速，多様性の運動．小舞踏病，Huntington舞踏病などにみられる．
- アテトーゼ運動とはゆっくりと，持続性のある運動を指し，指をくねらせる，腕関節を屈曲，回内させ，前腕，上腕を回内，外転，回外，内転させたりする．精神的緊張により増強するが睡眠中には消失する．脳炎，脳血管障害，脳性小児麻痺などのみられる．
- チックは単一もしくは複数の筋肉が目的もなく運動を反復する．器質性脳疾患，精神的異常である．
- ミオクローヌスは突発的に一部の筋肉が素早く収縮する現象であり，通常は関節運動がない．脳炎はその後遺症でおこる．

3）運動失調

- 脊髄性運動失調は深部知覚が障害されると足を必要以上にあげ，足下を確かめながら歩く．視覚があれば円滑な運動となる．脊髄癆などで，脊髄後根，後索の障害でみられる．
- 小脳性運動失調は不安定で動揺しながら酩酊様の歩行をする．小脳，小脳に出入りする神経経路の障害で起こる．

(6) 歩行

患者が歩行する状態を視診で観察することにより，微妙な変化を察知する事ができる．歩ける患者には室内の歩行をお願いする．回る，止まる，つま先歩き，踵歩きなどをしてもらい，足，下肢の動きだけでなく，体幹，上肢，肩，顔面の運動に注意する．歩行障害は筋肉，骨，関節の疾患や神経系の疾患に見られる．

1）痙性片麻痺歩行

麻痺側の下肢が痙性となり，足は足底側へ屈曲し，前腕は屈曲して，回内位となり，上腕は胸部に向かって内転する．歩行すると下肢は伸展させたまま，外方へ大きく円を描くように前進する（Wernicke-Mann肢位）．脳血管障害で片側の上位運動ニューロン（錐体路）に障害のある片麻痺患者に見られる．

2）痙性対麻痺歩行

両側の錐体路障害により，両足が内側に向いた足尖を交互に交叉させながら歩く爪先歩行で，はさみ脚歩行ともいう．

3）麻痺性歩行

下位運動ニューロン障害，例えば，前頸骨神経麻痺による足尖の状態では歩行するときに，足を異様に高く挙げて，爪先からおろして，引きずる様に歩く．鶏歩ともいう．

4）引きずり歩行

錐体外路性疾患のときに見られる小刻み歩行で，脳動脈硬化，Parkinson症候群に見られる．このParkinson歩行は前屈みで，小歩で，上肢の振りはなく，動き出しにくく，後ろからの圧力で容易に加速歩行となる．

5）失調性歩行

円滑な運動ができず，不確実な歩行をする．両上肢を大きく開き，踵が足先よりも高くあがる．地面を打つ様に歩く．脊髄後根，後索障害により，深部感覚障害で起こる．小脳疾患では千鳥足の様にに体幹が不安定で，患側へ倒れる．

6）アヒル歩行

骨盤で大きく弧を描く様に上体，肩を揺すりながら歩く．あひるの歩行に似る．先天性股関節脱臼，進行性筋ジストロフィー症で見られる．

7）跛行性歩行

患側の下肢に疼痛がある場合，痛みのある側の下肢はゆっくりと注意深く地面に月接地時間を短くし，痛みの内方の下肢を素早く出す．閉塞性動脈硬化症，変形性脊椎症による，座骨神経痛などで見られる．

8）ヒステリー歩行

麻痺があるかの様な誇張的で，その時々で変化があり，他人がみていないと歩行障害がなかったりする．

（7）言語

患者との対話に際して，言語障害の有無に注意する．意識障害，知能障害，精神障害があると言語を理解できなかったりする事があり，言語障害とは区別する．

1）失声症

声帯の異常により発語が不十分になった状態．最初は嗄声で，病変進行とともに声が出なくなる．喉頭炎，喉頭腫瘍，反回神経麻痺．

2）構音障害

口唇，舌，口蓋，喉頭など構音に関与する筋肉の障害により，口唇音（マ行，バ行，パ行），舌音（タ行，ラ行）口蓋と喉頭を使う音（カ行）がうまく発音できない状態をいう．これらの筋肉は脳神経（三叉，顔面，迷走，舌下神経）の支配を受けている．この脳神経の末梢性，核性，核上性のいずれかの部位で障害が起こると発症する．これに加えて，小脳，錐体外路の筋運動に影響するので，小脳疾患，Parkinson症候群でもみられる．延髄の障害による球麻痺は構音障害に加えて，嚥下障害も現れる．

- 緩徐言語は言葉の順序，言語そのものに異常はないが話し方が異様に遅い．小脳障害，Parkinson症候群にみられる．
- 断綴制言語（scanning speech）では一語一語を区切るようにゆっくり話す．小脳障害やParkinson症候群に見られる
- 爆発性言語は堰を切ったように爆発的に話す事で，次第に発語が小さい．多発性硬化症で見られる．
- 蹉跌性言語とは言葉を正しく発語できず，言葉の順序を間違えたり，一音を抜かしたりする．進行性麻痺に特徴的．

3）失語症

言語中枢は優位半球にあり，運動性中枢は前頭葉の下前頭回，特にその後方のBroca野にある．感覚性中枢は側頭様の上側頭回で特にその後上方のWernicke（ウエルニッケ）野にある．両者は連絡されている．聴力や構音器官には異常がなくても，大脳皮質の

言語中枢の異常によって，言葉を理解したり，言葉を構成できない状態があり，これを失語症という．中大脳動脈の血流障害が最も多く，外傷，炎症，腫瘍で起こる．Broca 野の障害では言葉の理解はできるが発語ができなくなる（Broca 失語）．Wernicke 野の障害では自発言語は可能だが，理解，復唱，音読，読解，書字が障害される（Wernicke 失語）．

4）失行症
運動麻痺や運動失調がないのにごくありふれた動作ができない状態．非優位半球の頭頂葉の障害でみられる．

5）失認症
身体の左右や手指の区別ができない状態．言語領域の左角回に障害がある時は失認に加えて，失読，失書，計算不能もあり，Gerstmann 症候群という．

(8) 皮膚
皮膚所見は全身を観察する事が大切で，発疹のないことを確認するためにはには全身の診察が必要であるが，遠隔診療では限界があるが，通常は視診のし易い部位から見にくい部分へと進める．両上肢，顔面頭部，胸腹部，背部，臀部，両下肢，外陰部へと進める．

1）蒼白
皮膚の色調は個人差があるので眼瞼結膜，口腔粘膜爪床が蒼白である事を確認し，貧血のために蒼白であると判断する．ショックでも皮膚が蒼白となるが，循環動態と併せて判断する．

2）チアノーゼ
皮膚と粘膜が暗赤紫色を呈する．毛細血管内の還元ヘモグロビン濃度が 5g/dl 以上に増加した場合に出現する．皮膚が薄い口唇，頬骨部，鼻尖部，耳朶，爪床などで目立つ．先天性心疾患，肺疾患，右心不全，心臓弁膜症，動静脈奇形，末梢循環不全，静脈血栓症などで見られる．チアノーゼはヘモグロビン濃度の高い多血症で出現し易い．

3）黄疸
血清中のビリルビン濃度が増加し，皮膚が黄色くなった状態で通常血清ビリルビン値が 2-2.5mg/dl 以上のときに出現する．眼球結膜，口腔粘膜も黄色となる．肝炎，肝硬変，肝癌，胆石症，胆道炎などの肝胆道疾患，溶血性貧血に見られる．

4）紅潮
顔面を中心に皮膚が赤くなる．発熱，精神的な興奮状態，多血症，皮膚炎などで見られる．

5）色素沈着
全身の皮膚が黒褐色となり，日光に当たり易い部位，外的に刺激を受け易い部位が黒くなる．瘢痕，歯肉，口腔粘膜にも黒色の色素沈着がみられるのは Addison 病である．ヘモジデリンが沈着すると青みを帯びた黒ずんだ灰色となり，ヘモクロマトーシスが該当する．

6）浮腫
浮腫（edema）は，皮下組織に水分が過剰にたまった状態で，"むくみ"とも呼ばれる．足背部や脛骨前面などに浮腫が生じやすく，指で圧迫すると指の圧痕が残り，すぐには消えない．これを pitting edema と呼ぶ．甲状腺機能低下症や強皮症患者では，浮腫の部位を押しても圧迫痕がみられず，non-pitting edema という．心疾患，腎疾患，肝硬変，

栄養不良，高度の貧血，内分泌疾患などでは全身性に浮腫がみられる．これに対し，局所的な感染や外傷では，局所の皮膚に浮腫が起こり，発赤，熱感，疼痛も伴う．血管神経性浮腫〔Quincke（クインケ）浮腫〕は，血管の透過性が亢進して発作性あるいは一過性に出現する限局性の浮腫である．顔面，四肢，外陰部などに出現しやすい．

7）発疹

　発疹は，皮膚や粘膜の局所性の変化だけでなく，重症の全身性疾患の一部分症であることが少なくなく，見落とさないようにする．発疹が生じている場合，原因となった疾患によっては種々の発疹が組み合わさっていたり，経過とともに二次的に発疹が生じたり（続発疹），分布が変化することもある．診察は視診が主体となるが，触診も欠かせない．発疹がある場合には，次のような点に注意して観察し，診療録に記載する．スケッチしておいたり，写真に撮影しておくとよい．

特徴的な発疹

- 蝶形紅斑；鼻を中心に両側頬部に蝶が羽を広げたような紅斑．全身性エリテマトーデス（SLE）や皮膚筋炎などにみられる（図1）．
- 結節性紅斑（erythema nodosum）；小動脈の炎症により，有痛性の硬結を触れる紅斑．下腿，前腕に見られる．溶血性連鎖球菌感染，Behcet（ベーチェット）病，潰瘍性大腸炎，サルコイドーシスに見られる．
- 多形滲出性紅斑（erythema multiforme）；円形ないし楕円形で，大小不同」の浮腫状紅斑．四肢伸側に仁多発する．中心部が水泡状のこともある．薬物アレルギー，ウイルス感染，ワクチン接種後にみられる．
- ヘリオトロープ疹（heriotrope erythema）；上眼瞼に紫紅色の発赤，腫脹をみる．皮膚筋炎に特徴的（図2）．
- 手掌紅斑（palmar erythema）；母指球，小指球筋に赤味を帯びた状態で，圧迫すると消え，解除するとすぐに赤くなる．慢性肝炎，肝硬変などで見られる．
- Gottron徴候；皮膚筋炎で見られる手背や手指の関節を中心とした紅斑（図3）

8）Raynaud現象

　寒冷にさらされた場合などに，発作性に四肢末梢に虚血状態が起きて，皮膚が蒼白になったりチアノーゼとなり，やがて回復すると逆に充血と発赤が起こる現象をいう．強皮症などの膠原病，神経血管症候群（頸肋，前斜角筋症候群，振動工具の常用など），閉塞性動脈疾患などでみられるほか，原因が不明のRaynaud病でみられる．

9）クモ状血管腫

　肝硬変では，顔面や前胸部などで，クモが脚を広げたように血管が拡張して中心部の血管が拍動していることがある．これをクモ状血管腫という．中心部を先のとがっていない鉛筆などで軽く圧迫すると，血管拡張が消失する．

(9) 爪

　貧血患者では皮膚，粘膜と同様に爪床が蒼白であり，鉄欠乏性貧血では爪が弱くなり，高度になるとスプーンのように陥凹してくる．ネフローゼ症候群のように低タンパクが続くと，横の帯状の白線を見る．爪の真菌症では爪があつくなり，もろくなり，縦に走る線がみられる．

(10) 毛髪，体毛

　円形性脱毛症は境界鮮明な円形又は不規則に起こる脱毛で，原因不明．悪性貧血では年

齢以上に白髪が目立つ．体毛が異常に多い状態を多毛症（hirsutism）で，Cushing症候群，卵巣腫瘍で見られる．無毛症（atrichia）は甲状腺機能低下症，下垂体機能低下症，Klinefelter症候群，Turner症候群で見られる．抗癌薬，免疫抑制薬使用では脱毛により，貧毛となる．

(11) 表在性リンパ節

全身所見として，表在性リンパ節を必ず触診する．リンパ節はリンパ管とともに全身各部に分布し，免疫機能を司っている．表在性のリンパ節の診察では，側頸部，顎下部，鎖骨窩，腋窩，鼠径部，肘窩，膝窩などを系統立てて順に触診を進める．

リンパ節は炎症や腫瘍など，リンパ節自体の病変で腫脹することもあるが，ウイルス感染症など全身性疾患の部分症として腫脹してくることも多い．リンパ節の炎症性腫脹では軟らかく，圧痛があり，表面の皮膚も発赤して熱感がある．悪性リンパ腫による腫脹では，弾性軟で，圧痛のないことが多い．悪性腫瘍のリンパ節転移では，石のように硬く，圧痛はない．触診では以下の事に注意する；腫大の程度：大きさ（size）と数（number），硬さ（consistency），圧痛の有無（tenderness），表在皮膚の性状：発赤（reddening），局所熱感（local heat），浮腫，リンパ節との癒着の有無，可動性（mobility），リンパ節相互の癒着の有無．

2. 頭部の診察

(1) 大きさ

同年齢の健常者に比べて，頭の大きさ（size）が異様に大きいものを大頭症（macrocephalus），逆に小さすぎるものを小頭症（microcephalus）という．

大頭症は，水頭症（hydrocephalus），先端巨大症，変形性骨炎などでみられる．水頭症は，脳室内に髄液が大量に貯留して脳室が拡張し，さらに頭蓋骨縫合が離開して頭蓋骨が拡大した状態である．顔面は普通の大きさなので，頭が異様に大きく，眼がくぼんで見えて，下を向いたような状態になる〔眼球の落陽現象（setting sun phenomenon）〕．在宅診療ではこの疾患が問題となる場合もある．先端巨大症では，頬骨・顎・上眼窩縁が突出し，耳・鼻・口唇などが肥大している．下垂体腫瘍からの成長ホルモン過剰分泌によるが稀である．

(2) 形

次いで，頭の形（shape）を視診で観察する．頭蓋内圧亢進症状があり，頭部単純X線写真で指圧痕（digital impression）が認められる．狭頭症には，頭蓋縫合癒合の部位によって，さまざまな頭の形態異常がある．

(3) 頭髪

脱毛は個人差が大きく，遺伝的素因，内分泌性因子の影響を受ける．年齢に不相応，もしくは限局性の脱毛に注意する．限局性の脱毛は，円形脱毛症（alopecia areata）や頭部白癬（tinea captitis）でみられる．不規則に限局した頭髪の脱落がある．長期の消耗性疾患，下垂体前葉機能不全症，甲状腺機能低下症，慢性消化器疾患，重金属中毒などではびまん性に脱毛が起き，症候性脱毛症（symptomatic alopecia）をきたす．これらでは，全身状態の改善とともに回復する．抗癌薬投与でもびまん性に脱毛が起こる．

3. 顔面の診察

顔面では，まず顔面全体を観察したあと，眼，鼻，耳，口の順序で診察していく．顔面の診察では視診が主体となる．触診は，頭蓋骨・顔面骨とそれを覆う軟部組織を診察したり，硬結や腫瘍などの病変を認めたときに行う．両手の示指・中指・薬指を使い，左右対称に触診を行う．顔面に圧痛があるときには，圧痛点を調べる．また，動静脈奇形や血管性病変が疑われるときには，触診して拍動を調べたり，聴診で血管性雑音の有無を調べる．

(1) 顔貌

顔面全体の視診では，まず顔貌をよく観察する．全身状態を観察する際にすでに観察しているものである⇒(p.13)

(2) 形と大きさ

左右が対称であるかどうかを比較する．顔面の炎症，外傷，斜頸，顎関節症，一側歯牙の脱落，手術後などでも顔面は左右非対称（asymmetry）となるが，顔面が左右非対称となる代表的な疾患は神経筋疾患である．

顔面神経麻痺（facial palsy）では，罹患側で眼瞼の閉鎖が不十分となって瞼裂が開大し，鼻唇溝が浅く，口角が低下する（Bell 麻痺）．眼を閉じさせると麻痺側の眼球は上方かつやや外方へと回転する．核性もしくは末梢性麻痺では，罹患側の前額でしわを寄せられないが，核上性麻痺ではしわを寄せることができる．進行性顔面片側萎縮症（progressive facial hemiatrophy）では，片側顔面の皮膚・皮下組織・筋肉・骨などが徐々に進行性に萎縮し，顔面が非対称となる．女性に多いが，原因は不詳である．

顔面の大きさは個人差が大きい．先端巨大症では頭部と顔面が大きくなって，顎・頬骨・上眼窩縁が突出し，耳・鼻・口唇などが肥大している．

(3) 皮膚

皮膚の変化は，顔面で特に目立つので，鮮明な画像が必要であるが病状の診断に結びつく所見を得る事が可能である．

1) 色調の変化

貧血では顔面皮膚が蒼白になる．赤血球増加症，精神的興奮や発熱などによる血流増加では紅潮を示す．赤血球増加症では，顔面の赤色調が強く，特に頬・耳朶・鼻・口唇などが暗赤色になる．猩紅熱，熱傷，感染などでは局所的に発赤がみられる．チアノーゼ，黄疸も顔面の皮膚で目立つ．

2) 発疹

全身性エリテマトーデス（SLE）における蝶形紅斑（図1），皮膚筋炎（DM）のヘリオトロープ斑（図2），アルコール長期多飲者の外鼻の酒さ（赤鼻），高齢者や閉経期女性にみられる黒褐色斑の肝斑などが顔面に特

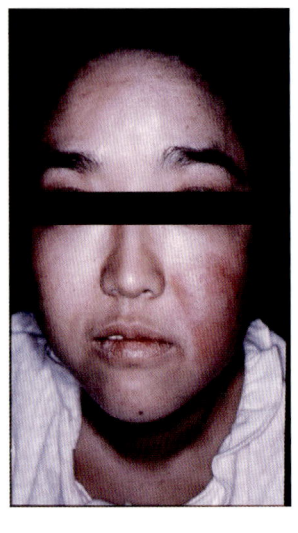

図1 SLEに見られる蝶形紅斑

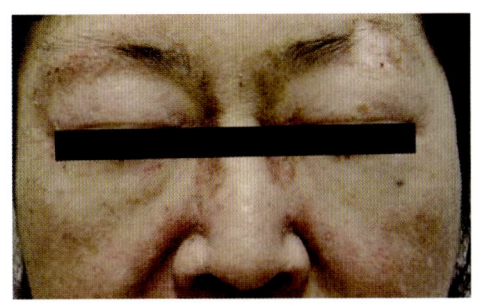

図2
皮膚筋炎に見られるヘリオトロープ疹；
上眼瞼に浮腫を伴った紅斑

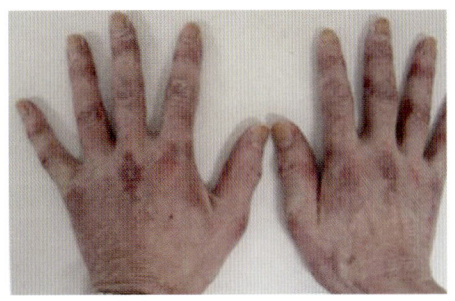

図3
手背部に見られるGottron徴候；手背と手指の関節伸側を中心とした紅斑

徴的である．抗菌薬，降圧薬，精神安定薬，サルファ剤などが原因となる日光過敏症も外気にさらされる顔面に出現しやすい．

(4) 眉毛

粘液水腫では，頭髪の脱落とともに眉毛の外側 1/3 が薄くなる．de Lange（ドランゲ）症候群，Waardenburg（ワールデンブルグ）症候群，13トリソミー症候群などでは両側眉毛が正中部で癒合する．

(5) 異常運動

異常運動が顔に出現する疾患がある．たとえば，脳動脈硬化症，Parkinson（パーキンソン）症候群，アルコール依存症などでは，頭部が小刻みにリズミカルに揺れる振戦がみられ，しかも精神的な緊張で増強される．精神的興奮，三叉神経痛，アルコール依存症，麻薬中毒などでは，顔面筋がピクピクと小さく痙攣することがある〔顔面痙攣（facial spasm）〕．チック（tic）は，単一または複数の筋肉が無目的性に運動を反復する状態で，顔面筋にみられやすい．顔をしかめたり，眼をパチパチさせたり，唇をなめたり，匂いを嗅ぐような動作をしたり，舌鼓を打ったりする．多くは心因性で，精神的緊張で増強する．

4．眼の診察

眼は眼科的な疾患だけでなく，高血圧症，糖尿病，内分泌疾患，脳神経系疾患など全身性疾患でも異常所見をきたす．黄疸や貧血では結膜に特徴的な所見が現れる．在宅遠隔診療では眼の観察を怠ってはならない．眼瞼，眼球，結膜，瞳孔は必ず診察し，必要に応じて視力，視野，角膜，水晶体，眼底，眼圧などの検査を追加する（p.161参照）．

(1) 眼瞼は，下垂，浮腫などに注意

1) 眼瞼下垂(blepharoptosis of the eyelids)

上眼瞼が下垂して，これを上げることのできない状態をいう．上眼瞼の挙上は，動眼神経に支配される上眼瞼挙筋と，頸部交感神経に支配される上瞼板筋によって行われる．そのため，動眼神経もしくは頸部交感神経の麻痺で眼瞼下垂が起こる．上瞼板筋の作用は上眼瞼挙筋に比べて弱いので，上瞼板筋の麻痺による眼瞼下垂の程度は軽い．このほか，ミオパシーの一部分症であったり，全身の筋緊張低下に伴うものなどがある．

くも膜下出血（SAH），脳炎，髄膜炎，ジフテリア後麻痺，脳腫瘍などでは主として一側の動眼神経麻痺により一側性に眼瞼下垂が起こる．動眼神経は上眼瞼挙筋のほか，上斜

筋と外側直筋を除くすべての外眼筋の運動を支配し，かつ瞳孔括約筋と毛様体筋の運動を支配する副交感神経線維を含む．このため，動眼神経麻痺では，眼瞼下垂とともに，外斜視・散瞳・対光反射と調節反射の消失も認められる．

頸部交感神経の麻痺では，眼瞼下垂（瞼裂狭小）のほか，縮瞳，眼球陥入を伴う．この病態をHorner（ホルネル）症候群と呼ぶ．両側性の眼瞼下垂は，神経・筋接合部の障害による重症筋無力症（MG）でみられる．眼の開閉運動などによって増強され，午前よりも午後から夕方にかけて眼瞼下垂が目立つ．抗コリンエステラーゼ薬を静注すると改善する．

2）眼瞼浮腫（edema of the eyelids）

眼瞼は皮下組織が粗なため組織圧が低く，浮腫を生じやすい．そのため，全身性浮腫で眼瞼に浮腫が出現する．特に腎炎では，顔面，特に眼瞼に浮腫が初発する特徴がある．

Tips 眼瞼浮腫は，眼球ないし眼瞼の疾患，丹毒・皮膚炎・じんま疹など顔面の炎症性皮膚疾患，麻疹・百日咳など感染症，副鼻腔炎，Quincke（クインケ）浮腫，外傷，上大静脈症候群，薬物アレルギーなどでも出現する．特に前頭骨骨髄炎による眼瞼浮腫は，局所の疼痛，発熱を伴い，危険な状態で，Pott's puffy tumorと呼ぶ．紅紫色の色素沈着を伴う上眼瞼の浮腫をヘリオトロープ疹といい，皮膚筋炎に特徴的である（前出；図2参照）．

3）麦粒腫（hordeolum）
4）霰粒腫（chalazion）

(2) 眼球

眼球（eyeball）の形状と運動を観察する．

1）眼球突出（exophthalmos）

眼球が異様に前方に突出している状態をいう．ただし，瞼裂が広いときには眼球が突出している印象を与えるので注意する．顔をわずかに下に向かせ，前上方から見て左右の眼球の突出をまず判断する．正確には眼球突出計で計測し，眼窩外縁から角膜頂点までの距離を測定する．健常者では10～15mmである．

片側性の眼球突出は，眼窩内の炎症，腫瘍，囊胞，血管病変などで起こる．頻度としては副鼻腔の囊胞が多い．眼窩内腫瘍，Wegener（ウェゲナー）肉芽腫，内頸動脈海綿静脈洞瘻，小児では神経芽腫，眼窩内神経膠芽腫などに注意する．

両側性の眼球突出は，内分泌疾患，代謝異常，先天性の場合がある．ことに甲状腺機能亢進症〔Graves病〕に伴うものが多い．これは眼窩内容の増殖によるもので，ときに片側性のこともある．眼裂が大きくて瞬目運動が少なく〔Stellwag徴候〕，患者の眼前20～30cmで検者の指をゆっくりと上から下へ移動して眼で追わせると，上眼瞼の運動が眼球運動よりも遅れるので上眼瞼縁と角膜上縁の間に白い強膜がみられることがある〔von Graefe徴候〕．また，近くを見るときに両眼の輻輳ができず，これをMoebius徴候という．

2）眼球陥凹（enophthalmos）

眼球が異常に陥凹した状態をいう．放射線障害などによる小眼球症，星状神経節ブロック後，高度の脱水や消耗性疾患のときなどにみられる．眼球陥凹に眼瞼下垂と縮瞳を伴うものをHorner症候群という．

3）眼球運動障害

安静時の眼球の位置をまず観察する．次いで検者の指を患者の眼前で左右上下に動かし，眼球の動き，複視の有無をチェックする．

Tips 眼球運動（eye movements）は，動眼神経（Ⅲ），滑車神経（Ⅳ），外転神経（Ⅵ）で支配され，これらの神経に麻痺が起こると眼球運動に支障が出る．一側の麻痺では，物が二重に見えてしまう：複視（diplopia）．

4）眼球振盪（眼振）（nystagmus）

眼球が一定方向へピクピクと反復性に迅速に動く不随意運動を眼振という．水平方向や垂直方向のほか，回転性のこともある．眼球が静止しているときに認められたり，一方向を注視したり，輻輳したり，特定の頭位をとったときに出現することがある．

静止時に眼振がなくても，検者の指を動かして注視させると眼振が出現したり，増強される．患者の眼前に指を置き，それを注視させながら十分に外方へ動かし，その位置で5～6秒ほど指を固定すると，水平眼振が出現しやすくなる．同様に，上あるいは下方を凝視させると垂直眼振を診察できる．眼振は，高度の近視による先天性のこともあるが，アルコール依存症，迷路疾患，小脳および脳幹障害，頸髄疾患などで出現する．

（3）結膜

結膜（conjunctiva）は，眼瞼結膜と眼球結膜を観察する．眼瞼結膜は眼瞼の内面を覆う部分で，眼球結膜は眼球強膜（sclera）の前面を覆っており，正常状態では透明なので強膜の白色が見える．両側下眼瞼を軽く下方へ引くとともに上方を見つめさせると，眼球結膜と下眼瞼結膜が同時に観察できる．

1）眼瞼結膜

眼瞼結膜（palpebral conjunctiva）は透明なのでその下の血管がよく見え，赤紅色をしている．貧血では赤色調が減じて蒼白となる．特に血液ヘモグロビン濃度が10g/dl以下になると，結膜が蒼白となり，貧血の診断に有用である．種々の感染症では結膜に炎症が起こり，眼瞼および眼球結膜の充血をみることがある．特にインフルエンザ，麻疹などで充血が起こる．赤血球増加症では血液ヘモグロビン濃度が増加し，やはり充血する．結膜炎では，眼瞼および眼球結膜の充血と発赤をきたし，しばしば粘液膿性分泌物が出る．眼瞼の浮腫を伴うこともある．なお，結膜の炎症による結膜充血は，表面性で，眼球結膜全体が赤く充血し，眼瞼結膜も赤くなっている．これに比べ，角膜の傷，潰瘍，膿瘍，上強膜炎，強膜炎や，毛様体の炎症に起因するぶどう膜炎などでは，より深部の角膜周囲が充血する．深部のために赤色は結膜充血よりも薄いが，むしろ重症のことが多い．感染性心内膜炎（IE）では眼瞼結膜に1～数個の点状出血を生じることがあり，爪の線状出血とともに重要な徴候である．

2）眼球結膜

眼球結膜（bulbar conjunctiva）では，特に黄疸に注意する．高ビリルビン血症では白色の強膜が黄染し，結膜が黄色になる．出血にも注意する．明らかな原因がなくて結膜下に出血することもあるが，高血圧症，咳や排便に伴う努責，出血傾向などでみられることがある．

（4）瞳孔

瞳孔（pupil）は，大きさと形を観察したのち，対光反射と調節反射を調べる．

1）大きさと形

正常な状態では，瞳孔は正円で左右同大である．瞳孔の大きさが左右で異なるときは瞳孔不同症（anisocoria）といい，神経梅毒，虹彩炎，交感神経麻痺などでみられる．瞳孔の大きさが大きくなった状態を散瞳（mydriasis），小さい状態を縮瞳（miosis）という．暗所では生理的に散瞳が起こるが，病的には高度の視力障害，動眼神経麻痺，神経症，コカイン・アトロピンなどの薬物で起こる．

縮瞳は生理的には明所で起こるが，モルヒネ・ピロカルピンなどの薬物投与，脳神経梅毒などで起こる．一側性のみの散瞳は，頭部外傷や脳腫瘍でみられる重要な所見である．頭部交感神経麻痺によるHorner症候群では，罹患側の縮瞳がみられる．瞳孔が正円形でない状態を脱円という．虹彩炎で虹彩と水晶体が癒着して起こるが，その他，神経梅毒，外傷，先天異常症などでもみられることがある．

2）対光反射と調節反射

室内を暗くし，ペンライトで明かりを側方から瞳孔に近づけると，瞳孔は縮小する．これを対光反射（light reflex）という．健常者では，同時に光を当てていない側の瞳孔も縮小し，これを間接対光反応という．遠くを見るときには瞳孔は散大し，近くを見るときには瞳孔は縮小する．これを調節反射（accommodation reflex）という．また，近くを見るときには両眼が鼻側へ偏位し，これを輻輳（convergence）という．調節反射を確認するには，患者の顔に近づけた検者の指を注視させたときの瞳孔の大きさを観察する．

Tips 脊髄癆や進行麻痺では，縮瞳とともに，対光反射が消失し，しかも調節反射は保たれている．この状態をArgyll-Robertson（アーガイル・ロバートソン）徴候という．多発性硬化症（MS），脳炎，アルコール依存症，中脳腫瘍などでも対光反射は消失して調節反射は維持されているが，縮瞳はみられない．Adie（アディー）症候群では，一側または両側の瞳孔がやや散大し，対光反射が遅延もしくは欠如し，調節反射がきわめてゆっくりと起こる．しばしば下肢，ときに上肢の腱反射も消失する．女性に多く，先天的要因が考えられる特発性のものと，多発神経炎やMSなどに伴う症候性のものがある．

(5) 視力（p.161参照）

眼の局所的疾患だけでなく，糖尿病や高血圧症などの全身性疾患や神経疾患の一部分症のこともあり，慎重に判定する．

(6) 視野（p.164参照）

(7) 角膜

角膜（cornea）は，厚さ約1mm，直径11mmの透明な膜で，表層，実質，内皮からなる．ペンライトを側方から照らし，角膜表面を視診で観察する．高齢者では，角膜周辺に輪状の白い老人環（arcus senilis）を見ることがあるWilson（ウィルソン）病では，緑褐色の円形の輪が角膜周囲にみられ，Kayser-Fleischer（カイザー・フライシャー）輪と呼ぶ．なお，角膜を羽毛や毛髪で軽く触れたり，息を吹きかけると眼輪筋が収縮して閉眼する．これを角膜反射（corneal reflex）といい，三叉神経第Ⅰ枝（眼神経）異常や片麻痺の診断に行われる．また，昏睡でも角膜反射は消失するので，意識障害の程度の把握

にも応用される．

(8) 水晶体 (p.163 参照)

加齢で起こるほか，糖尿病，外傷，副甲状腺機能低下症でみられたり，先天性のことがある．水晶体の脱臼は，Marfan（マルファン）症候群でみられる．

(9) 眼底 (p.163 参照)

高血圧症，糖尿病，腎疾患，神経疾患などでは眼底（ocular fundus）に種々の変化が生じることがあり，これらの疾患の診断では眼底を観察することが重要である．また，頭蓋内圧亢進を判断するうえでも重要な手段となる．

(10) 涙

涙（tear）の分泌はSchirmer（シルマー）法で調べる．幅5mm×長さ35mmの市販濾紙の先5mmを折り曲げて下眼瞼のやや外側に引っ掛ける．5分後にはずして濾紙の濡れた長さを測る．健常者では15mm以上である．

Sjögren（シェーグレン）症候群などの涙液分泌減少では，10mm以下しか湿らない（原発性，二次性に分類し関節リウマチが含まれる）．

5. 耳の診察

耳は，外耳，中耳，内耳からなる．外耳は耳介と約2.5cmの外耳道からなり，外耳道の外側1/3は軟骨部，内側2/3は骨部である．中耳は，鼓膜，鼓室，耳管，乳突洞，および側頭骨含気蜂巣から構成される．内耳には，聴覚を司る蝸牛と，平衡覚を司る前庭と三半規管がある．

(1) 外耳

まず耳介の視診と触診を行う．耳介の位置，大きさと形を観察する．痛風のある患者では，耳輪外縁部に沿って痛風結節（tophus）を認めることがある．

触診では，外耳道炎のある場合，牽引痛と圧痛が認められる．中耳炎では自発痛がある．

(2) 外耳道，鼓膜

次に，耳鏡を使って外耳道と鼓膜を観察する．患者の頭を少し傾かせ，耳鏡を持たない側の母指と示指を使って患者の耳介を軽くつかみ，軽く後上方に引き上げる．こうして外耳道をなるべくまっすぐにして耳鏡を挿入する．外耳道では，皮膚の炎症や滲出物の有無，異物や骨腫などを観察する．次に鼓膜を観察する．鼓膜は外耳道の方向に対して斜めに張っているので，傾いて見える．正常の鼓膜は半透明の白い膜として認められるが，加齢とともにその透明度が低下する．中耳炎では，鼓膜の透明度の減少，発赤，膨隆，穿孔，耳漏などの所見が認められる．

(3) 聴力検査

聴力は，防音室でオージオメーターを用いて検査する．簡便には，静かな室内で腕時計などの音を聴かせ，耳元からどのくらいの距離まで聞こえるかである程度の判定ができる．

6. 鼻の診察

鼻は，外鼻，鼻腔，副鼻腔からなる．鼻腔は気道の入り口で，鼻腔上方に嗅覚神経が分布する．左右鼻腔の中間にある鼻中隔の前方は軟骨部で，前下方のKiesselbach（キーセ

ルバッハ）部は血管が豊富で粘膜下組織が乏しく，鼻出血の好発部位である．鼻中隔後方は骨部である．

鼻腔側壁には上，中，下の3つの鼻甲介がある．鼻腔に隣接して，左右におのおの上顎洞，篩骨洞，前頭洞，蝶形骨洞の副鼻腔がある．

(1) 鼻の外観

鼻の形，皮膚を観察する．鼻は外傷や，先天奇形で変形していることがある．先天性梅毒やWegener肉芽腫では鼻骨が破壊されて鼻梁が陥没し，鞍鼻（saddle nose）という．先端巨大症では，鼻が全体として大きい．大量のアルコール常飲者や肝硬変者では，鼻尖部の細静脈が拡張して発赤している．これが高度になると，紅潮が強くなり，ざ瘡を併発して皮脂腺口が拡張し，皮脂の分泌も旺盛となる（赤鼻性ざ瘡：acne rosacea）．

(2) 鼻腔の診察

鼻腔は，額帯反射鏡で光を入れ，鼻鏡を使って観察する．映像を転送できるシステムが必要である．急性鼻炎，慢性副鼻腔炎，鼻アレルギー，鼻・副鼻腔悪性腫瘍，外傷（鼻骨骨折，鼻出血）などがある．副鼻腔炎では，前頭洞および上顎洞の上部を打診し，圧痛の有無でスクリーニングを行う．

7. 口の診察

口の診察では，まず口臭を嗅ぎ，口唇，舌，歯肉，歯，口腔粘膜，咽頭，扁桃の順で診察を進める．舌圧子とペンライトを用い，視診が主となる．義歯を装着している場合には，義歯をはずしてもらう．

(1) 口臭

口内炎，口腔内清浄不良，歯周病，鼻腔内炎症などでは，口を開いたり，会話の際に悪臭がする．肺化膿症，気管支拡張症などでは，口臭（fetor ex ore, halitosis）もしくは呼気臭が悪臭となる．このほか，疾患と結びつく特徴的な臭いのすることがある（**表1**）．

(2) 口唇

口唇（lip）の形，色を観察する．先天性の形の変化として兎唇（harelip）〔口唇裂（cleft lip）〕がある．一側のことも両側性のこともある．先端巨大症，粘液水腫，クレチン病などでは，口唇が腫大し，肥厚している．ネフローゼ症候群やQuincke浮腫では，口唇が腫脹する．ビタミンB2欠乏症では，口唇や口角に亀裂やびらんができる．口唇ヘルペスは，有痛性の小水疱で始まり，数日以内に乾燥して痂皮を残して治癒する．単純ヘルペスウイルスが原因で，過労や高熱のあるときなどに発病しやすく，口唇のほかに歯肉，舌，咽頭などにも生じることがある．口唇に難治性の硬結や潰瘍を認めるときには，口唇癌を疑う．口唇の色調の変化としては，蒼白（貧血），チアノーゼ（先天性心疾患，肺炎など），暗赤色（多血症）がある．

表1 口臭

口臭	臭いの特徴	関連する主な疾患
アルコール臭	アルコールの臭い	アルコール多飲
尿臭	アンモニアの臭い	尿毒症
アセトン臭	やや甘酸っぱい果実臭	糖尿病，アシドーシス
肝性口臭	やや甘味の糞臭	肝性昏睡
腐敗臭	野菜の腐った臭い	肺化膿症

(3) 口腔内の診察

次いで，口を大きく開いてもらい，舌，口腔粘膜と咽頭の視診を行う．舌圧子を使って舌を軽く押さえると，口腔粘膜と咽頭，扁桃の観察をしやすくなる．

舌圧子を当てると強い嚥下反射を起こす患者では，「あー」と長く発声させたり，大きく吸気をさせると咽頭が簡単に観察できる．

a. 舌

舌（tongue）は，局所疾患だけでなく，種々の全身疾患に伴って変化が起こる．舌の大きさ，表面と側面の性状，偏位の有無，異常運動の有無などを観察する．先端巨大症，粘液水腫，クレチン病，アミロイドーシスでは舌が大きく，巨大舌（large tongue）と呼ばれる．アミロイドーシスの場合には，舌の肥厚だけでなく，触診すると硬度の増加も確認できる．

健常者の舌は，赤みを帯びて，適度に湿潤している．脱水状態では舌は乾燥してくる．舌の表面が白色や褐色，黒色の層で覆われることがあり，舌苔（coating）と呼ぶ．たとえば，高熱が続いたり，抗菌薬を長く服用して真菌が感染したりすると，舌苔が現れる．

猩紅熱では，著明な発赤とともに乳頭が腫脹し，いわゆるイチゴ舌の状態になる．悪性貧血では，舌乳頭が萎縮して表面が平滑となり，蒼白で光沢を有するようになる．しばしば舌炎を合併して発赤と疼痛を起こし，Hunter（ハンター）舌炎と呼ばれる．高度の鉄欠乏性貧血では，舌が発赤して痛く，嚥下困難も伴うことがあり，Plummer-Vinson（プランマー・ビンソン）症候群という．

舌には潰瘍ができやすい．アフタ性潰瘍は周辺部が発赤した2〜10mm程度の潰瘍で，舌の先端や側面，下面などにみられる．義歯による機械的刺激が原因のことがある．Behcet病では，再発性で難治性の潰瘍が口腔内にでき，ぶどう膜炎，外陰部潰瘍，結節性紅斑などを伴う．白板症（leukoplakia），舌癌にも注意する．

舌を口の外へ出させると，舌全体が小刻みにふるえる振戦（tremor）をみることがある．精神的緊張，甲状腺機能亢進症，アルコール依存症などで認められる．舌下神経核の障害では，舌のごく一部分だけが細かくふるえ，細動（fibrillation）という．片麻痺の患者では，舌を出させると麻痺側へ舌が偏位する．なお，舌を持ち上げさせ，舌下面の静脈怒張の有無を調べる．健常者では，座位もしくは立位だと静脈は萎縮するが，静脈圧が200mmH$_2$O以上に上昇していると，座位または立位でも静脈の怒張が認められる．

b. 歯と歯肉

成人では，左右・上下にそれぞれ切歯2，犬歯1，小臼歯2，大臼歯3ずつの，合計32本の歯（teeth）がある．ただし，第3臼歯は成人でもみられないことがある．歯と同時に，歯肉（gingivaまたはgum）も観察する．歯肉炎では，歯肉が発赤，腫脹し，疼痛がある．歯周病では，歯磨きのときに出血しやすく，歯根部から歯肉部が萎縮し，圧迫すると悪臭の膿が流出してくる．

c. 口腔

口腔（oral cavity）では，口蓋，頬粘膜，口腔底を観察する．口蓋には，前方の硬口蓋（hard palate）と，後方の軟口蓋（soft palate）がある．硬口蓋は軟口蓋に比べて白色調が強く，横走する皺襞がみられる．硬口蓋では，先天奇形として，両側口蓋の癒合障害である口蓋裂（cleft palate）をみることがある．また，硬口蓋中線に辺縁が不規則な結節状の骨

隆起を認めることがあり，口蓋結節（torus palatinus）という．頬粘膜では，貧血，色素沈着，出血斑，潰瘍，粘膜疹，硬結，腫瘤などを観察する．貧血では，頬粘膜が蒼白になっている．

> **Tips** 口腔内所見の観察は診断の糸口！（鮮明な画像の搬送と看護師による補助が必須である．）
> Addison（アジソン）病：舌や口腔内粘膜に黒褐色または青褐色の点状ないし斑状の色素沈着をみるのが特徴的である．
> 特発性血小板減少性紫斑病や白血病：皮膚の紫斑とともにしばしば口腔内粘膜に点状または斑状血斑を認める．
> 口内炎（stomatitis）：粘膜が発赤し，びらん，浮腫，壊死上皮細胞が付着した白苔などを認める．ウイルス感染症や薬物中毒：皮膚に発疹をきたす疾患では，口腔内粘膜にも発疹すなわち粘膜疹（enanthema）を生じることがある．麻疹では，Koplik（コプリック）斑という特徴的な所見がある．臼歯の反対側の頬粘膜（通常は耳下腺開口部付近）にみられる境界が明瞭で，やや隆起した帯青白色の小斑点で，周辺の粘膜が輪状に充血する．皮膚に発疹の出る2日くらい前に出現するので，麻疹の早期診断に重要である．
> アフタ（aphtha）：特有の粘膜疹で，舌，口唇，口腔内粘膜に生じやすい．直径が数mm～1cmの小水疱から始まり，破れて二次感染を起こして浅い潰瘍をつくる．潰瘍は白苔で覆われ，周囲が発赤している．疼痛が強い．ベーチェット病ではこのほかに外陰部潰瘍，ぶどう膜炎，滲出性多形性紅斑を伴う．

d．咽頭，扁桃

咽頭（pharynxまたはthroat）では，軟口蓋，口蓋垂，口蓋弓，扁桃，咽頭後壁を観察する．舌根部が咽頭部を隠している場合には，軽く舌圧子で舌を押さえて調べる．粘膜の性状，扁桃の大きさ，口蓋垂の偏位や運動障害の有無などを確認する．咽頭炎（pharyngitisまたはangina）では，咽頭全体がびまん性に発赤し，浮腫状となって自発痛と嚥下痛を伴う．特に溶血連鎖球菌による感染症では著明に発赤し，扁桃に灰白色の滲出物が付着する．

Epstein-Barr（エプスタイン・バー）ウイルス（EBV）感染による伝染性単核球症では，咽頭粘膜に多発性小潰瘍と軟口蓋に点状出血を伴う．猩紅熱では，発赤が著しい．ジフテリアでは，咽頭が発赤するだけでなく，汚い乳白色～灰黄白色の偽膜形成が特徴的である．

扁桃（tonsil）は，小児期には肥大しているが，成人では萎縮してくる．扁桃炎（tonsillitis）になると，扁桃が発赤して腫脹し，腺窩から滲出物が出て白色～黄白色の斑点状になっていることがある．しばしば高熱を出し，扁桃の自発痛と嚥下痛を伴う．急性扁桃炎に続発して扁桃周囲膿瘍（peritonsillar abscess）を起こすこともある．

薬物が原因となって起こる顆粒球減少症では，壊疽性口内炎が起こる．咽頭など口腔内粘膜全体が発赤し，浮腫，潰瘍形成が起こる．そして急速に壊死部形成がみられ，口内疼痛，嚥下困難，高熱を伴う．

口蓋垂と口蓋弓の偏位は，特に発声時に注意して観察する．一側性の迷走神経（咽頭枝）麻痺では，「アー」と発声させたときに，患側の口蓋弓の挙上運動が障害され，かつ口蓋垂が健側へ引っ張られる（カーテン徴候）．両側の迷走神経麻痺では，発声したときに，

軟口蓋全体と口蓋垂の挙上が起こらない.

e. 味覚検査

甘味には砂糖水,酸味には酢酸またはクエン酸,塩味には食塩水,苦味には硫酸マグネシウム溶液などを使用する.顔面神経の障害では味覚が消失する.

8. 頸部の診察

頸部では,皮膚,リンパ節,唾液腺,気管,甲状腺,血管などを視診および触診で診察する.頸部の異常所見は,頸部局所の疾患だけでなく,口腔・咽頭などの感染や腫瘍の波及,全身性疾患の一部分症,遠隔臓器からの腫瘍の転移などがあり,常に他部位や他臓器,あるいは全身との関連を意識しながら診察を進める.

(1) 視診・触診

座位の状態で,患者と向き合ってまず視診を行う.全身の緊張をとり,背筋を伸ばして両手を大腿部に軽く置いた状態で,まず患者の正面から皮膚の状態,気管の位置,甲状腺腫脹の有無などを観察する.次に両側で斜め前から,次いで両側面から,さらに背後から頸部と項部を観察する.側頸部を観察するときには,診察しようとする側と反対方向へ少し頭を傾けてもらい,診察側の皮膚を緊張させると,リンパ節腫脹,静脈怒張,動脈拍動などが見やすくなる.下顎の下面を見るときには,顔面を少し上方へ向けてもらう.

視診に次いで触診を行う.系統的に後頭下部→後耳介部→項部→後頸三角部→前頸三角部→前耳介部の順に触診を進める.そして最後に甲状腺を丹念に触診する.後頸三角部や前頸三角部の触診では,触診しようとする側へ頸部を少し傾けると,筋肉が弛緩して触りやすくなる.頸部の触診では両手を使い,左右の同部位を比較するとよい.

(2) 形状と運動

斜頸(torticollis)は,頭部が常に一側へ傾いている状態である.先天性に胸鎖乳突筋が拘縮した筋性斜頸のほか,炎症,骨奇形,神経疾患,熱傷後の瘢痕などでみられる.Turner(ターナー)症候群では,翼状頸がみられる.

髄膜炎では前後への運動が障害される.特に項部での運動が著しく制限され,項部強直(nuchal stiffness or rigidity)と呼ばれる状態になる.頸部筋肉の炎症,破傷風,Parkinson症候群,頸椎疾患などでも,頸部の運動が制限される.重症筋無力症(MG)では,筋力が減退して,頭をまっすぐに支持できないことがある.

(3) 皮膚

皮膚の発赤,腫脹など炎症所見の有無を確認する.項部はフルンケル(furuncle,せつ)やカルブンケル(carbuncle,癰(よう))が好発する部位なので,特に糖尿病患者では注意して観察する.慢性毛嚢炎(chronic folliculitis)も起こりやすい.リンパ節結核では慢性の膿瘍(abscess)をつくり,かつ自壊して難治性の瘻孔となることがある.口腔,咽頭,唾液腺などの炎症では,頸部の皮膚に浮腫をきたすことがある.上大静脈症候群(superior vena cava syndrome)では,頸部全体がうっ血して浮腫状に腫脹し,顔面や上半身にもうっ血や腫脹が及ぶ.

(4) リンパ節

リンパ節は,健常者では触知しないか,触知してもごく小さく,軟らかい.1cmを超える大きさのリンパ節を触知したり,きわめ

て硬いときには，病的なものを鑑別しなければならない．リンパ節の触知は，頸部で最も多く観察される．耳の前，乳様突起部，後頸部，前後頸三角部，鎖骨上窩，鎖骨下窩など，見落としのないように触診する．頸部リンパ節を触知した場合には，その部位，数，大きさ，形，硬さ，圧痛の有無，表在皮膚の性状，周囲との癒着，リンパ節相互の癒着について調べる．さらに頸部に限局しているのか，全身に広がっているのか，腋窩，肘窩，鼠径部などのリンパ節を必ず確認する．

(5) リンパ節腫脹の鑑別

頸部リンパ節の腫脹は，炎症性の変化か，腫瘍性の変化か，鑑別が重要である．頸部リンパ節腫脹をきたす主な疾患と，その特徴は次のようなものである．解剖学的名称を示す（図4）．

1) 二次性リンパ節炎

頸部皮膚や口腔内粘膜に化膿があると，その所属リンパ節として頸部のリンパ節が炎症性に腫脹してくる．軟らかく，圧痛がある．さらに表面の皮膚が発赤している．リンパ節が化膿して膿瘍を形成することもある．

2) 伝染性単核球症，その他のウイルス感染症

伝染性単核球症では，しばしば頸部および多発性にリンパ節が腫脹してくる．リンパ節は軟らかく，小豆大から母指頭大となる．圧痛や癒合はみられないことが多い．Epstein-Barrウイルス（EBV）が原因となり，20歳前後の若年者に好発し，発熱，咽喉頭炎も伴う．肝機能異常を伴うこともある．

麻疹や風疹などの感染症でも頸部のリンパ節が腫脹することがある．風疹では特に後頸部のリンパ節が腫脹する．比較的軟らかく，

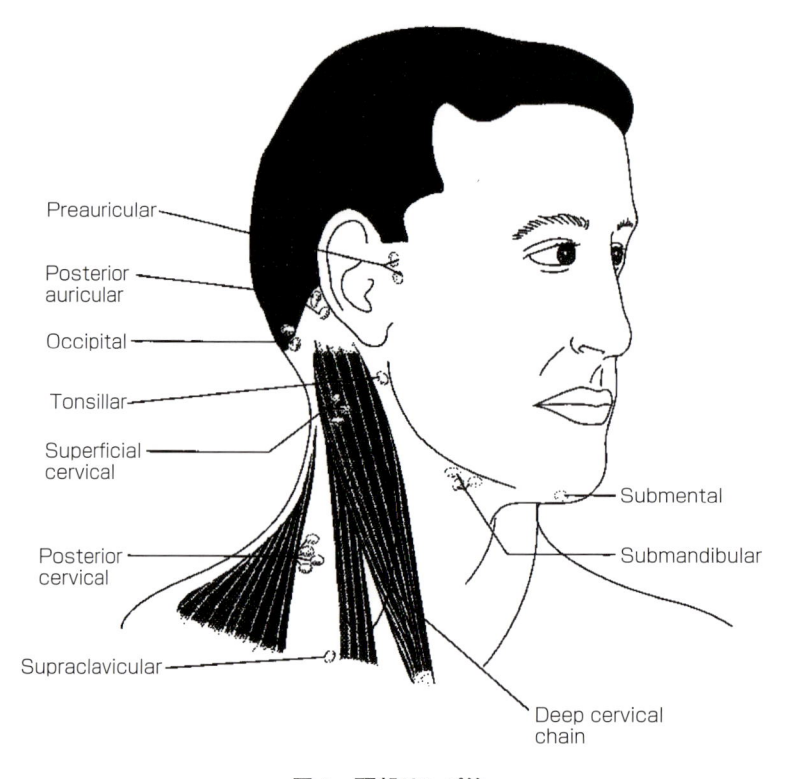

図4 頸部リンパ節
（文献4）より）

小豆大から母指頭大になる.

3) リンパ節結核

頸部に好発する.一般的にいって,疼痛や発赤,あるいは熱感はない.リンパ節相互,もしくは周囲の組織と癒着し,塊状になることが多い.しばしば膿瘍をつくり,波動を触れる.破れると皮膚に瘻孔をつくり,治癒しにくい.

サルコイドーシスでも結核と似たリンパ節腫脹をきたすが,波動は触れない.

4) 悪性リンパ腫

リンパ節の腫瘍で,初期には限局するが,進行とともに広がる.リンパ節は弾性硬で,発赤や圧痛はない.大きさはさまざまで,小豆大から鶏卵大にもなる.

5) 白血病

白血病のうち,ことにリンパ性白血病では全身性にリンパ節が腫脹する.弾性硬で,大きさはさまざまである.圧痛や熱感はない.

6) 癌の転移

癌細胞がリンパ節に転移すると,石のようにきわめて硬いリンパ節腫脹をきたす.表面は不整で,圧痛はない.胃癌など消化器癌では,左鎖骨上窩のリンパ節に転移することが多く,Virchow(ウィルヒョウ)リンパ節転移として注目される.

(6) 唾液腺

唾液腺(salivary gland)のうち,耳下腺(parotid gland)は外耳道の前下方にあり,上顎第2臼歯に対する頬粘膜に小孔として開口する.顎下腺(submaxillary gland)は下顎角の1~2cm前で下顎骨の内面にある.大きさは直径がおよそ1.5cmでほぼ円形をしている.顎下腺の開口部は,口腔底の舌小帯両側にある.舌下腺(sublingual gland)は舌小帯の両側から下顎骨前部内面に沿って走る細長い腺で,多数の開口部が顎下腺開口部外側の舌下皺襞に注ぐ.健常者の唾液腺は肉眼では見えにくく,触診でもわかりにくい.

炎症や腫瘍によって唾液腺が腫脹すると,視診でもわかるようになり,触診ではっきりと触れることができる.耳下腺が腫脹する疾患として最も多いのは,流行性耳下腺炎(mumps)である.ムンプスウイルス感染により,一側もしくは両側の耳下腺,あるいは顎下腺や舌下腺もびまん性に腫脹し,痛みを伴う.咀嚼のときに不快感を訴える.膵炎や精巣炎もしくは卵巣炎を合併することもある.このほか,耳下腺が腫脹する主な疾患を(表2)に示す.耳下腺が腫脹するのと同じ疾患で,顎下腺や舌下腺も腫脹する.

(7) 血管系

頸部の血管系(blood vessels)の診察では,頸動脈と頸静脈を視診,触診,そして聴診する.

表2 耳下腺が腫大する疾患

疾患名	病態
流行性耳下腺炎	一側または両側性に,有痛性のびまん性腫脹
急性耳下腺炎	有痛性で急速に腫脹.表面皮膚に発赤,腫脹
慢性耳下腺炎	慢性に腫大,Mikulicz症候群,Sjögren症候群
耳下腺良性腫瘍	混合腫瘍が多い.発育は遅く,境界は明瞭
耳下腺悪性腫瘍	発育が速やかで硬い.周囲と癒着
耳下腺結石症	腺管内に結石ができて唾液が貯留し,有痛性に腫脹

1）頸動脈

頸動脈（carotid artery）は甲状軟骨の高さで総頸動脈が内頸動脈と外頸動脈に分かれ，触診では主として内頸動脈を触れる．

健常者では，頸動脈の拍動は視診ではほとんど認めない．頸動脈の拍動を認めるのは，激しい肉体運動や精神的な過度の興奮のほか，大動脈弁閉鎖不全症（AR），高血圧症，甲状腺機能亢進症などのときである．

総頸動脈から内外頸動脈への分岐部は粥状動脈硬化症の好発部位で，狭窄のある場合には，触診をすると振戦（thrill）を触れ，聴診すると雑音（bruit）を聴取する．頸部血管性雑音は，頸部よりも中枢側の大動脈炎症候群，高安動脈炎，大動脈弓症候群などの血管病変，あるいは高度の貧血がある場合などで聴かれる．

2）頸静脈

頸静脈（jugular vein）は座位では通常は見ることができず，上体を水平に近づけると観察できるようになる．うっ血性心不全，収縮性心膜炎，上大静脈症候群などで静脈圧が上昇した場合には，座位でも頸静脈を認めるようになる．45°の半座位の姿勢では，頸静脈の怒張は胸骨角から4～5cmの高さが上限で，それ以上の高さにまで静脈が怒張しているときには静脈圧上昇と判断できる．重症心不全，心タンポナーデ，収縮性心膜炎などでは，右心房圧が上昇し，吸気時に静脈圧がより上昇して頸静脈の怒張がいっそう顕著になる．Kussmaul（クスマウル）徴候といい，重要な徴候である．仰臥位では，健常者でも内頸静脈の拍動が観察される．これは，右心房と内頸静脈の間には弁がないので，心周期の心房内圧の変化が内頸静脈に反映されるためで，頸静脈拍動（jugular venous pulse）と呼ぶ．高度の貧血や甲状腺機能亢進症で血流速度の大きいときには，頸静脈で低調性の静脈雑音を聴取する．こま音（venous hum）といい，座位または立位で頸を反対側に少し回転して鎖骨上窩外側部で聴診するとよい．

(8) 気管

気管（trachea）の診察は，視診と触診で行う．視診ではごく一部のみが観察され，触診では胸骨上切痕の真上で母指と示指・中指で挟んで診察する．

気管が偏位（deviation）しているかどうかに注意する．大動脈瘤，縦隔腫瘍，甲状腺腫，胸腔内での大量の液体貯留などにより，気管は反対側へ偏位する．

高度の胸膜癒着，無気肺などの場合には，気管は逆に患側へ引っ張られる．

また，頸椎腫瘍，膿瘍，縦隔腫瘍では，気管が前方に移動することもある．

(9) 甲状腺

甲状腺（thyroid gland）は頸部の正中にあり，峡部は輪状軟骨の下方にあり，右葉や左葉の上端は甲状軟骨斜線の高さにまで達している．甲状腺は種々の疾患で腫脹するので，慎重に視診，触診，場合によっては聴診を行って鑑別診断を行う．

1）視診

座位で正面を向かせ，前頸下部を観察し，甲状腺の腫脹の有無を確認する．このとき，頭を軽く後屈させて前頸部をゆるやかに伸展させると，軽度の腫脹を発見しやすくなる．前頸下部に腫脹を認めたときには，嚥下運動を行わせる．甲状腺は甲状軟骨や輪状軟骨とともに嚥下運動によって上下するので，甲状腺腫とリンパ節腫大などとの鑑別が可能である．

2）触診

視診のあと，触診を行う．ごく軽度の甲状腺腫は視診では発見できず，触診して初めて確認できることもあるので，触診を怠ってはならない．

触診は，患者の前面から行う方法と，背面から行う方法がある．いずれの場合でも，触診するとき，頭部をやや前屈して触診しようとする側へ少し傾けると，胸鎖乳突筋が弛緩して触診しやすくなる．

右葉と峡部の触診は，検者の右手母指を甲状軟骨の左側に当てて外側から軽く押すようにして右方へ少し偏位させる．一方，左手母指を胸鎖乳突筋の内面に，示指と中指をその外面に沿って当て，この母指と示指および中指の間で甲状腺を触診する．

左葉の触診には，検者の左母指で甲状軟骨を左方へ押し，右手母指と示指および中指を使って触診する．

3）聴診

甲状腺機能亢進症では，血管の増生を伴い，収縮期雑音もしくはブランコ雑音（to-and-fro bruit）を聴取することがある．このときには軽く触診すると振戦を触れる．甲状腺腫の上部で広く聴取できる．頸動脈の血管雑音は，こま音と区別する必要がある．こま音の場合，頸静脈を圧迫すれば消失するので，鑑別は容易である．

4）先天異常

頸部では，個体発生の過程で生じた先天的な異常を認めることがある．たとえば，鰓管や甲状舌管の一部が残存し，中に液体が貯留して囊胞を形成して，半球状の腫瘤として触知したりする．波動があり，圧痛はない．ただし，二次感染を起こすと，圧痛や発赤を生じる．

9. 胸部の診察

胸郭，心臓血管系，肺気管，乳房，腋窩などを，視診，触診，打診，聴診で調べる．通常はまず患者を座位の状態にして前面を診察し，次いで背面を診察する．仰臥位で診察する場合には，背面は起座位の状態で行うが，側臥位で診察せざるをえないこともある．

胸部の診察で得た所見を記載する場合，指標が必要となる．たとえば，「右側第5肋骨上，鎖骨中線より1cm外方」「左側第3肋間，前腋窩線より1cm内方」などという表現を用いて胸壁上の位置を記す．かつては長さや距離を表現するのに指の幅を使って"横指（おうし）"で計測することが多かったが，"cm"などで具体的に表現するほうがよい．

また，胸壁上の位置を表す言葉として，慣用的に鎖骨上窩，鎖骨下窩，肩甲部，肩甲間部，肩甲下部などの表現もよく使われる．なお，体表から見た肺および心臓の位置と形態を十分に理解しておくことも，胸部を診察するにあたって重要である（詳細はp.115参照）．

10. 腹部（abdomen）の診察

視診，触診，打診，聴診が行われる．とりわけ重要なのは視診と触診で，打診は腹水貯留，イレウスによる鼓腸，肝臓や脾臓の腫大を調べるときなどに行われ，聴診は腸運動を調べたり，血管病変の存在が疑われるときなどに有用である．一般的には，視診→聴診→打診→触診の順序で診察を進める．

患者の体位は，腹部診察では仰臥位が基本となる．両上肢は側腹部に沿って軽く伸展し，両膝を軽く立ててもらい，腹壁の緊張をとった状態で診察する．

(1) 腹部の視診

腹部を診察しているときでも，胸部の動きを見たり，顔面の表情を観察するなど，他の部位も同時に観察する．

1) 腹部の区分

腹部の所見を記載するためには，腹部をいくつかの分画に分けて表現する．腹部を分ける方法として最も簡単なのは，臍を中心とする水平線と垂直線で4つの分画に分けるもので，それぞれ右・左上腹部，右・左下腹部と表現する．さらに詳しく表現するには，腹部を9つに区分する．左右の肋骨弓の最下端（第10肋軟骨縁にあたる）を結ぶ水平線と，左右の上前腸骨棘を結ぶ水平線で上限を3つに区分する．さらに，左右のPoupart（プパール）靱帯（鼠径靱帯；上前腸骨棘と恥骨結節間に張られた靱帯）の中点を通る2本の垂直線を引き，前述の2本の水平線と合わせて9つの区画に分ける（図5）．

右上前腸骨棘と臍を結ぶ線上で，右上前腸骨棘から約5cm（2インチ）内方の点をMcBurney（マクバーニー）点といい，虫垂盲腸開口部にほぼ一致し，急性虫垂炎を診断するときに重要である．なお，McBurney点は，右上前腸骨棘と臍を結ぶ直線の，外1/3と中1/3の境界点を指すこともある．左上前腸骨棘と臍を結ぶ線はMonro-Richter（モンロー・リッチャー）線という．

(2) 腹部の触診

腹部の診察のなかでは，触診が最も重要な役割を果たす．腹部を十分に露出し，腹壁筋肉の緊張を取り除くようにして触診をする．通常は仰臥位で両膝を軽く曲げた姿勢で触診するが，立位，半座位，側臥位などの体位を適宜とらせて触診を行う．触診法も単手触診だけでなく，双手触診を必要に応じて併用する．**在宅遠隔診療ではあらかじめ，これをサポートする医療従事者にこの基本を教育する必要がある．**

まず腹部中央付近に軽く手掌を当て，力を入れずに腹壁全体を軽く触診し，腹部全体の緊張，限局性の抵抗，各臓器の表面の性状などを調べる．次いで，やや指頭に力を入れて探るようにして，肝・脾・腎など腹部諸臓器の性状，腹壁筋肉の緊張度，圧痛や反動痛の有無，腫瘤の存否，波動の有無，腹水の有無，拍動などの異常所見について明らかにしていく．このとき，力を入れすぎると腹筋が反射的に緊張し，十分な触診が行えなくなるので注意する．

1) 諸臓器の触診

i) 肝臓

患者の右側に位置し，診察者の右手掌を患者の右肋骨弓に沿って腹壁に平らに密着させるように置く．指は肋骨弓に平行になるようにするのが一般的であるが，身体の長軸に平行になるように置いてもよい．前者だと肝臓は示指末節の掌面内側で，後者では指先に肝臓を触知することになる．指先の力は極力抜いた状態にする．患者にゆっくりと腹式で深呼吸してもらい，深く息を吸い込むときに腹

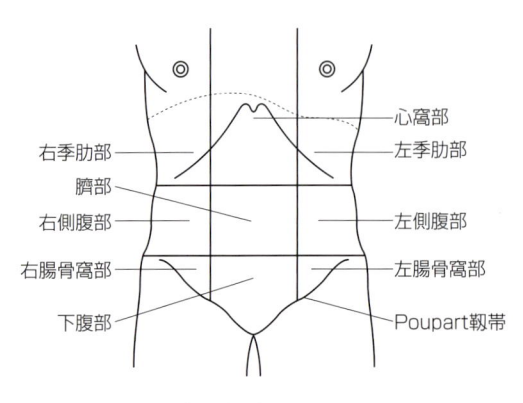

図5 腹部の領域 (文献2)より引用)

心窩部／右季肋部／左季肋部／臍部／右側腹部／左側腹部／右腸骨窩部／左腸骨窩部／下腹部／Poupart靱帯

部を膨らませ，息を吐いたときには腹部を凹むようにする．口を開けて呼吸させるほうが腹壁の緊張がとれ，大きく呼吸ができる．

　腹壁上に置いた手は腹式呼吸による腹壁運動に合わせ，呼気時に腹壁が凹む際に軽く圧迫を加えながら静かに肋骨弓下に向かって深く進め，吸気時に腹部が膨らんでくる際にはごく軽く圧力を加えたままで腹壁とともに上昇させる．このとき，触診する指を下方から上前方に跳ね上げるような感覚で軽く回転させると，吸気による横隔膜の下降とともに下降してくる肝の下縁が触れやすくなる．なお，検者の左手を患者の胸郭背面下部に当てて置き，吸気時に右手を上昇させるのに合わせて左手で胸郭すなわち肝を前方へ押し上げるようにすると，肝をより触れやすくなる（双手診）．肝腫大が高度のときには，肋骨弓下に置いた手が腫大した肝表面の腹壁にあることになり，うっかり肝腫大を見落とすおそれがある．このため，指を少しずつ腹壁に沿って下方へとずらしながら触診するようにするとよい．肝を触知したときには，次のような点を確かめる．

　大きさ，肝の辺縁：鋭利か鈍，肝の表面：平滑（smooth）か，凹凸不整（uneven），肝の硬度：軟，弾性硬，硬，圧痛や拍動：急性肝炎による肝腫脹では圧痛が，うっ血性心不全では拍動を触知する．

ii）胆嚢

　胆嚢を触診するには，仰臥位で左手は右側胸郭背面に当て，右手指先を右肋骨弓下に置き，患者に腹式呼吸をさせながら深呼吸時に左手で肝を背面から上前方に押し出すようして，それを右手で迎えるようにする．半座位の体位で背後から触診するほうが胆嚢はよく触れることもある．

　総胆管癌，Vater（ファーター）乳頭部癌，膵頭部癌などで総胆管に閉塞が起きると，黄疸の出現とともに緊満腫大した無痛性の胆嚢を触れるようになる〔Courvoisier（クールボアジェ）徴候〕．腫大した胆嚢は，癒着していない限り，固定された頸部を中心として振り子のように左右へ動くのが特徴である．

　胆嚢部の圧痛の有無を確認する．胆嚢やその周辺に炎症がある場合には，吸気時に胆嚢のある部位を圧迫すると圧痛を訴える．胆石症，胆嚢炎，胆嚢膿瘍では強い圧痛がある．急性胆嚢炎では，検者の手が胆嚢に触れた途端に激痛を生じ，患者は思わず息を止めてしまう〔Murphy（マーフィ）徴候〕．

iii）脾臓

　脾臓の触診も双手診で行う．仰臥位でもよいが，右半側臥位もしくは右側臥位にして脾を重力によって右方に寄せてから触診したほうが触知しやすい．右手を患者の左肋骨弓下近くに置き，左手は左胸郭下部背面に置く．深呼吸とともに左手で背面を前上方に押し出すように圧迫すると，腫大した脾臓を触れやすくなる．脾臓も通常では触れない．肝硬変，悪性リンパ腫，白血病，骨髄線維症などの疾患で脾臓が腫大していると，左季肋部に触知するようになる．

iv）腎臓

　腎臓の触診は必ず双手診で行う．患者の体位は仰臥位，立位，側臥位などとする．遊走腎のように，立位では腎が下降して明瞭に腎を触知するのに，仰臥位では触知しえないことがある．左右腎とも患者の右側から診察をするが，左腎では患者の左側に位置して触診することもある．

　右腎の触診では，左手を患者の背部の肋骨脊柱角部付近でちょうど腎の高さに当て，右手を右季肋下の腹壁で左手と同じ高さに置く．患者に深呼吸をさせ，吸気時に左右両手で腹部を前後から挟み込むようにすると，腎を触れる場合には両手の間に腎が入り，右手

の指先に硬い，表面が滑らかな腫瘤として感じられる．腎の下極を触れるときには，丸みを帯びた腫瘤として触知する．

　左腎の触診も，患者の右側に位置する場合には，左手を背部に置き，右手を腹壁に当てて診察する．患者の左側から触診する場合は，両手を逆にする．

　やせた人では右腎の下極を触れることもあるが，腎癌，囊胞腎，水腎症などでは腫大した腎を右もしくは左側腹部に触知するようになる．腎を触知する場合には，大きさ，表面の性状，硬度，圧痛の有無，体位による移動性などを確認する．

　上部尿路疾患，ことに炎症性腎疾患では，背部の肋骨脊柱角部（costovertebral angle；CVA）付近を中心として腰肋部に圧痛もしくは叩打痛を感じる．手掌の尺骨でこの部分を軽く叩打するか，左手掌全体もしくは拳をつくってこの部分に当て，その上から右拳で叩くと，響くような痛みとして感じることがある．腎結石，腎盂腎炎では叩打痛が参考になる．

v) 膵臓

　膵は後腹膜腔にあるので，触診は難しい．仰臥位で，膝を軽く曲げ，患者の背面から腎を右方へ押しやるようにしながら双手深部触診を行って診察する．膵癌や慢性膵炎では，腫瘤として触知できることがある．また急性膵炎では，圧痛がある．左側臥位にすると痛みが増強する．

vi) 胃，腸管

　正常の胃は触診では認知できないが，胃腫瘤を心窩部に触知することがある．仰臥位，半座位，立位など体位を変えて触診する．腸管は仰臥位で触診する．横行結腸は正中線付近で横走する索状物として触れることがあり，上行結腸，下行結腸も走行に沿って索状に触れることがある．それぞれの腫瘤を触知する．糞塊を腫瘤と誤らないように注意する．

vii) 鼠径部

　鼠径部では，リンパ節の触診と，鼠径ヘルニアに注意する．健常者でも1cmくらいのリンパ節は触知し，場合によっては2cmくらいのものを触知することがある．2cm以上の大きさの場合には異常である可能性が大きい．ただし，2cm以下の小さなサイズのものであっても，硬かったり，圧痛を伴うものはやはり病的である可能性があり，慎重に触診する．鼠径ヘルニアは，鼠径管に腸管が嵌入し，鼠径部に膨隆をきたした状態である．咳をしたりして腹圧を加えると，膨隆が著しくなる．

2) 触診上注意すべき所見

i) 筋性防御

　腹部の触診では，まず腹壁に軽く手を当て，腹壁の緊張状態を知ることから始める．腹腔内に炎症があり，それが腹壁・腹膜にまで波及していると，肋間神経・腰神経を介して罹患部位に対応した腹壁筋肉が反射的に緊張する．これを触診すると，腹壁が硬い抵抗として触れる．これは一種の防御反応で，筋性防御（defense musculaire）といい，"ディフェンス"と表現されることが多い．しばしば圧痛を伴う．胃・十二指腸潰瘍が穿孔して汎発性腹膜炎を起こした場合のように，高度な炎症では腹壁筋肉が板のように硬くなり，板状硬という表現を使う．筋性防御の有無を調べるには手掌を腹壁に軽く当て，次に徐々に右手の示指あるいは示指と中指の指先を用いて，できるだけ弱い力で腹壁を圧するようにして触診する．患者が痛みを訴えている部位から離れた所より診察を開始し，順次痛みの部位に向かって触診を進める．高齢者では筋性防御が出現しにくいこともあり，注意が

必要である．病変の広がりにより，筋性防御は限局性のことと，広汎なことがある．急性虫垂炎の初期など，病変が局所にとどまっている場合には，病変部位に筋性防御を認める．これに対し，広汎に筋性防御をみる場合は汎発性腹膜炎の存在を示し，重篤である．

ii）圧痛

腹腔内に病変がある場合，腹壁を指で圧迫すると痛みを感じることがある．これを圧痛（tenderness）といい，病変の局在を知るうえで参考になる重要な所見である．触診で抵抗や腫瘤を触知したときには必ず圧痛の有無と程度を確認する．圧痛を診察するには，第2～4指の末節掌面を使って，腹壁を圧迫する．ごく限られた1点に圧痛を認める場合には，示指など1本の指を腹壁に垂直に立てて触診する．こうして確認される圧痛のある部位を圧痛点といい，虫垂炎におけるMcBurney圧痛点，Lanz（ランツ）圧痛点（左右の前腸骨棘を結ぶ棘間線を3等分し，右外1/3と中央1/3の境界点）のように，診断のうえで参考になる圧痛点がある．ただし，虫垂の走行には個人差が大きく，圧痛点が異なることがあるので注意する．なお，女性では急性虫垂炎と婦人科疾患との鑑別が特に重要である．下腹部痛と腹膜刺激症状がある場合，急性虫垂炎のほかに，子宮付属器炎，子宮内膜炎，子宮内膜症性卵巣嚢腫の内出血などを鑑別しなければならない．これらでは圧痛部位はMcBurney圧痛点よりも恥骨側に近い．月経を確認するとともに内診が必要となる．

> **Tips** 患者が疼痛を訴える部位，あるいは圧痛があると推測される部位の触診は，腹部の触診の最後に行う．最初に圧痛のある部位で触診を行うと，腹壁筋肉が緊張し，他の部位の触診を行いにくくするからである．

iii）反動痛

手指で腹壁をゆっくり深く圧迫し，急にその手を離して圧力を除くと，圧迫していたときよりもかえって局所に強い痛みを感じることがあり，これを反動痛（rebound tenderness）という．反動痛は腹膜に炎症が波及していることを示す腹膜刺激徴候で，Blumberg（ブルンベルグ）徴候として腹膜炎の診断に重要な所見である．反動痛は，圧迫していた手指を離した瞬間の腹壁の緊張によって腹壁腹膜が牽引され，それが刺激となって疼痛を生じるものである．炎症が広範に及んでいると病変部から離れた部位でも反動痛を認めるが，病変の広がりが小さいときには病変部のみで認められる．このため，急性虫垂炎ではMcBurney圧痛点で反動痛を認めるので，診断的価値が高い．腹膜刺激が筋性防御を生じるほどでなくても反動痛を認める場合があるので，診断上有用である．

iv）腫瘤の触知

腹部に腫瘤を触知したときは，臓器との関連，および性質を確認する．そのためには，腫瘤の部位，大きさ，形，表面の性状，硬さ，圧痛の有無，拍動性，移動性，波動性，腹壁との関連などについて調べる．一般的に，良性腫瘍は表面が平滑で球形で軟らかい．悪性腫瘍は表面が凹凸不整または結節状のごつごつとした硬い腫瘤として触れる．頑固な便秘のある人では，結腸の部位に硬い糞塊を触れることがある．

v）波動

腹水が大量に貯留している場合，波動（fluctuation）を調べることで確認できる．仰臥位とし，一方の手掌を一側の側腹部下方に当て，他方の手の中指あるいは中指と示指の指先で他側の側腹部を瞬間的に鋭く軽く打つ．他方の手の母指と示指，または中指の先端で軽くはじくように側腹部に衝撃を与える

（弾診法）．腹水が貯留していると，衝撃によって発生した振動が伝わって一側に置いた手掌に感じられる．これを波動という．肥満した患者などでは腹壁上の皮膚あるいは軟部組織の振動を波動と誤りやすい（偽性波動）．そこで，介助者に手の尺骨側面を腹壁正中線上で検者の両手の間に置かせ，腹壁の振動を防ぐようにする．

vi）拍動

臍の上部あるいは下部で，正中線上もしくはそのやや左側よりの深部に，腹部大動脈の拍動（pulsation）を触知する．ことにやせた人や，腰椎前弯の強い人では，大動脈が腹壁に近いので，縦に細長い拍動性の腫瘤として触知される．幅は3cmを超えることはなく，圧迫すると軽度の圧痛を感じることがある．大動脈瘤と誤らないように注意する．

vii）蠕動運動

健常者では胃，小腸，大腸を触知することはない．正常の消化管の蠕動運動（peristaltic movement）も触れない．

蠕動が亢進していると攣縮時に腸管が硬くなり，弛緩時に軟らかくなる運動を腹壁下に触れる．S状結腸軸捻転などでは，著明に拡張した腸管係蹄の輪郭が腹壁の外からみられ，また触知される．

viii）その他

腹壁筋肉の発達した人では，腹直筋の筋束を触れ，腫瘤と間違うことがある．やせた人や，腰椎前弯の強い人では第4，5腰椎，ときに第3腰椎の椎体を臍の高さくらいで触知することがあり，これを腫瘤と誤らないようにする．大腸は正常ではあまり触れないが，やせた人では下行結腸を触れることがあり，硬い糞塊を触知することがある．横行結腸の結腸紐を触知することもある．

健常者では膀胱や子宮も普通は触知しない．尿で充満した膀胱や妊娠子宮を触れることもある．

（3）腹部の打診

腹部の打診は，胃や腸管内ガスの確認，肝や脾など臓器の大きさの確認，腹水貯留の診察，腫瘤の大きさと性質の把握などに有用である．視診と触診で得た所見を補足したり，診断を確実なものにするのに役立つ．腹部の打診では，弱打診が基本となる．

1）胃，腸管の打診

消化管内にはガスがあるので，それを打診すると鼓音を発する．貯留するガスの量が多ければ，鼓音の程度は増強する．

胸骨の左側下方もしくは心窩部左側では，胃泡による鼓音が認められる．空気嚥下症（aerophagia）や急性胃拡張などで胃泡が拡大すると，この部位での鼓音が増強される．逆に，胃泡が消失する噴門部癌，アカラシア，胃の機能不全，著明な脾腫などでは鼓音が消失する．急性胃拡張で大量の胃液が貯留すれば，この部位には濁音が認められる．

麻痺性イレウスでは腸管にガスが貯留して鼓腸となり，腹部が膨隆するとともに腹部全体に鼓音が増強する．小腸の狭窄・閉塞では臍部から上方の鼓音が増強する．下行結腸ことにS状結腸の通過障害では脾弯曲症候群（splenic flexure syndrome）といわれる症候を呈し，左季肋部で鼓音が著明となる．

2）肝，脾の打診

肝上縁は打診による肺肝境界（lung-liver border）の決定で確認する．通常は右鎖骨中線上の第6肋骨下縁か第6肋間である．肝下縁は触診で調べ，肝縦径（vertical span）を決定する．8〜12cmであれば正常であるが，肝腫大があれば肝縦径は長くなる．肝腫大のあるときは肝上縁が上昇する．肝硬変や急性

黄色性肝萎縮などで肝が著明に萎縮したときには肝濁音界が消失する．また，消化性潰瘍の穿孔などで腹腔内に空気が漏出したときには横隔膜下に空気が入り，肝濁音界が消失する．

> **Tips** 脾の腫大も打診で推測がつく．左中腋窩線上で，側胸壁を上方から下方へ打診していくと，第9肋間より上部で濁音が証明されるときには脾の腫大が考えられる．ただし，肝左葉や左腎との鑑別が必要である．

3）腹水の打診

腹部の著明な膨隆をみる場合，鼓腸と腹水との鑑別が重要となる．鼓腸は打診で鼓音を呈するが，腹水では濁音を示し，かつ体位変換による濁音の移動を認める．濁音界移動現象（shifting dullness）といい，仰臥位，側臥位，座位でそれぞれ鼓音と濁音部の境を調べると，腹水が移動することによって濁音界が変化する．触診での波動と並び，腹水を証明するうえで重要な所見である．

4）腫瘤の打診

腹部に腫瘤を触知したときには，打診を試みる．腫瘤が肝，胆嚢，脾であれば，その上部に腸管はないので，打診すると濁音を発生する．心窩部で腫瘤を触知したとき，肝なら濁音であるが，もしも鼓音であれば肝ではないと考えられる．

（4）腹部の聴診

腹部では，腸管の運動によるグル音と，血管の病変による血管雑音に注意する．腹部の聴診は，視診に続いて行うとよい．打診と触診を行ったあとでは，その行為で腸管が刺激され，腸管の異常運動が起きたりすることがあるからである．聴診器はBell（ベル）型よりも膜型のほうがよい．

1）腸管運動音

腸管が蠕動することによって，空気と腸管内容物が移動する際に自然に発するゴロゴロという音を腹鳴という．また，腸管を外部から圧したときに聞こえる音をグル音（borborygmus）という．ただし，腹鳴とグル音は同義語として用いられることがほとんどである［音］．腸管が狭窄したり閉塞すると，それよりも上部の腸管の蠕動が亢進してグル音が増強する．初期には間隔をおいて疼痛発作とともに，爆鳴性，金属性，有響性の音を聴取する［音］．急性腸炎で腸管運動が活発になっているときにも，グル音が増強する．逆に，急性腹膜炎や麻痺性イレウスなどで腸管の蠕動が停止すると，グル音が消失する．

グル音の消失は重症であることを示し，グル音の消失を証明するには少なくとも腹部の1カ所で2～3分は聴診を続ける．

2）血管雑音（音）

動脈に狭窄や部分的な拡張があると，血流に変化が起こり，乱流や渦流を生じて収縮期雑音が発生する．動脈硬化症，腹部大動脈瘤，大動脈炎症候群，血栓症などで腹部の血管雑音が聴取される．高血圧症の患者では必ず腹部を聴診し，腎血管性高血圧症の可能性を否定しておく．

肝硬変などによる門脈圧亢進症では，臍の周囲に持続性の静脈雑音を聴取することがある．

3）胃の振水音

幽門狭窄などで胃内容の排出が障害されると，胃が拡張し，多量の液体成分と空気が貯

留する．そこで，心窩部に聴診器を当て，腹壁を側方から揺り動かすと，ピチャピチャという振水音（splash sounds）が聞こえる．聴診器を使わなくとも聴取されることがある．

4) 腹水の聴診

多量の腹水が貯留したときには，波動や体位変換現象で証明できる．少量の場合には，患者を四つん這いの姿勢（手-膝位）として，腹水を前腹壁の最低部に集めて打診し，濁音を証明する．あるいはこの姿勢で一方の側腹部を手で揺すりながら，聴診器を腹部中央から次第に側腹部のほうへと移していくと，腹水のある部分では振水音が聞こえないが，腹水の貯まった水際では振水音が聴取される．

11. 肛門・直腸の診察

肛門ならびに直腸の診察は，医師にも患者にも抵抗感や羞恥心があり，省略されがちである．しかし，直腸癌の発見など，重要な情報を提供することが少なくない．系統的な身体診察の一部として，必ず肛門直腸診を実施することが必要である．しかしながら遠隔在宅診療では医師が実行しなければならず，むずかしい問題である．

腹部の触診に引き続いて実施すると診察の流れとしてはスムーズで，患者としても受け入れやすい．あらかじめ患者には診察の必要性を十分に説明し，特に女性患者の場合には，看護師に立ち会わせるようにする．

(1) 患者の体位と準備

通常は，患者を側臥位として診察する．検者に背を向けた側臥位で，左の大腿と膝を軽く曲げ，右の大腿は約45°曲げて膝から下部が左下肢の上ではなく直接にベッドにのるようにする〔Sims（シムス）体位〕．上半身は胸がベッドに近づくようにやや回転させる．患者には，「膝を曲げ，エビのように丸くなって臍を見るようにしてください」と説明するとよい．仰臥位で，両膝を両手で抱えるようにさせた砕石位で診察することもある．検者は右手示指に指囊をつけ，示指の先端をキシロカインゼリーかオリーブ油で潤滑にしておく．便潜血反応の検査用具や肛門鏡を準備しておくとよい．

(2) 視診

部位を表現するには，仰臥位での肛門を時計に見立て，3時の位置，9時の位置などとする．視診で観察するのは次のような病変である．

1) 肛門周囲の皮膚ならびに粘膜病変

皮膚や粘膜の肥厚，裂創，潰瘍などを観察する．

2) 痔核（hemorrhoid）

痔静脈が拡張したもので，出血しやすい．血栓を形成すると周囲皮膚が腫脹し，疼痛が強い．外痔核は容易に観察できる．内痔核は肛門鏡を使って肛門を拡大して観察する．

3) 裂肛（anal fissure）

肛門縁粘膜が線状に亀裂を生じた状態で，赤く，排便するときに疼痛を訴え，出血しやすい．

4) 痔瘻（anal fistula）

外痔瘻が肛門輪付近に開口し，漿液性または漿液膿性の分泌物を流出していることがある．痔瘻は結核性のことが多い．

5) 肛門周囲膿瘍（perianal abscess）

肛門周囲が化膿し，発赤，腫脹，自発痛，

圧痛を認める．

6）直腸脱

直腸壁の前壁が重積状態で脱出してくる病態で，肛門括約筋の緊張低下などで起こる．トイレでいきませると観察しやすくなる．

7）扁平コンジローマ（flat condyloma）

第２期梅毒の特殊型として，肛門周囲が乳頭状に肥大増殖したり，浅い潰瘍を形成したりする．

(3) 触診

視診に続いて触診を行う．患者に声をかけながら，緊張をとるとともに違和感をとり去るようにするとよい．

肛門周囲の硬結と圧痛の有無を確認する．肛門周囲膿瘍では圧痛が著明である．また，肛門括約筋の緊張度を調べる．肛門潰瘍や裂肛があると，肛門括約筋は過度に緊張している．逆に，脊髄疾患による膀胱直腸障害では括約筋の緊張が著しく低下している．

1）直腸指診

肛門の触診に続き，示指を肛門から挿入して直腸指診を行う．示指を肛門括約筋内に入れて括約筋の緊張状態と肛門管を調べる．直腸癌は，凹凸不整のごく硬い腫瘤として触れる．ポリープは比較的軟らかく，有茎性でよく動く腫瘍として触知される．骨盤内虫垂炎では右側の直腸前壁に圧痛がある．

12. 四肢の診察

遠隔診療に置いて四肢の診察は軽視されがちであるが，診断の糸口になる情報が潜んでいる．全身性疾患に際して四肢の筋肉，関節，骨，血管が障害されることもある．また神経疾患ではしばしば四肢に病変があり，その診察が重要である．四肢を十分に露出し，全長にわたって入念に診察する．常に左右を比較し，上肢では手指，手，前腕，上腕，肩へと順を追って系統的に診察を進める．下肢では，足趾，足，下腿，大腿，鼠径部へと診察を行う．

(1) 視診

四肢では，皮膚の性状，変形，運動，異常運動などをよく観察する．

1）皮膚の視診

皮膚の異常所見は四肢の皮膚に出やすく，また発見しやすい．皮膚の色調，炎症性変化，発疹，浮腫，腫瘤などに注意する．

2）四肢の変形

・**上肢の変形**

左右の上肢は普通，対称性であるが，利き腕のほうが長く太いこともある．

左右の上肢を比較するには，正確に計測し比較する〔後述の「生体計測」参照〕．明らかな左右の非対称は，先天的異常，外傷，骨折，浮腫などでみられる．外反肘はTurner（ターナー）症候群に特徴的である．

・**手の変形**

骨折や外傷のほか，神経疾患，骨・関節疾患，代謝性疾患などで発症する．後天性の関節変形は，皮膚によるもの，結合組織によるもの，筋の麻痺や線維化によるもの，炎症性関節疾患によるもの，神経疾患によるものがある．特徴的な手の変形について述べる．

i）鋤手（spade hand）

先端巨大症の患者で，手が大きく，広く角ばった手掌と太い指のために，あたかも鋤のような形状を示す．

ii) くも状指（arachnodactyly）

クモの脚のように指が細長くなった状態で，Marfan（マルファン）症候群でみられる．

iii) ばち状指（ばち指）（clubbed finger）

手指の末節が太鼓の"ばち"のように腫大して，爪が前後左右から見ても凸状になったものである（図6）．

右-左シャントを伴う先天性心疾患，血管奇形にみられるのが特徴的で，チアノーゼを伴うことが多い．気管支拡張症や肺気腫などの慢性肺疾患でもみられることがあり，爪床下の毛細血管が増生して赤色調を呈する．このほか，肺癌，慢性肝疾患，潰瘍性大腸炎などでも認めることがある．

iv) 関節リウマチ（RA）による手の変形

RAでは，急性期には関節の疼痛，腫脹，発赤，局所熱感といった炎症所見があり，緩解と再燃を繰り返す．慢性化すると，関節軟骨が破壊され，関節の変形，強直，亜脱臼などが起こる．近位指節間（PIP）関節，中手指節関節，手関節などに好発し，肘関節，膝関節，足関節などに病変が及ぶこともある．左右対称性，そして多発性に関節が障害されやすい．慢性に経過した患者では，炎症性変化の結果，手指などに特有な変形のみられることがある（図7）．また，関節伸側を中心に特徴的な皮下結節（リウマチ結節）がみられることもある（図8）．

v) 変形性関節症（osteoarthritis；OA）

関節の退行性変化をきたすもので，手指，足趾，股関節，膝関節，脊椎が障害される．中年以降の患者で頻度が高い関節疾患である．手指の変化として遠位指節間関節にみられるHeberden（ヘバーデン）結節があり，

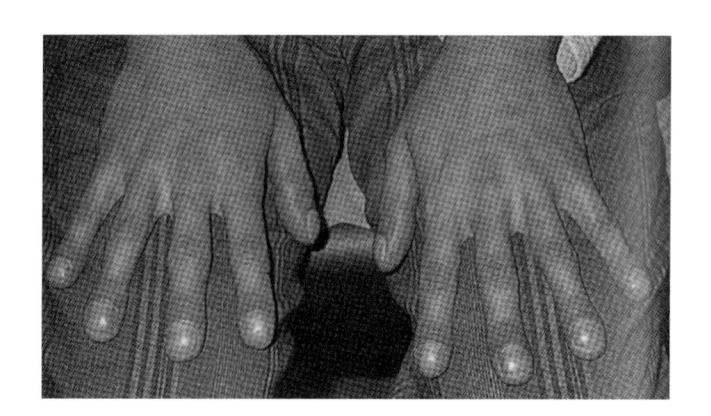

図6 ばち指

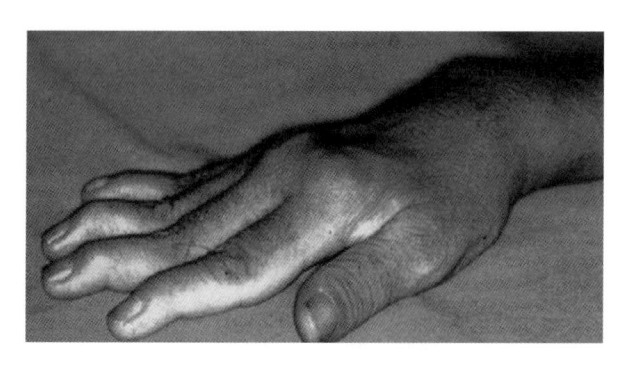

図7 スワンネック変形

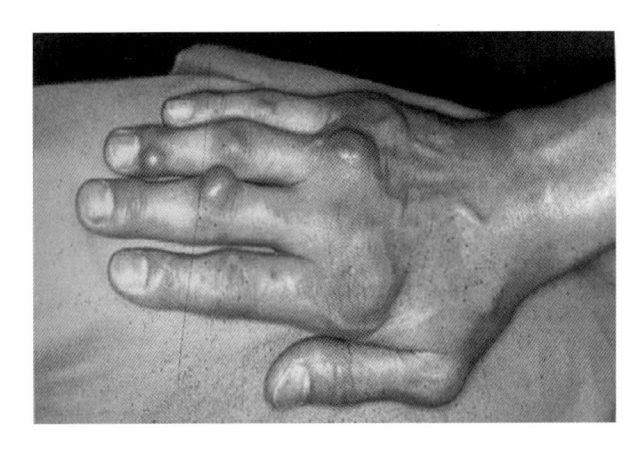

図8 リウマチ（リウマトイド）結節

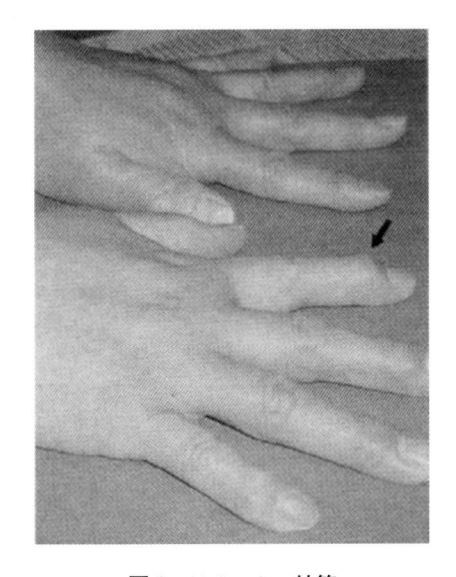

図9 Heberden 結節

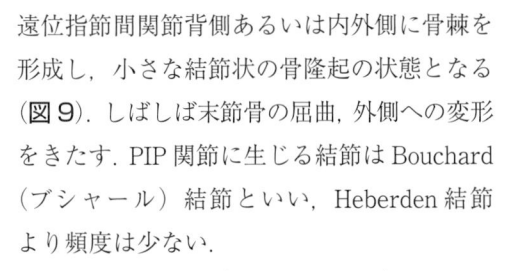

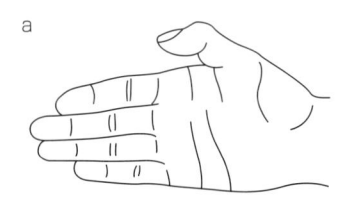

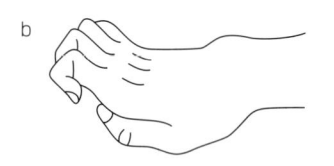

図10 猿手（a）と鷲手（b）

遠位指節間関節背側あるいは内外側に骨棘を形成し，小さな結節状の骨隆起の状態となる（図9）．しばしば末節骨の屈曲，外側への変形をきたす．PIP 関節に生じる結節は Bouchard（ブシャール）結節といい，Heberden 結節より頻度は少ない．

vi) 痛風性関節炎（gouty arthritis）

痛風患者で，母趾関節に起こることが多いが，他の趾関節や指・手関節にみられることもある．急性期には激烈な疼痛と関節の発赤，腫脹，局所熱感があり，圧痛も強い．慢性の患者では結節を形成することがある．

vii) 猿手，鷲手

猿手（ape hand）は，筋萎縮性側索硬化症（ALS），脊髄性進行性筋萎縮症などでみられる手の変形で，母指球と小指球が萎縮して扁平となっている．手掌尺側縁は正常の丸みがなくなって直線状となり，凹みをみるようにもなる．母指は短母指外転筋の萎縮と麻痺によって内転位をとり，母指と他の4指が同一平面上にあるようになる．さらに骨間筋や虫様筋が萎縮すれば，手背骨間腔が著明に陥凹し，反対筋である総指伸筋・浅総指屈筋が収縮するため，中手指節関節は背屈し，遠

位指節間関節が屈曲位をとるようになる．鷲手（claw hand）と呼ばれる（図10-b）．筋萎縮がさらに前腕にまで及ぶと，尺骨・橈骨間も陥凹するようになる．なお，正中神経麻痺では猿手（図10-a），尺骨神経麻痺で鷲手になる．

viii）下垂手（drop hand）

橈骨神経麻痺があると，手が手関節で屈曲したまま背屈させることができなくなり，手関節が垂れ下がったような状態となる．

・下肢の変形

先天的にも，後天的にも下肢に変形が起こる場合がある．骨・関節疾患，神経疾患，代謝性疾患などで変形がみられる．上肢の変形で述べたような変形を下肢にもみることがあるほか，下肢には以下のような変形がある．

i）内反膝，外反膝

両膝を基本肢位に平行に並べ，両足の内果が接着しても両大腿骨顆が開いている状態を内反膝（genu varum）といい，O脚になる．逆になるのが外反膝（genu valgum）で，X脚になる．くる病による骨軟化などが原因で起こる．

ii）尖足（talipes equinus）

腓骨神経が麻痺すると，足背が屈曲できなくなり，足尖が垂れ下がってしまう．このため，歩くときには足を異常に高く持ち上げ，爪先から投げ出すようにして歩く（鶏歩）．外傷後の変形や，長期臥床による不注意で起こる尖足位拘縮もある．

iii）踵足（talipes calcaneus）

脛骨神経が麻痺して足が強く背屈した状態である．歩くときには踵だけで歩くようになる．

iv）内反足，外反足

内反足は足が下肢の正中線よりも強く内転した状態で，足外縁を用いて歩く．外反足は，足が外反し，足内縁を用いて歩く．

v）扁平足，凹足

扁平足（flat foot）は，足の長軸弓隆が低下してしまい，足底のくぼみ（土ふまず）がなくなり，足底全体が地面に付くようになった状態である．凹足は扁平足と逆に，足のくぼみが強くなった状態である．

vi）外反母趾（hallux valgus）

足の母趾が強く外反し，第2趾と交叉するような状態である．先天性のほか，不適切な靴の着用，関節炎などで起こる．

3）関節の触診

関節の触診では，関節部を覆う皮膚，皮下組織，関節周囲の靱帯，筋肉や腱，関節包，関節裂隙，関節を構成する骨といった順序で診察を進める．関節の触診で注意して確認すべき事項は，局所熱感の有無，皮下の結節や硬結，浮腫，リンパ節腫脹，関節包の肥厚，関節部の圧痛の有無と部位，関節周辺の腫瘤や膝窩部粘液嚢腫などである．関節包の肥厚は，関節部の炎症が長期間持続したときにみられるが，関節の部位によっては判断が難しい．関節周辺の腫瘤としては，手関節背部などに多くみられるガングリオン（ganglion）に注意する．

関節炎で関節腔に滲出液が貯留することがある．膝関節に滲出液が貯留すると，内側および外側広筋と膝蓋骨でつくられる正常のくぼみが消え，明瞭でなくなる．さらに大量の滲出液が貯留すると，膝関節部が膨隆してくる．膝関節を伸ばしたままで仰臥位になり，膝関節の側面と前面を検者の両手の間で強く圧迫して，示指で膝蓋骨を上から圧すると，関節腔内に液体が貯留している場合には膝蓋骨が反跳してくる抵抗感がある．これを膝蓋骨跳動（floating patella）といい，膝関節液貯留の診断に有意義な所見である．さらに関節の弛緩や，運動に伴う疼痛や異常な音にも

注意する．

　関節の運動制限は，大きく分けて2種類ある．第1は，骨および軟骨の関節体に病変があって生じるもので，関節強直（ankylosis）という．第2は，関節体を取り巻く関節包，靱帯，皮膚，筋肉，腱などに原因がある場合で，関節拘縮（contracture）と呼ぶ．ただし，現実にはこの両者を厳密に区別することの難しいことがあり，硬直という表現が用いられることもある．

　正常の関節運動範囲を越えて，あるいは本来はできないはずの異常な方向に関節が運動し，固定性や支持性に乏しい状態を動揺関節という．全身疾患の一症状としての関節弛緩や，局所的には靱帯の損傷が疑われる．

● 文　献 ●

1) 奈良信雄，福井次矢・編集．内科診断学第2版，医学書院，2008．
2) 吉利　和・他・編集．内科診断学第9版，金芳堂，2004．
3) 武内重五郎・他・編集．内科診断学第17版，2011．
4) Bates' Guid to Physical Examination and History Taking, Tenth Edition, Lynn S. Bickley ed. Lippincott Williams & Wilkins, 2009.
5) 杉本恒明，矢崎義夫・編集．内科学第9版，朝倉書店，2007．
6) Longo DL, Fauci AS, Kasper DL, Hauser SL, Jameson JL, Loscalzo J eds. Harrison's Principle of Internal Medicine, 18th Edition, 2012.

III 在宅医療の概観

1. 在宅で受けられる医療・介護・福祉サービスと各医療者の役割

田中 志子・長谷川 高志

1. 在宅医療の概観

在宅医療の目標は入院治療と異なる．病気の治療だけなく，疾病を抱えた患者の日常生活の支援が欠かせない．さらに患者本人だけでなく，家族や近隣の居住者への配慮も必要である．さらに介護との連携も欠かせない．これから在宅医療に関わる医療者も，遠隔医療を在宅医療に取り入れる医療者も，その特性を知ることが重要である．

在宅医療の中で遠隔医療を活用するために，在宅医療を計画や指導する立場から特性を捉える．そのために在宅医療の全体像を捉えることが第一歩である．かつて患者が自宅で受けられる医療は「往診」だったが，現在の在宅医療への転換が進んだのは1980年代以降である（**コラム**「在宅医療史」参照）．

各種の医療行為が時間を掛けて在宅医療に入り，やがて医療と介護も分離されて現在に至っている．次に医療スタッフの職種と関わる業務の種類から特性を捉えることができる（**コラム**「在宅における医療スタッフの関与と保険」参照）．

介護では，スタッフと業務種類の関係に加えて，医療から介護につながるプロセスや保険上の区分も重要である．医療は発病による受診からスタートするが，介護は行政的な手続きによりスタートする（**コラム**「介護サービス」参照）．

それらを受けて，疾患により在宅医療のあり方を分類することで，特性が捉えられる．

その分類に先立ち，基本的視点を列記する．

1) 疾患分類は，臓器別や診療科別よりも，容体変化の時間的特性や患者管理の要点に依存したものが実際的と考えられる．
2) 治療だけでなく，生活支援の役割が大きいので，介護サービスが大きな位置を占める．介護は定型的な各種サービスを積み木のように組み合わせるので，その調整が重要である．
3) 複数の施設や職種により，一人の患者を

コラム「在宅医療史」

- 1970年代まで：在宅死が病院死を上回っており，医師による往診や看護婦による訪問が相応に行われていたが，医療法は医療を提供する場所を診療所か病院と限っており，在宅における医療は突発的な状況下での例外という位置づけであった．

- 1980年代前半：病院や診療所から患者を訪問する訪問看護が制度上初めて位置づけられた．また，在宅自己注射指導管理料，寝たきり老人訪問診療料，緊急往診加算などが新設され，在宅医療推進の第一歩となった．

- 1980年代後半：在宅患者を計画的に訪

問し医学管理を行う診療項目として在宅患者訪問診療が新設（医科にやや遅れて歯科においても）され，往診と訪問診療を明確に分離する今日の概念が確立した．また，寝たきり老人に対して理学療法士の訪問リハビリテーションが診療報酬上に位置づけられた．

　なお，病院の平均在院日数は1980年代まで延びる一方であったが，80年代前半に入院時医学管理料の2週間以内を高点数に設定し，これを診療報酬改定ごとに顕著にするなどの誘導により，88年ころをピークに入院日数が短縮に転じた（その後の10年間で5.5日程度の短縮）．この動向と在宅医療の推進は表裏一体のものである．

- 1990年代前半：第2次医療法改正が行われ居宅が医療提供の場と位置づけられた．また，訪問看護制度の開始により看護婦に独立開業権が認められ，訪問看護ステーションが在宅医療の提供者となった．

　この15年のうちに，自己注射，酸素療法，中心静脈栄養，経管栄養，自己導尿，人工透析，人工呼吸，寝たきり患者処置，がん化学療法，疼痛緩和などが診療報酬改定のたびに在宅での診療行為として暫時位置づけられ，患者が自宅で受ける医療の量的質的転換がはかられた．

- 1990年代後半：在宅にかかわる各種管理料の点数が引き上げられるほか，在宅診療料に24時間連携加算が加わり，在宅医療のさらなる実質化が行われる．
- 2000年代前半：2000年に介護保険法が成立し，その中に訪問看護ステーションが明文化される．医療と介護の役割分担が課題となる．2003年のDPC制度導入によって更なる入院日数の短縮が誘導され，一方では在宅死に対する社会的理解が進み，重篤で常時管理を必要とする在宅患者が増加した．
- 2000年代後半：在宅療養支援診療所が制度として新設され，24時間365日体制で往診や訪問看護を行うこととなる．看取り数などの報告が義務化されている．

　なお，厚生労働省の人口動態調査では，1970年代後半に病院死と在宅死が逆転して以来毎年増加し続けた病院死が，2005年の79.8%をピークに06年79.7%，07年79.4%と僅かながら減少傾向になった（在宅死は07年に12.3%となり0.1ポイントだが初めて増加に転じた）．

- 2010年代前半：12年度診療報酬改定では，増額分を在宅医療の推進，病院勤務医の負担軽減，新しい医療技術の推進に重点配分した．

まとめ：在宅医療の発展には，1980年代当初から始まった平均在院日数短縮への誘導，1986年の在宅患者訪問診療の新設，2000年からの介護保険制度開始などの政策が大きく関与した．また，在宅医療と介護に対する各職種のかかわりの拡大が制度によって裏打ちされたことも重要だった．現在では多職種がチームとして活動することが評価される時代となり，その連携にICTの導入が望まれている．もちろん，在宅で行うことのできる医療処置とこれを支える医療機器類の発展はこの数十年の在宅医療を大きく進歩させ，今後も続くものと考えられる．

コラム「在宅における医療スタッフの関与と保険」

医療保険における医療スタッフの関与	
訪問診療 訪問歯科診療	医師・歯科医師が，定期的・計画的に診療（多くは月に2～4回）し，在宅患者の病状管理を行う．
往診	医師が，在宅患者の容態悪化時に，求めに応じて随時訪問し診療を行う．
訪問看護	看護師が，定期的・計画的に在宅患者を訪問し，医療的な処置，ケアを行う．
訪問歯科衛生指導	歯科衛生士が，定期的・計画的に在宅患者を訪問し，歯科衛生指導を行う．
訪問リハビリテーション	理学療法士，作業療法士，言語聴覚士が，定期的・計画的に在宅患者を訪問し，必要なリハビリテーションを提供する．医療機関のみならず，訪問看護ステーションがこれらスタッフを雇用しリハビリテーションを提供している場合もある．
訪問薬剤指導	薬剤師が在宅患者を訪問し，処方されている薬剤についてその正しい服薬法等について指導助言する．
訪問栄養指導	栄養士が在宅患者を訪問し，療養上必要な栄養・食事について助言指導する．

医療保険と介護保険の給付調整
《介護保険優先の原則》

　介護保険でも同種のサービスがある医療保険の費用については，原則として介護保険での給付が優先される．
　例えば，介護保険の給付を受けている患者については，以下のサービスは医療保険では算定ができない．
・在宅患者訪問看護・指導料
・同一建物居住者訪問看護・指導料
・在宅患者訪問リハビリテーション指導管理料1・2
・在宅患者訪問薬剤管理指導料1・2
・在宅患者訪問栄養食事指導料1・2
・在宅患者連携指導料

コラム「介護サービス」

　介護サービスを受けるには，本人（その代理人）が市町村窓口に申請し，所定の手続きを経て決定された介護度に従い，給付の範囲内で，体の状態と生活環境に応じたケアプランを作成してもらう必要がある．多くの場合，何らかの医療を受けているので，介護サービスの必要性を本人に最初に提案するのは医師や看護師，メディカルソーシャルワーカなど医療側のスタッフである．

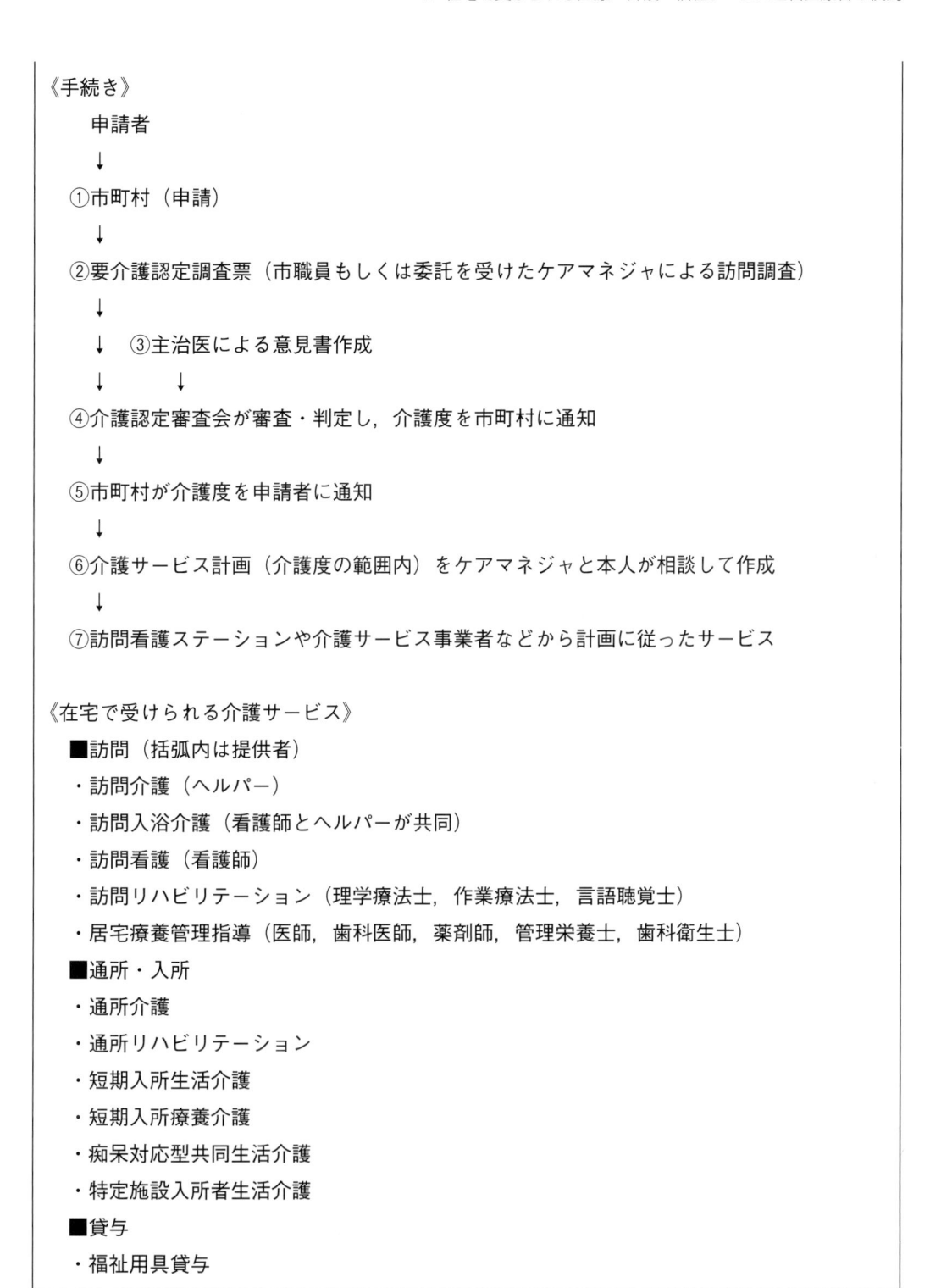

《手続き》
　　申請者
　　　↓
　①市町村（申請）
　　　↓
　②要介護認定調査票（市職員もしくは委託を受けたケアマネジャによる訪問調査）
　　　↓
　　　↓　　③主治医による意見書作成
　　　↓　　　↓
　④介護認定審査会が審査・判定し，介護度を市町村に通知
　　　↓
　⑤市町村が介護度を申請者に通知
　　　↓
　⑥介護サービス計画（介護度の範囲内）をケアマネジャと本人が相談して作成
　　　↓
　⑦訪問看護ステーションや介護サービス事業者などから計画に従ったサービス

《在宅で受けられる介護サービス》
　■訪問（括弧内は提供者）
　・訪問介護（ヘルパー）
　・訪問入浴介護（看護師とヘルパーが共同）
　・訪問看護（看護師）
　・訪問リハビリテーション（理学療法士，作業療法士，言語聴覚士）
　・居宅療養管理指導（医師，歯科医師，薬剤師，管理栄養士，歯科衛生士）
　■通所・入所
　・通所介護
　・通所リハビリテーション
　・短期入所生活介護
　・短期入所療養介護
　・痴呆対応型共同生活介護
　・特定施設入所者生活介護
　■貸与
　・福祉用具貸与

一貫してフォローする．各職種の業務の組み合わせが，疾患により異なる．

疾患分類の下位に，①対象疾病，②在宅医療の目標，③患者の日常の状態，④管理行為を捉えて，下記の通りに整理する．

2. 三種類に大別した分類と特徴

看取り型在宅医療，典型的在宅医療，認知症単独型在宅医療の三種類に大別できる．各分類について，下位分類の特徴を以下に示す．

(1) 看取り型在宅医療

1) 対象とする疾病

代表的な疾病はがんのターミナル患者である．がん以外でも，ターミナル状態ならば，この範疇で捉える．

2) 目標

在宅で，穏やかに看取ること．患者本人だけでなく，介護者（家族）を安心させていることも大切な目標である．

3) 日常の状態

変化が激しく，容体の急変（機能低下や増悪）が多い．特に最後の2～3日は1日に複数回の訪問診療や看護が珍しくない．患者本人，家族の精神的動揺が激しいことも多い．

4) 管理行為

容体の変化に対応した訪問を繰り返して，患者と家族を安心させて，看取ること．死亡診断書の作成に関する誤解があり，今後の改善を期待する（コラム「死亡診断書と在宅医

コラム「死亡診断書と在宅医療」

在宅医療においては，患者の急な容態変化に対し家族が対応しきれずに救急車を要請し，搬送中もしくは搬送直後に死亡するなどの事態が起こりうる．この場合，死亡診断書は誰によって作成されるのが適切であるかについて混乱が絶えない．

〈事例〉

都内在住の89歳，男性．82歳の妻，45歳の長女と同居．重症の心不全，間質性肺炎などで近医（Ｘ医師）の在宅医療と訪問看護を受けていた．

2012年7月7日（Ｘ医師の診察後5日目），男性の容態が急変．休日深夜のため家族が救急車を要請．自宅から最も近いＹ大学病院の救急外来に搬送されたが，既に心肺停止状態であり，救命措置の甲斐なく4時間後に死亡が確認された．男性はＹ大学病院への受診歴が無く，またＸ医師とＹ大学病院の間には医療連携の実績が無かった．

救急の若い担当医Ｚは，病死であると断定できないので「異常死である」として所轄の警察署に連絡する．Ｙ大学病院には異常死に関するマニュアルがあり，これに従った判断だったようだ．

さっそく警察署員2名が患者宅を検証し，家族に事情聴取した．署員は，事件性の無いことが確認できれば監察医務院による死体検案書ではなく，医師による死亡診断書でよいことを示唆した．そこで，家族がＸ医師に連絡をとり，Ｘ医師が所轄警察署に病状などを詳しく説明．警察署の理解により，あらためてＹ病院から死亡診断書が発行されるに至った．

〈医師法20条の解釈について国会での質疑〉

2012年7月25日の参院「社会保障と税の一体改革特別委員会」で，議員が「24時間以内に診察していなければ，死亡診断書が書けないという誤解，警察に届けなければならないという誤解が広がっている」，「(関係者が) 勘違いすると在宅での看取りができなくなる」と懸念を示し，厚生労働省から再度通知を出して欲しいと求めた．

これに対し，厚生労働省副大臣は，最後の診察から24時間超が経過していても，医師が死亡診断書を書けることを定めた医師法20条について，警察への異状死の届け出を規定した21条と混同されるケースがあることから，法律の解釈通知を出す意向を示した．副大臣は「24時間以上でも，異状がなければ警察への届け出は必要ない．それは誤りだ」と答え，「20条が正しく理解されるよう，改めて通知を出し，さらなる周知を図りたい」と述べた．

注1) 医師法20条および21条の原文
　　第二十条　医師は，自ら診察しないで治療をし，若しくは診断書若しくは処方せんを交付し，自ら出産に立ち会わないで出生証明書若しくは死産証書を交付し，又は自ら検案をしないで検案書を交付してはならない．但し，診療中の患者が受診後二十四時間以内に死亡した場合に交付する死亡診断書については，この限りでない．
　　第二十一条　医師は，死体又は妊娠四月以上の死産児を検案して異状があると認めたときは，二十四時間以内に所轄警察署に届け出なければならない．

注2) 医師法20条，特に「但し…」に関する厚生省 (現厚生労働省) からの解釈．同類の通知は1949年以降なく，現時点でも以下の解釈が生きている．

通知
　○ 医師法第二十条但書に関する件

　　　　　　　　　　　　　　　　　　　　　　　　　　(昭和二四年四月一四日　医発第三八五号)
　　　　　　　　　　　　　　　　　　　　　　　　　　(各都道府県知事あて厚生省医務局長通知)

標記の件に関し若干誤解の向きもあるようであるが，左記の通り解すべきものであるので，御諒承の上貴管内の医師に対し周知徹底方特に御配意願いたい．

記

1. 死亡診断書は，診療中の患者が死亡した場合に交付されるものであるから，苟しくもその者が診療中の患者であった場合は，死亡の際に立ち会っていなかった場合でもこれを交付することができる．但し，この場合においては法第二十条の本文の規定により，原則として死亡後改めて診察をしなければならない．
　　法第二十条但書は，右の原則に対する例外として，診療中の患者が受診後二十四時間以内に死亡した場合に限り，改めて死後診察しなくても死亡診断書を交付し得ることを認めたものである．
2. 診療中の患者であっても，それが他の全然別個の原因例えば交通事故等により死亡した場合は，死体検案書を交付すべきである．
3. 死体検案書は，診療中の患者以外の者が死亡した場合に，死後その死体を検案して交付されるものである．

注3) 昭和24年ころ殆どの死は在宅であり，診療所がその多くを担っていた．医師法の解釈通知で「診療中」とあるのは，外来や往診を中心にしたものであったと考えると理解しやすい．また，この解釈通知では20条の「診察」に死後の診察も含まれていたことが読み取れる．その後，病院での死が中心となり医師法20条，21条の解釈に混乱が生じているが，在宅医療が重要視される時代に至り，改めて医師法の解釈が議論されることとなった．

注4) 厚生労働副大臣の発言を受けて同省は下記の通知を発行して解釈を示した．
　厚生労働省医政局医事課長，医政医発0831第1号 (平成24年8月31日付)「医師法20条ただし書の適切な運用について (通知)」http://wwwhourei.mhlw.go.jp/hourei/doc/tsuchi/T120907G0010.pdf

療」参照).

(2) 典型的在宅医療

1) 対象とする疾病

脳血管障害後遺症の退院患者，在宅酸素療法の患者など，ADLが低く，外来通院は困難だが，容体の急変や増悪が限定的に留まるものが多い．廃用症候群も含まれる．看取り患者と認知症単独患者を除く，大半の在宅医療はここに含まれる．患者数はがん患者と並んで多い．神経難病もここに含むが，人工呼吸装置の利用など，脳血管障害後遺症などで安定的な患者よりは，高い頻度の訪問や各種装置の運用が求められることがある．

2) 目標

日常生活の持続と悪化の抑制が目標である．体力が低下しているので発熱，肺炎，熱中症，食欲不振，便通異常など発生しやすい．看取りや入院により，在宅医療を終了するまで，日常生活を維持しつつ体調管理や生活指導を続ける．

3) 日常の状態

肺炎，発熱などを抑制できる限り，急激な変化や事象発生は多くないと考えられる．体力が低下しているので，気候の変化など環境からのストレスへの注意（例えば，夏期の熱中症など）が欠かせない．悪化して，一時的に入院することもある．退院後は元通りに在宅医療に戻る．

4) 管理行為

元々の疾病の退院後管理に加えて，体調全般の管理を行う．日常生活を安定的に過ごすための介護も重要であり，医療と介護の連携が欠かせない．

(3) 認知症単独型在宅医療

1) 対象とする疾病

認知症の定義は，自立した生活を営めないことである．自立生活が不可能なほど重度でないが，支障が大きい患者が対象となる．一見すると在宅でこういった患者数は多くない．ただし各地の独居の認知症患者を支援する体制の不足により施設に入っているケースがある．地域での受け入れ体制が整えば，在宅患者数は増える可能性がある．

厚生労働省は2012年6月18日に画期的な政策転換の方向に舵を切った．認知症患者を精神科病院などの施設にとどめることから，本人の意思を尊重して，できる限り住み慣れた地域で暮らし続けることを支える方針を示した．新方針は地域の受け入れ体制の整備への強い推進力となると期待する（コラム「認知症に対する政策転換」参照）．

2) 目標

訪問診療無しでは日常生活に支障が出るレベルから，外来通院と介護サービスで日常生活可能なレベルまで症状を改善することが目標である．言い換えれば，在宅医療から介護に引き渡す．認知症以外の疾患が無い場合，本人に病気の意識が無いことがあり，受診を拒むこともあり得る．最初は家族受診でスタートして，次第に本人に会うなど，段階を踏むことが重要である．

3) 日常の状態

認知症以外の疾患が無ければ，ADLが低くないことが多い．在宅医療開始前〜改善が進まない段階では，在宅医療を受ける必要性（病識）が乏しく，受療を拒むことがある．医師を医師として認識できないこともある．また生活が大きく乱れ，患者宅内も乱雑な場

> **コラム「認知症に対する政策転換」**
>
> 厚生労働省は，これまでの『認知症の人は，精神科病院や施設を利用せざるを得ない』という考え方を改め，「認知症になっても本人の意思が尊重され，できる限り住み慣れた地域のよい環境で暮らし続けることができる社会」の実現』を目指す，との報告書「今後の認知症施策の方向性について」（平成24年6月18日，厚生労働省認知症施策検討プロジェクトチーム）をまとめた．
>
> このなかで，自ら認知症政策に問題があったことを認め，認知症の人への不適切な「ケアの流れ」の結果，精神病床に入院している患者数が増加し（平成8年；2.8万人，平成20年；5.2万人），長期入院が続くという事態を招いたとし，①早期診断と早期ケアの導入，②「認知症の薬物治療に関するガイドライン」策定，③入院・入所中の認知症の人に対し外部から専門家によるケアを確保，④精神科病院に入院が必要な状態像の明確化について調査，研究の実施，⑤「退院支援・地域連携クリティカルパス（退院に向けての診療計画）」の作成と地域での受入れ体制づくり，の五施策を掲げている点は注目に値する．
>
> 施策の中心は，65歳以上の人口6万人に1カ所程度に設置する「身近型認知症疾患医療センター（新規）」が担う．地域包括支援センターと連携しながら，①かかりつけ医からの紹介で認知症の診断を行い，その後にかかりつけ医に戻す，②センターの医師が一般病院や介護施設・事業所を訪問して専門的な医療を提供することにより，行動・心理症状の増悪による転院や入院の回避を支援する，としている．在院日数は現状の6カ月程度から2カ月に短縮することを目標としている．センターの担い手は認知症を専門とする診療所が有力で，まさに病院から地域の診療所への選手交代といえる．
>
> なお，報告書では認知症患者を「認知症の人」と呼び改めている点は画期的といえる．

合が多い．家族や近隣の住民とのトラブルも少なくない．在宅医療を開始しても，診療があること，もしくは受療さえ，間が空くと忘れ去る恐れがある．

治療が順調ならば状況に改善が見られて，乱雑な宅内も片付いてくるなど，目に見える変化が現れる．また病識を持つこともある．さらに家族や近隣住民との関係も改善され，生活上の雰囲気や表情が良くなる．逆に生活ができなくなったら（例えば食事が取れなくなったら），在宅での療養は継続できなくなる．

認知症は，すべての意識が混乱するのではなく，特定の事柄については混乱が無いこともある．すべての知的能力が低下するわけではない．

4）管理行為

医師と他の医療者・介護者の持続した支援行為が欠かせない．6カ月から2年ぐらいで，介護チームに引き渡せる可能性がある．初期からケアマネジャーが核となり，介護サービスを割り振ることが望ましい．

緊急事態（家族や近隣住民との紛争など）がきっかけで在宅医療としての介入が始まることがある．状態が悪いために，介護申請が

通る前から介護サービスを提供することが強く望まれる場合がある．他の在宅医療のように「退院時カンファレンス」もできないことがあり，開始時のチームの準備状況も差が大きい．本人に病識が無い場合が多く，介護認定申請が行われていないなど手続き上での不利が多い．こういった困難事例に対しては強制介入できるチームでないと円滑に進まないなど障害がある．「他者の世話になるのは，申し訳ない．他人の世話になりたくない」などといった意向で当初からヘルパーを導入できない場合では，医師の介入に始まり，信頼が醸成されたら看護師，ヘルパーなどを次第に入れて，次第に体制を整える工夫が必要である．

（4）各分類での医療者負担の比較

看取り型と認知症単独型では，在宅医療開始以降のスタッフの負担の時間的な増減の動向に特徴的な差異が生じることがある．例えば増減の動向が逆のケースがある．疾病ごとの労力と在宅医療日数ごとの関係のイメージを図1～3に示す．

看取り型在宅医療では開始当初より終わりの時期（看取り時期）に負担が大きくなる．認知症単独型在宅医療の中で，介護介入を当初拒否する場合（後述の事例）などは，開始当初の負担が重いが，症状の改善が進めば次

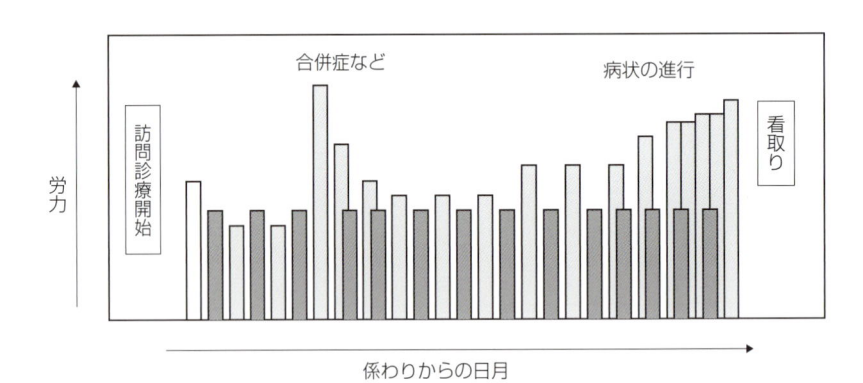

図1　看取り型在宅医療
薄い縦棒が医師，濃い縦棒が介護者の労力の発生を示す．看取り型在宅医療では，介護者はほぼ一定の負担となる．医療者は，合併症での急変（発熱等）の際に突発的に労力が必要となる．看取りの時期に高い労力負担が続く．

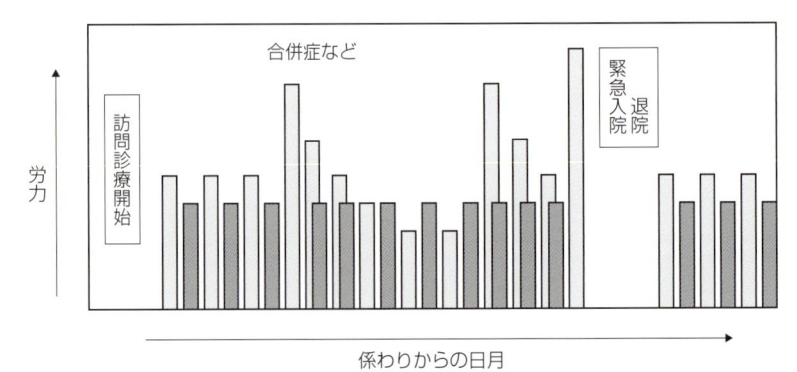

図2　典型的在宅医療
典型的在宅医療では，介護者はほぼ一定の負担となる．医療者は，合併症での急変（発熱等）の際に突発的に労力が必要となる．その他，緊急入院して退院するまで，ブランクとなる時期もある．この状況が長期間継続する．

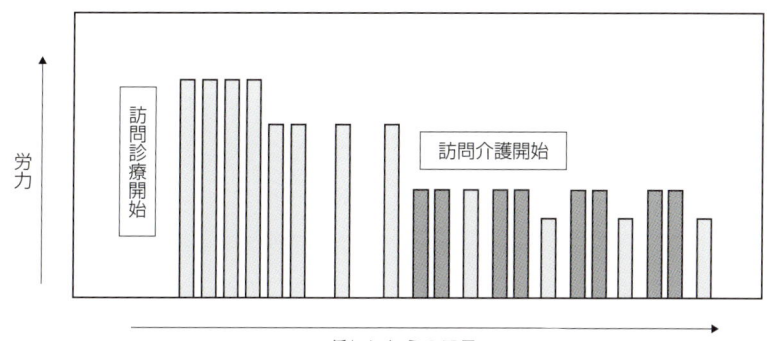

図3 認知症単独訪問診療（介護介入困難事例）（緊急の往診から入り，介護に移行する）
認知症単独型在宅医療で，介護介入を拒否する患者のケースでは，当初に医療者のみが入り，次第に介護者が入るようになるケースがある．介護者が円滑に患者の生活に入り込める頃には，医師の労力が減少する．やがて介護に引き渡せれば，在宅医療が不要となり，通院治療に切り替えることもある．

第に負担が減り，介護に引き渡せる．典型的在宅医療の患者は，変動が少なく安定していることが多い．

3. 疾患分類別の在宅医療チームに求められる機能

(1) 概論

医師や訪問看護師などの在宅医療チームがいずれの疾患分類でも対応できるとは限らず，得意不得意がある．適したチームで在宅医療を提供することが望まれる．看取り型と認知症単独型在宅医療に絞って論ずる．

(2) がんの看取りに強いチーム

高い頻度での訪問が可能であり，患者と家族のデリケートな精神的変動への細やかな支援ができるチームが望まれる．特に看取り直前は，変化が激しく，頻回な訪問が必要となる．

(3) 認知症に強いチーム

認知症に慣れた医師も看護師も限られる．神経内科学的所見，精神神経科学的所見，老年医学的所見の3つの視野を持ち，持続力があり，多様なバリエーションに耐えられることが望ましい．こうした人材の不足により，認知症の在宅医療が困難な地域も少なくない．認知症は，低いコンプライアンスや反抗など，日常の対応が難しいことがある．スキル不足ならば，逆効果になるような言動や対応をする恐れがある．例えば患者がパニックに陥った際に，いきなり薬に頼るのではなく，辛抱強く丁寧に相手をして，解決することが望まれる．

(4) 医療と介護の連携，地域のチームワーク

医療，介護の関係者全員が一同に介することは難しい．各職種間や医療・介護間の良好なチームワークが重要である．互いのスタイルを理解して，少ない事前調整で相互の業務をスケジュールし，実施できることが重要である．医療と介護のチームワークは，今後いっそう重視される．認知症や典型的在宅医療では，介護サービスによる生活支援が欠かせず，複雑な積み木のような，各種サービスの時間的組み合わせとなる．

チームが円滑に動くには，情報連携が欠か

せない．クリニック，訪問看護ステーションなどの間で，単なる情報伝達でなく，相互に得意不得意を知り，報告や連絡，指示の連携が良くなることが重要である．地域の在宅医療に当たる人々で，良いコミュニティが形成されることが望まれる．

4．遠隔診療の可能性

(1) 適用疾患

疾患分類ごとに遠隔診療適用の可能性や有効性が異なる．従来からの取り組みでは，典型的在宅医療で効果が高かった．看取り型在宅医療でも，看取りの2～3日より以前ならば，同様に有効だった．状態の急変が多い看取り直前は，遠隔診療に向かない対象と考えられる．

認知症単独型の在宅医療には，遠隔診療の適用が時期尚早との意見がある．そもそも医師が訪問しても理解ができず，病識が無い場合にテレビ電話で何らかの診療行為が可能か不明な事が多い．認知症の場合は，自宅患者よりも，施設やグループホームに入所している患者を対象として，遠隔の医師から施設スタッフを支援する際に有効ではないかとの意見もある．

(2) 運用体制

テレビ電話の両端に医師と患者や支援者（看護師）が分かれて実施する遠隔診療は円滑に実施されている．良好なチームワークやコミュニケーションが望まれる．従来からの遠隔診療の取り組みでも，医師と看護師が同じ施設（診療所）であるチームでの成功例が多かった．まだ遠隔診療は，介護側には入っていない．介護の中での利用可能性，医療との関係性もこれからの課題である．

5．事例紹介

在宅医療では，実例での検討が重要である．以下に認知症の進んだある患者の在宅医療を概観することで，一人の患者に対して各職種がどのように働きかけるか検討する．

①プロフィール

独居で高齢の認知症の女性である．ペットを飼っている．子供が離れた都県に住んでいる．認知症以外の疾患は無い．

②**在宅医療の開始**

認知症が進んだことから，第一回目の在宅医療を試みた．しかし本人に病識が無く，診療を不要として拒絶したため，継続できなかった．その後，周囲住民とのトラブルも多発して，独居の継続が困難なので，家族から医師へ在宅医療の要請があった．患者本人に病識が無く，他の理由で入り込む必要があった．本人からの申請が不可能で，外部からの力による介入でスタートした．介護認定が通るまで待てない状況もあり，リスクを抱えたスタートだった．

③経過

認知症患者では，神経内科学的所見や老年医学的所見に加えて精神神経科学的所見が大切であり，生活を見ることが診断の一つである．ADLなどの機能面の尺度よりも，表情の方が有効な尺度となる場合もある．表情が良くなれば，病状も改善している．精神的に破綻しても，すべてが破綻するのではなく，まだら模様となる．この患者では，本人の食事は滞っているが，ペットの食事は作るなど，病態は一様ではない．

医療者や介護者の訪問スケジュールなどを，患者は意識しない，あるいは事前に知ら

されていることを忘れていることが多く，訪問時に不在であることも珍しくはない．ヘルパーから，この患者が不在（行方不明）との通報を受けて，緊急対応で探すこともある．家に多量に品物が残っていることを忘れて，買い物に行き，大量に物品を買い込むことも珍しくない．このような生活上の問題を一つ一つ粘り強く解いてゆくことで，生活も安定し，病識も芽生える．

④病識の芽生え

認知症は，在宅医療による症状の軽減が可能である．在宅医療開始当初は難しい状態だった患者が，治療の進行により症状が軽減して，在宅医療無しでも自立生活できる状態になれば介護サービスに渡して終了となる．その後は通所などでフォローできる．この患者も改善が続いている．

診療と介護のバランスの良い計画と，実現のための調整が重要である．訪問看護の回数が多いと高額になり患者負担が重くなる．認知症では生活を見ることが重要なので，ヘルパーの訪問回数の多いことが有効な場合もある．ヘルパーによる食事作りを週3〜4回などとして，観察と生活支援の双方が満たされ，一日一回は医療と介護で切れ目無く見守り，効率よい連携した医療と介護の支えとなることもある．医師の計画能力や調整能力の高さが重要となる．

全般的な生活をよく見て，その在り方をわかっている人が中心となってチームで一人の患者をサポートすることが重要である．施設入所・通所者ならデイサービスの管理者がよく把握しているなどの，在宅医療・介護の関係者の特質も見えてきた．施設入所などへの知識も増している．一概に入所が認知症の進行を早めるとは言えない．その患者の病態にマッチした場所ならば，自分に向いている場所にすることができるので，自分と生活環境が適合して混乱しないで生活できる．このように患者と生活環境を捉えて，困難と思われた認知症の在宅医療について，知識が増している．

2. 在宅医療を受けられる主な疾患

小笠原 文雄

要約

在宅医療を受けられる疾患は，手術・放射線・化学療法など高度医療や救命医療が必要な病気と，指定伝染病以外のすべての疾患である．8年程の臨床経験があり内科診断学をある程度身に付ければ，病態の変化は前もって予想がつき在宅でも対応が可能であるが，正確な診断は困難なことが多いので，必要な時は病院で確定診断をする．しかし，『今日の治療指針』を概ね，理解・実践できる実力があれば在宅でも十分治療は可能であり，治療的診断をしつつ在宅医療を行っても意外と予後が良い．脳血管障害や整形外科的疾患などでADLの落ちた患者や心不全，呼吸不全の患者でも在宅医療は受けられるが，最も効果があるのはがんの終末期である．在宅では社会的疼痛やスピリチュアルペインは病院よりも起こりにくいので，オピオイドによる良好な疼痛管理をしテレビ電話による遠隔診療で顔を見ながら心のケアをすれば概ね笑顔になり，グリーフケアもほとんど不要である．こうした在宅医療の真実を知れば今までの医学の常識が変わり，病院医療から在宅医療へパラダイムシフトし，医師不足や少子高齢化の日本を救う．

はじめに

日本は世界一の長寿国になったが，終末期医療の満足度は概ね世界で70位という想定外の事態となっている．これは多くの人が自宅で療養を望むものの，病院死が約80％と

いう事実が関係していると考えられる．だからこそ，今また病院から在宅へ患者を戻そうという動きとなっている．在宅医療とは自宅など患者・家族が生活をする中で医療を提供するものである[1]．患者の人生観・価値観に沿い，暮らしのなかでその人の『生き方・いのち』を支えながら必要な医療を提供し，家族を含めたケアマネジメントをしながら介護・福祉の面で生活全体も支え，最期は自宅で旅立つことを援助する．一人の人間の『生老病死』全体に関わることである．

在宅医療とは基本的に在宅緩和ケアでなくてはならないし，終末期では在宅ホスピスケアとなる．入院では病気の診断・治療をする．往診とは患者が悪くなってから医師が患家に赴くのに対し，在宅医療とは医師が計画的に訪問し，患者が不安に陥らないように，状態変化を予測して事前に手を打ち，住み慣れた自宅で病人を支えることで両者には大きな違いがある．これらは似て非なるものである（表1）．

緩和とは苦しみを和らげる事であり，ケアとは人と人とが関わることで暖かいつながりが生まれ，生きる希望が湧き，生きる力が漲ることである．在宅医療に緩和ケアが加わると在宅緩和ケアとなる．ホスピスとは人間が生きる・死ぬとはどういうことかを考える哲学であり，看取りへの考え方ともなる．在宅緩和ケアにホスピスが加わった時，在宅ホスピスケア（在宅ホスピス緩和ケア）という完成形になる．在宅ホスピスケアで高度医療の必要な患者，急性期の患者以外のすべての疾患は在宅で十分ケアができ，患者は笑顔で心

表1　似て非なるもの

	入院診療	在宅診療	
		往診	訪問診察
場所	病院	自宅もしくは施設	自宅もしくは施設
目的	治療	治療が中心	治療・ケア，生活全体を支える事が重要
計画性	治療計画に乗っ取って治療を行う	患者が悪くなってから患家に赴き，治療を行う	計画的に患家を訪問し，状態変化を予測して事前に手を打つ
関係性	医師を絶対的中心とした指示命令の縦関係	医師が関わり，看護師が協力する関係	様々な職種が連携し，患者・家族に対等に関わる輪の関係
禁止事項	たばこ，カラオケ，酒，ギャンブル等	なし	なし

豊かに生き抜く事ができる[2]．その結果，病院は本来の使命である高度・救命救急医療に専念することができる．なお，平成20年8月よりトータルヘルスプランナー（THP）と呼ぶケアマネジメントができる訪問看護師をケアのキーパーソンとしたケアシステムを実践している（図1）が，その詳細は各論Ⅵ-10終末期医療で記述する．

当院では，平成14年在宅医療に携帯テレビ電話による遠隔診療をパイロットスタディとして取り入れた．訪問看護師が訪問看護をしている時，テレビ電話で医師と患者がお互いの顔を見ながら話をする．褥瘡を映像で見て訪問看護師の意見を聞きながら治療をしたり，がん患者の場合，訪問看護師と相談して点滴量やモルヒネの投与量を変更したりしていた．その結果を平成15年3月20日，『在宅医療での携帯テレビ電話の有用性』について，①患者が安心する，②患者と信頼関係が構築され訪問看護師の意見を聞けば，往診した時と診療効果はあまり変わらない，③普通の携帯電話は無料だが携帯テレビ電話が1台5万円以上と高い，④保険請求はできないのが難点であることと発表した[3]（現在，③は通話無料のTV回線利用が可能となっている）．

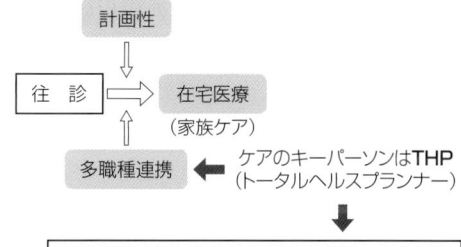

図1　在宅医療におけるTHPの役割

在宅医療を提供している主な疾患

（1）がん
（2）非がん
　1）脳血管疾患
　2）整形外科的疾患
　3）認知症・精神神経疾患
　4）循環器疾患（心不全を含む）
　5）呼吸器疾患（呼吸不全を含む）
　6）消化器疾患（胃瘻管理を含む）
　7）神経難病・筋・骨格系疾患
　8）内分泌・代謝疾患・自己免疫性疾患
　9）小児疾患

当院のTHPのケアシステムが完成した平成20年8月から平成24年2月までの43カ

月間に在宅医療を行った患者は全疾患で405人であった．

各疾患の人数と平均年齢，割合を表2に示す．

全疾患，がん，非がん別に計算した平均在宅診療期間，在宅診療期間中央値，看取り数，看取り率は表3に示す通りである．なお，慢性疾患の患者ががんになり在宅で看取りとなった場合は，がん疾患として在宅診療している期間のみをがんの項目に入れている．がん疾患，非がん疾患でデータが大きく違うため，これらの疾患は区別して考える必要がある．

在宅医療と遠隔診療について事例を中心に報告する．

(1) がん

在宅緩和ケアを適切にすれば，独居でも穏やかに最期まで過ごすことができ，とても喜ばれる[5]．がんについて詳しくは各論（終末期医療）で示すため，ここでは簡単に述べる．

【60代，女性，膵臓がん（末期），がん性腹膜炎，日中独居】

平成22年6月　膵臓がんの手術は不可能で"余命8カ月以内"と告知された．12月当院相談外来に来院．23年2月より状態悪化したので20km離れた自宅に夫を残し，当院近くの娘宅に移り住み在宅緩和ケアを開始した．オピオイド等で痛みも消失し笑顔になり，金華山麓の梅林公園へ遺影を撮りに行った．多くの人に在宅緩和ケアを伝えるためテレビ出演する．5月腸閉塞になったが，「6月放映のテレビを見たい」，7月大量の腹水で苦しんだが，「8月のアンコール放送で自分を見る」と強い意思で過ごし，何回も死にかけたが不思議なことに延命している．10月また増悪したので，テレビ電話で「NHKはもう無理だから，雑誌に執筆したらもう少し生きられるかもね」と提案すると，再び活き

表2　在宅医療を行っている患者の疾患別人数と平均年齢及び割合

疾患区分	人数	平均年齢	割合（%）
がん	147	73	36.3
脳血管疾患	83	85	20.5
認知症・精神神経疾患	57	82	14.1
整形外科的疾患	42	87	10.4
循環器疾患	29	88	7.2
呼吸器疾患	18	82	4.4
消化器疾患	11	84	2.7
内分泌・代謝疾患・自己免疫性疾患	9	86	2.2
神経難病・筋・骨格系疾患	7	67	1.7
小児疾患	2	14	0.5

表3　在宅診療期間と中央値，在宅看取りについて[4]

	全疾患	がん	非がん
在宅患者数	405人	147人	258人
平均在宅診療期間	822日	124日	1100日
在宅診療期間中央値	399日	52日	687日
在宅看取り数	186人	123人	63人
在宅看取り率	84%	95%	68%

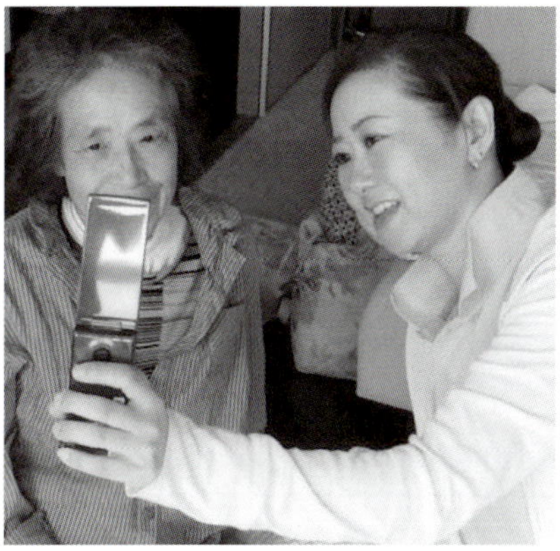

23年9月　訪問看護師とテレビ電話診療

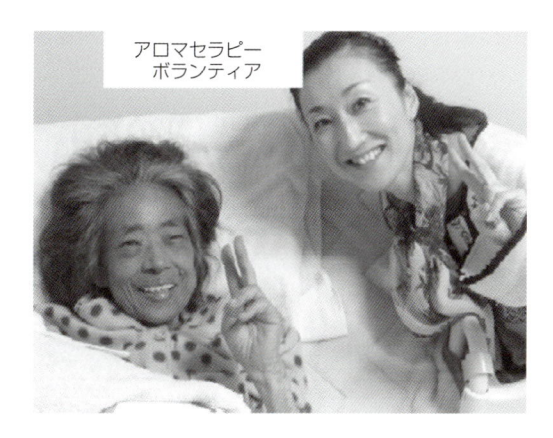

24年1月13日　濃茶緑色顔貌で笑顔

活きと執筆を始め，12月27日ビリルビン25.6mg/dlでもパソコンをうっている．

24年1月23日娘に看取られ旅立つ．

Tips　在宅では基本的に禁止事項はない．本人が笑顔になり，それを見守る家族も笑顔であればそれでよく，苦痛表情か笑顔かを確認できるテレビ電話が大切なツールである．また，何か目標を持つ事が生きがいに繋がる．遠い未来の目標ではなく，近い実現可能な範囲の目標を持てるようケアすることが重要である．

(2) 非がん

(2) の1), 2), 3) は，高齢者の在宅医療において多くを占める疾患となっている．

在宅医はこれらの病態生理，治療，ケアに関する知識だけでなく，高齢者に出現しやすい誤嚥性肺炎，栄養障害，排尿排便障害，廃用症候群，褥瘡，脱水，意欲の低下，スキントラブルなどについても注意を払うべきである．また，これらの症状が現れるまで時間がかかり，重症化してしまう場合もあるため，総合的な知識が求められている．困った時は，近くの専門医に往診してもらうことも大切である．テレビ電話での遠隔診療が有効な疾患である．

1) 脳血管疾患

【70代，男性，脳出血（左片麻痺），認知障害，老老介護】

入院中リハビリテーションを続けても寝たきり状態．認知障害が出現したので退院させ，在宅医療を開始した．妻が小柄（本人75kg，妻45kg）で，トイレ介助は困難なのでバルンカテーテルを挿入した．PT・OT，Ns，ヘルパー，デイケア，ショートステイなど多職種で支えると頭脳明晰となり，笑顔で「皆さんに恩返しをしたい」と意欲が出て，1年後には歩き，バルーンを抜去した．

Tips　在宅医療では介護者が疲れてからレスパイトするのではなく，疲れてしまわないようなプランを立てケアすることが大切である．患者のやる気があるかないかは目を見ればわかるし，介護者が笑顔か疲れているかは顔を見れば分かるのでテレビ電話の遠隔診療をすれば1カ月に1度訪問すればよい．多職種で生活を支える事が一番大切で，身体ケアの不得意な医師がでしゃばらないことが重要である．

2) 整形外科的疾患

【60代，男性，外傷性頸髄損傷，仙骨部褥瘡，膀胱瘻（カテーテル），胃ろう，CVポート，気管切開（カニューレ），人工鼻，在宅酸素療法，労災】

在宅療養中，誤嚥性肺炎を繰り返した．訪問看護，ヘルパーを毎日，訪問リハビリテーション，訪問入浴を週1回利用した．万一のため，ヘルパーは吸引指導を受けたベテランが配置された（平成24年4月から研修を受けたヘルパーはすべての疾患で吸引できる）．しかし，当時，訪看は1日2回までの規制があり，妻は頻回の吸引をヘルパーには任せきれず結果として疲れてしまった．当時はレスパイト先のショートステイがなく，半年間の在宅療養後，特養へ入所した．（現在は，医療依存度が高くても受け入れ可能なショートステイが増えている．）テレビ電話で顔を見て判断，訪問看護師に協力してもらえば緊急時深夜でも誤嚥性肺炎の治療を開始できるので予後が良い．褥瘡もテレビ電話を通して確認し，看護師の協力でスムーズに治療できる．

3) 認知症・精神神経疾患

【90代，女性，高血圧症，うつ状態，虚弱】

熱中症で入院したら，認知症状態となった．食べることができないので病院主治医から「このまま退院すると餓死させることとなる」と説得され，胃瘻かCVポートを勧められたが，家族が拒否した．家族が強引に退院させた翌日，当院へ往診の依頼に来た．住み慣れた自宅で家族に囲まれ在宅緩和ケアを始めたところ，認知症もよくなり微笑みながら食事ができた．2週間後，食卓で座椅子に座り笑顔でテレビを見ながらお茶を飲み終え，眠るように旅立たれた．ピンピンコロリ（PPK）を目の当たりにした家族は，『希望

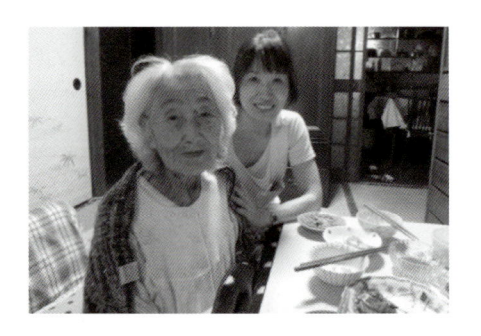

訪問看護師と一緒に笑顔

死・満足死・納得死』ができたと喜んでいた．

> **Tips** 家族は，高齢で虚弱な母が認知症状態になったのに寿命を延ばすための延命処置には反対した．自然に衰えていくため，老衰は苦しむことなく，最期を迎えることができる．そんな場合でも胃瘻を付けるというのが，現在の平均的な病院医師の文化・人生観・死生観なのだろうか．

4) 循環器疾患（心不全）

【70代，男性，難治性心不全，虚血性心筋症，老老介護】

心不全のため入退院を年間3回繰り返し，1年間に半年以上入院するので付き添う妻が疲れ果て当院を受診した．神経質な本人・妻に「1年間外出は中止．好きな物を食べなさい．のんびりして，両手を挙げてあくびをすること」と忠告し，在宅医療を開始した．1カ月2回訪問診療をして表情などの状況確認をし，年2回位の血液検査，10年に4回の胸部レントゲンと心電図の検査をした．10年間入院は一度もなし．10年後，誤嚥性肺炎を起こした際，離れて暮らす子供の希望で入院となり死亡した．入院しなければ死ななかったと考えている．国内外で急性心不全の

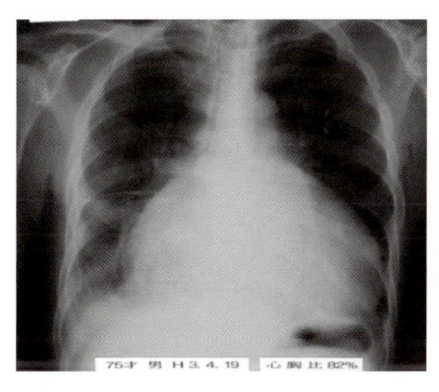

平成 3 年 4 月 19 日　心胸比 82% 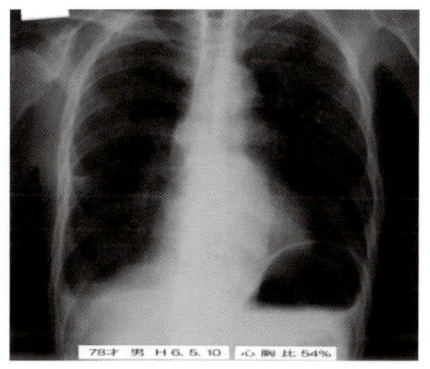　　　平成 6 年 5 月 10 日　心胸比 54%

血管拡張療法の有用性を報告した[6,7,8]．筆者は，このケースを経験し，慢性難治性心不全にも有効な在宅医療のすばらしさを体感した．この時はテレビ電話がなかったが，今なら訪問は 1 カ月に 1 回で十分である．なお，胸部レントゲンの撮影には外来受診が必要である．

Tips　病院に通院することがストレスとなって血管が収縮，心負荷を与えることにより，心不全が増悪し入院したと考えるが，入院してもストレスが多いため，在宅緩和ケア程の効果がなかったのであろう．入院が嫌いな人には自由で癒しの空間である自宅で治療を受ける事が真の血管拡張療法となりすべてが上手くいったと考えられる．

5）呼吸器疾患（呼吸不全）

【60 代，男性，特発性間質性肺炎，両肺気胸，呼吸不全，パニック障害】

気胸で何回も手術を受けたのち，「もう絶対入院は嫌」と在宅医療を始めた．在宅酸素療法（O_2 3ℓ/分）中も呼吸苦でパニックとなる．3 カ月後，SPO_2 40 % となり「苦しくて，死にそうだ．早く死なせて欲しい」と言うので「このまま苦しんで死んだら，あんた

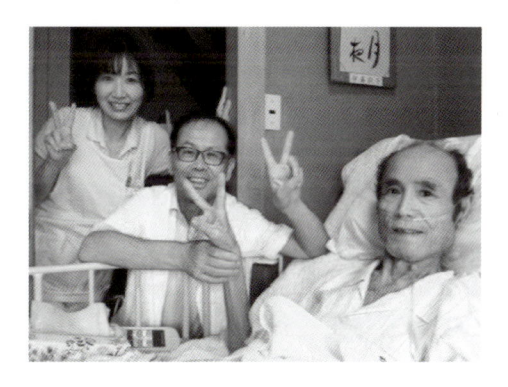

モルヒネで笑顔

はそれでもいいが奥さんがかわいそう．モルヒネを飲まなあかん」と大声で叱った．その後，モルヒネを服用すると呼吸苦は取れ，笑顔になった．呼吸苦が生じるとモルヒネシロップを服用して安らかな日々を妻と過ごし，苦しまず眠るが如く在宅看取りとなった．

Tips　『鬼手佛心』で患者を叱る時は往診が必要．信頼され心が通っていれば説得する時でもテレビ電話で目を見て話せば十分である．安らかに旅立つ夫を笑顔で看取ることができた妻にはグリーフケアは不要．苦悶状顔貌で死亡した時には，死に顔が脳裏に焼き付いてしまいグリーフケアが必要となる．

6) 消化器疾患（胃ろう管理）

【70代，男性，逆流性食道炎，胃ろう，脳出血（左片麻痺，嚥下障害）】

1年前，脳出血で緊急入院．病院では「むせるから食事をとってはいけません．経鼻管は自己抜去するから胃ろうを付けます」と言われ，胃ろうを造設する．約半年後，退院した．入院中無気力であったのが，在宅療養開始後，リハビリに対する意欲が出てきた．患者も「食べたい」と望み，妻も「食べさせたい」と希望した．訪問歯科による経口摂取の判断と口腔ケア，訪問看護師による嚥下リハビリテーション，栄養士による食事指導を行ったところ，経口摂取可能となり，約一年後胃ろうの抜去を行う．

> **Tips** 胃ろうは特殊な場合を除き，いずれは経口摂取できるという場合に行うべきである．近年，造設後の状態を考えずやみくもに胃ろう造設を行うことで，ただ生きながらえるだけの状態で患者・家族が耐え難い苦しみを味わうことが多く，9割位のケースは胃ろうが本当に必要だったのかと思わざるを得ない．

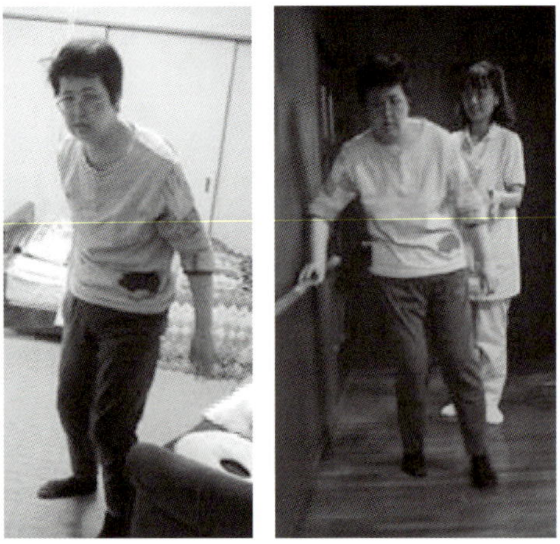

7) 神経難病

【30代，女性，多発性硬化症，神経因性膀胱】

28歳で発症．32歳で歩行困難となり在宅医療を開始した．訪問看護で毎日リハビリテーションをして歩行できるまで改善した．大学病院の神経内科医が処方するβフェロンが著効．現在44歳．

> **Tips** 治療効果のある神経難病や小児の患者は，経過が長期となるので専門医と2人主治医制をとる事も有用．

8) 内分泌・代謝疾患・自己免疫性疾患

【70代，女性，悪性関節リウマチ，老老介護】

悪性の関節リウマチのため，長年在宅療養していた．毎年冬季になると両下肢の循環不良で苦しむ．ステント留置したが改善せず，末梢は壊死状態になった．保温や足浴，体位の工夫を促すがなかなか実行できず，末端チアノーゼ拡大し，感染を合併．入院はストレスが強いので拒否．皮膚科の往診を依頼し抗菌剤を投与．再度，保温を強く勧めたが，不十分であった．ヘルパーやデイサービス，ショートステイ利用で環境を変えるという案も提案したが拒否．血管確保が困難なので，CVポートを日帰りで設置した．毎日訪問看護をして薬浴後創部処置，リプルの注射を行った．現状維持の状態で敗血症のリスクも説明したが入院は断固拒否した．「唯一の望

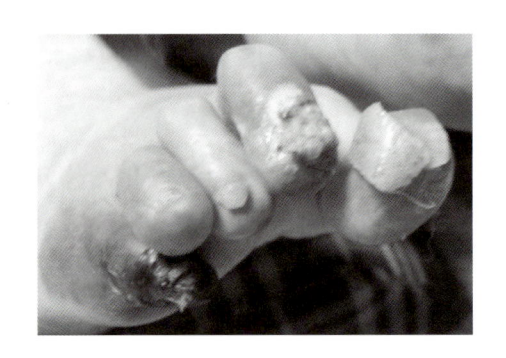

訪問看護師とリハビリテーション・ケア

みは，足があること」と暖かくなる春が来るのを待っていた．しかし，看病していた夫が持病の悪化で入院し，同居していない子供の強い希望で患者が嫌々入院したら急変，2日後死亡した．

> **Tips** このケースのように本人が断固入院を拒否しても，病院信仰の家族が入院させてしまうことが少なくない．環境を変えないでこのまま家で治療した方がいいのに…と思えるケースではとても胸が痛む．離れて暮らす家族に対しても事前に病態，今後の方針，さらに独居でも在宅医療ができることなどを話し合うことが必要である．

終わりに

かかりつけ医が1人であったとしても，深夜に医師の往診が必要ないよう病状の変化を予測し，訪問看護ステーションと連携し事前指示をしておけば，どのような疾患でも在宅医療をすることは比較的容易である．さらにテレビ電話を使用すると患者・家族の顔が見られ，安心感が生まれるので医師の訪問回数は半減する．医療・看護・介護・福祉・保健，また時にはボランティアをも導入した多職種協働のケアシステムを行えれば，患者が満足し，家族も喜ぶ．すると慢性期疾患や終末期医療の患者の在宅医療への更なる移行も進み，過剰な救急搬送が減るため，病院は本来の医療に専念できる．結果として国全体では病室も低減され，医師不足も解消する．国民がテレビ電話による遠隔診療を含めた在宅緩和ケアで心豊かに最期まで生き抜くことが可能となれば，少子高齢化の日本を救うこととなる[9]．

文 献

1) 日本在宅医学会テキスト編集委員会著．在宅医療，メディカルレビュー社，東京，2008，p.59-67.
2) 小笠原文雄．在宅医療実践のツボ～在宅緩和ケアを中心に～，岐阜県医師会医学雑誌 2010；**23**：51-8.
3) 小笠原文雄．看護力が在宅医療の鍵－THPの視点が日本を救う，医学のあゆみ 2011；**239**：524-30.
4) 小笠原文雄．がん在宅看取りの難易度分類と在宅看取り率，日本在宅医学会雑誌 2010；**12**：109-11.
5) 小笠原文雄．在宅緩和ケアで実現する独居がんの看取り～パターン分類～，日本在宅医学会雑誌，2010；**11**：232-7.
6) 小笠原文雄，甲斐一成，近藤隆・他．Isosorbide dinitrate によるうっ血性心不全患者の血管拡張療法，日本内科学会雑誌 1978；**67**：24-34.
7) Bunyu Ogasawara, Kouichi Ogawa, Hideharu Hayashi, et al. Plasma renin activity and plasma concentrations of norepinephrine and cyclic nucleotides in heart failure after prazosin. *Clinical Pharmacology and Therapeutics* 1981; **29**: 464-71.
8) Bunyu Ogasawara, Kouichi Ogawa, Hiromi Sassa. Effects of Nitroglycerin Ointment on Plasma Norepinephrine and Cyclic Nucleotides in Congestive Heart Failure. *Journal of Cardiovascular Pharmacology* 1981; **3**: 867-75.
9) 小笠原文雄．病院の意識はこう変える 文化の変容を呼び起こす実践，訪問看護と介護 2010；**15**：191-6.

3. 在宅療養中に起こる合併症

菅原　英次

要約

1) 在宅医療では，すべての年齢の患者が対象となるが大部分は高齢者で，基礎疾患として脳血管障害後遺症，認知症，整形外科的疾患，神経難病，悪性腫瘍，慢性心不全，慢性呼吸不全などがある．複数の基礎疾患を有するケースも多く，在宅医療導入時に比較的安定した病状であっても，経過の中で肺炎や尿路感染症などの新たな感染症や脱水，転倒による外傷，意識障害，基礎疾患の増悪などで重症化する可能性もある．
2) 高齢者では合併症を起こしても典型的な症状がでにくく，「様子がいつもとは違う」ことが診断の手掛かりになることも多い．このため，状態の変化を察知して早期に対応することが求められる．介護者が変化に気づくこともあるが，介護力の乏しい独居や高齢者世帯では遠隔医療システムが有効であろう．
3) 在宅療養導入時には，基礎疾患ごとに予想される合併症について患者や家族に説明し，「在宅でどこまでの対応をするのか」を確認しておくことや，かかりつけ医や訪問看護師への連絡方法，発熱時などの対処法を分かりやすく伝えておくことも重要である．
4) 誤嚥性肺炎の予防のための口腔ケアなど，予想される合併症の予防対策を包括的に行うことも欠かせない．

在宅療養中に起こる合併症

　筆者らの一般診療所で経験した在宅療養中の合併症について検討した．2007年からの約4年間で246例の在宅患者に訪問診療や往診を行った．48例の悪性腫瘍の患者に在宅緩和ケアを実施し，そのうち29例は在宅（介護施設を含む）で看取りを行っている．その他，アルツハイマー型認知症や脳梗塞後遺症などの非悪性腫瘍疾患に対する在宅緩和ケアの6例で自宅での看取りを行った．悪性腫瘍で在宅緩和ケアを行った症例を除く198例のうち72例が合併症のために入院した．他の医療機関での傾向と同様に，入院の原因は肺炎が一番多く16例であった．これに続いて，脳梗塞の再発や慢性硬膜下血腫などの脳血管障害が12例，脊椎圧迫骨折や大腿骨頸部骨折などの骨折11例，尿路感染症8例，慢性心不全や慢性呼吸不全の増悪7例，保存的治療が困難な閉塞性動脈硬化症による下肢の虚血5例，消化管出血や腸閉塞が5例と続き，その他が8例であった．

　多様な病態が入院の原因になっていて，異常を発見するためには限られた条件のなかで全身の診察が必要となる．しかし，閉塞性動脈硬化症による下肢の虚血があっても歩行ができない寝たきりの患者では，自覚症状を訴えないことも多い．このため訪問看護や訪問入浴などで足先のチアノーゼにはじめて気が付き，報告を受ける場合もある．このように，合併症の発見や診断ついても他職種との連携は重要である．

(1) 肺炎

1) 背景

過去数十年にわたって肺炎は死亡原因の第4位である．年齢とともに肺炎による死亡率は上昇し，高齢者では20〜40%に達する．在宅高齢者では，多くが脳血管障害，認知症，神経疾患などの基礎疾患を有することから大部分は誤嚥性肺炎と推測される．

日本呼吸器学会では「医療・介護関連肺炎診療ガイドライン」を2011年8月に発表している．長期療養型病床や介護施設に入所または在宅で療養している高齢者の肺炎について新たなカテゴリーを定めて，診断が遅れ重症化しやすい特徴をふまえてガイドラインが策定された．従来の「成人市中肺炎診療ガイドライン」などでは「重症度」と予後が関連しているため，「重症度」によって治療法が決定されている．しかし，医療・介護関連肺炎では「治療区分」という考え方が導入されている．「治療区分」とは患者と家族がどこまでの治療を望んでいるのか，なども考慮して担当医師が決定する．患者と家族の意向が最優先され，介護施設や在宅での肺炎治療を想定したガイドラインともいえる（表1）．

①診断

高齢者肺炎では高熱，咳，痰などの典型的な肺炎の症状がでにくいことが特徴で，「活気がない」「食欲の低下」「意識の混濁によるせん妄」「急に立ち上がれなくなった・歩けなくなった」など「いつもと様子が違う」ことから気づかれることが多い．また認知症や脳血管障害の後遺症で意志の疎通が難しいケースでは自覚症状を捉えることは容易ではない．高熱ではなくても微熱を認めることは多いが，これも特異的な症状ではない．

聴診で強いラ音が聴取されれば診断は容易かもしれないが，高齢者では肺気腫などの呼吸器疾患を合併していたり，深呼吸や適切な体位を取りづらく，聴診だけでは診断の決め手とはなり難い．

呼吸数の増加やパルスオキシメーターでのSpO_2の低下が診断の手掛かりになることもある．在宅での胸部X線撮影も可能ではあるが，一般的ではない．治療方針の決定のために医療機関に搬送して胸部X線撮影を行うことも考慮する．

②治療

軽症であればβ-ラクタム阻害薬配合ペニシリン系またはセフェム系が第一選択になる．また肺炎クラミジアもカバーするためマクロライドを併用する．

耐性菌のリスクを考えない（過去90日以内に抗菌薬の投与がなく，経管栄養も施行されていない場合）ケースであればβ-ラクタム系抗菌薬の注射薬が基本となる．在宅高齢者の肺炎の明確な入院基準はないが，耐性菌のリスクのある場合（以前にMRSAが分離された既往があるものを含む）は在宅での治療には限界がある．呼吸不全（$SpO_2<90\%$），

表1　医療・介護関連肺炎（Nursing and Healthcare associated pneumonia；NHCAP）の定義

① 長期療養型病床群もしくは介護施設に入所している
② 90日以内に病院を退院した
③ 介護*を必要とする高齢者・身障者
④ 通院にて継続的に血管内治療（透析，抗菌薬，化学療法，免疫抑制剤等による治療）をうけている
以上のいずれかに当てはまる肺炎をNHCAPとする．

*介護の基準：パフォーマンスステータス：PS3（限られた自分の身の回りのことしかできない．日中の50%以上をベッドか椅子で過ごす）以上を目安とする．

文献1)より引用

循環不全，誤嚥のため長期に経口摂取が困難な場合などは入院が望ましいが，基礎疾患や全身状態も考慮して，患者・家族の意向を確認しなければならない．

③予防

高齢者の肺炎の多くが誤嚥性肺炎で，口腔ケアで発症予防に有効であることが証明されている．また嚥下反射や咳反射を促す目的でACE阻害薬や塩酸アマンタジンが有効と考えられている．栄養の改善のために経管栄養は有効かもしれないが，胃瘻（PEG）による誤嚥性肺炎の予防効果は明らかにはなっていない．

インフルエンザワクチンの接種は有効であり，肺炎球菌ワクチンの効果も期待できる．

(2) 尿路感染症

1) 背景

在宅の高齢者では脳梗塞や脳出血の後遺症や糖尿病などによる神経因性膀胱を合併していることも多く，前立腺肥大症による残尿による尿路感染症の頻度も高い．当然，尿路に基礎疾患を持つ複雑性尿路感染症の占める割合が多い．在宅療養中の感染症として肺炎についで多い．起炎菌は複雑性尿路感染症では大腸菌をはじめとしてグラム陰性桿菌，グラム陽性のブドウ球菌，腸球菌さらに嫌気性菌まで多様で複数の菌による混合感染も多い．

①診断

発熱があり尿の混濁をみた場合，尿路感染症が疑われる．尿の沈渣で白血球や細菌の確認ができれば診断できる．前立腺肥大に伴う残尿や留置カテーテル患者で発熱だけで他に症状がなく，尿の混濁をみとめれば尿路感染症として対応することも多い．高熱を認めた場合，腎盂腎炎，前立腺炎，精巣上体炎などの可能性が高い．腎盂腎炎では片側の腰背部の叩打痛や倦怠感を伴う．

②治療

複雑性尿路感染症では起炎菌は多種類で，可能であれば尿細菌培養や薬剤感受性検査が望ましいが，在宅では全例に行うことは難しい．しかも，治療を急ぐ場合もあり，まず経口薬でニューキノロン系や第3世代セフェムを使用することが多い．一般に高齢者では腎機能が低下していることが多く，抗生剤の種類や投与量，投与間隔には注意が必要である．ニューキノロンは抗菌スペクトラムが広く在宅で投与しやすい薬剤ではあるが，結核菌にも抗菌力を持つため，肺結核合併例で喀痰検査を行っても検出されず肺結核の診断が遅れる場合がある．筆者もこのような例を経験しており，ニューキノロンを投与するようなケースではあらかじめ肺結核の可能性を除外しておくことも必要である．

③予防

とくに寝たきりの高齢者の場合，外陰部を清潔に保つよう心がける．残尿が少なくなるように前立腺肥大症や神経因性膀胱では適切な薬物治療が必要で，神経因性膀胱では間欠的導尿を行うこともある．長期に尿道カテーテルを留置する場合は定期的な陰部の洗浄を行い，細菌の侵入を防ぐためカテーテルとチューブの接続などの処置を行う際には使い捨て手袋を使用する．

(3) 脱水

1) 背景

高齢者は脱水や電解質異常に容易に陥るが，この背景には口渇中枢の機能低下や基礎疾患による食欲不振，嚥下障害のための水分摂取量の減少や，感染症による発熱などの病態が関与したり，心不全の治療のための利尿薬や便秘に対する緩下剤などの薬剤が影響することもある．また，歩行障害がある高齢者ではトイレに度々行くのがおっくうで水分

摂取を控えるケースもある．

加齢に伴う生理的変化として細胞内水分量の減少や腎機能の低下（抗利尿ホルモンに対する反応性の低下や腎濃縮力の低下など）も脱水を起こし易くしている．その他，下痢，嘔吐，発汗による水分と電解質の喪失が原因となる．

臨床上，脱水は高張性，低張性，等張性に分類される．①高張性脱水は水欠乏型で意識障害のため飲水ができない状態や発汗，嘔吐で起こることが多い．血漿浸透圧が上昇し細胞内から水が細胞外液に移動するため血圧低下のような循環不全は起こしにくい．一方で，細胞内脱水のため痙攣，昏睡を起こしやすい．②低張性脱水は水の欠乏に比べてNaの欠乏がより著明な脱水である．細胞外液の浸透圧が低下するため，細胞外液から水が細胞内に移行するため早期から循環不全を呈することがある．在宅では利尿薬の服用が原因になることが多い．③等張性脱水はNaと水が均等に喪失した状態で，下痢や嘔吐などが原因になる．
①診断

高齢者では食欲や意欲の低下，倦怠感や軽度の意識障害で脱水に気付くことが多い．皮膚の乾燥，口腔粘膜の乾燥，尿量の減少や体重減少が診断の手掛かりとなる．食事の摂取状況や尿量など介護者からの情報も重要で，通所サービスの利用者であれば定期的な体重測定も診断の参考になる．血液検査では血清Na，血清尿素窒素，ヘマトクリット値，尿酸値などが有用である．
②治療

食欲の低下や倦怠感で脱水を疑い，500ml程度の輸液を行うと食欲が回復し，活気が出てくることもよく経験する．在宅では病態の把握が十分できないことも多く，その場合はまず開始液を使用し，検査結果を確認して輸液の内容を選択する．多量の輸液が必要なケースでは在宅での治療には限界がある．経口摂取が十分ではなく，血管確保が難しい場合には皮下輸液を行うこともある．
③予防

こまめに水分摂取を促すことも欠かせないが，嚥下障害があればゼリーやとろみをつけた飲み物も有用である．

室温などの療養環境にも注意が必要である．

(4) 外傷，骨折

1) 背景

高齢者の外傷，骨折には転倒・転落と骨粗鬆症が密接に関係している．転倒の原因として循環器疾患，神経疾患，整形外科的疾患など各種身体疾患とその治療のために投与された薬剤の影響とともに環境を認知する視覚の障害などが関与している．また，段差などの生活環境も要因となる．地域で生活する在宅の前期高齢期の女性は15～20％が，男性は10～15％ 1年に1回は転倒しているという報告があり，後期高齢期の女性の1年間の転倒の頻度は25～30％程度と考えられている．また，転倒した者の約1割が骨折しているというデータもある．転倒による高齢者の骨折では，脊椎圧迫骨折，大腿骨近位部骨折，前腕骨折，上腕骨近位部骨折が多い．
①診断

転倒後に局所の腫脹と強い圧痛を認めた場合，骨折が強く疑われるが，正確な診断のためにはX線写真で確認する必要がある．脊椎圧迫骨折は軽微な外力でも生じることがあるため，棘突起に叩打痛を認め腰背部痛が持続する場合は骨折と判断するが，早期にはX線写真での診断が難しいケースもある．骨折が疑われるケースでも虚弱な高齢者では医療機関に搬送するかどうかを総合的に判断しな

②治療

　高齢者では抗凝固薬や抗血小板薬を服用しているケースも多く，挫傷などで圧迫止血に時間を要することもある．

　在宅高齢者の脊椎圧迫骨折では軟性コルセットと消炎鎮痛薬で痛みをコントロールするが，過度な安静を避けるべきである．

　大腿骨近位部骨折は受傷前に歩行が可能であれば観血的治療が原則で早期のリハビリを行う．しかし，重い認知症のケースなどでは保存的治療が選ばれる場合もある．

　前腕骨折では整復後，副子固定を行う．

　上腕骨近位部骨折では三角巾で固定を行う．

③予防

　転倒の予防のためには照明や床の段差の解消などの生活環境の整備．運動能力の向上や転倒の原因となる循環器疾患，神経疾患，整形外科的疾患などの治療も重要であるが，在宅高齢者では転倒を惹起する可能性のある薬剤を理解しておくことも大切である．転倒し易い状態をもたらす薬剤として，抗精神病薬，抗うつ薬，抗不安薬，睡眠薬，筋弛緩薬，自律神経作用薬，降圧薬などがある．

(5) せん妄

1) 背景と診断

　せん妄は意識障害の一種であり，見当識が障害され，意識変容により幻覚，妄想，興奮が現れる．突然発症し，症状が日内変動を示すことが特徴で，特に夜間に興奮することが多く（夜間せん妄），昼夜の逆転があれば介護者の負担は大きい．せん妄を引き起こす病態として①頭蓋内病変，②全身性疾患および③薬剤性がある．①頭蓋内病変として，脳血管障害，外傷，脳炎などの感染，てんかんなどがある．②脳機能に影響を及ぼす全身性疾患として肝性脳症，尿毒症，低酸素症，CO_2ナルコーシス，心不全，貧血，内分泌疾患，電解質異常など多様な病態がある．また，発熱，便秘，疼痛，脱水などが原因になることもある．頻度が多いのは投与中の③薬剤によるもので抗コリン薬，抗パーキンソン病薬，抗不安薬，抗うつ薬など神経系作用薬だけでなく，循環器用薬のジギタリス，β遮断薬，利尿薬や消化器用薬のH_2ブロッカー，その他ステロイド，インターフェロンなどさまざまな薬剤が原因になりうる．また，複数の原因が関与することが多いことにも注意が必要である．

2) 治療

　原因となる可能性のある薬剤を中止することが基本になる．同時に原因疾患の治療を行う．意識障害のために水分や食事の摂取が十分でなければ，脱水への対応も行う．興奮や幻覚，妄想が強い場合には必要最小限の抗精神病薬などによる薬物療法を行う．しかし，薬物療法による呼吸抑制や基礎疾患の悪化の可能性について配慮が必要となる．内服が不可能な場合，ハロペリドールの静脈内投与も考えられるが，在宅での対応は難しいだろう．内服が可能で興奮を伴う場合，ハロペリドール，リスペリドン，クエチアピン，オランザピンなどが用いられる．拒薬のために内服できない場合，リスペリドンの液剤を投与する方法もある．内服が可能で興奮を伴わない場合にはミアンセリンやトラゾドンを用いて睡眠と覚醒のリズムを確立する．これらの薬剤療法はいずれも適応外使用になるため，家族と可能であれば本人にもせん妄の病態，治療方針，薬剤の副作用などについて説明しておくことが望ましい．

3) 予防

症状の悪化，再発を防ぐためには昼夜のリズムが明瞭な環境を整え，日中はなるべく離床させ眠ってしまわないように家族が声をかけることも効果的である．

〈在宅療養中の呼吸器合併症における遠隔医療の実例〉

使用した在宅ケア支援システムはテレビ電話診療と同時に血圧，脈拍，心電図，経皮的酸素飽和度のモニターが可能で，定期的に患者のバイタルサイン，特に呼吸状態を確認し介護者からの相談に対応していた（図1，2）．

患者は70歳代の男性で，多発性脳梗塞のため遷延性意識障害があり気管切開，胃瘻からの経管栄養，在宅酸素療法を行っていた．主な介護者は70歳代の妻．肺炎を繰り返していたが往診・訪問診療で対応し，ショート

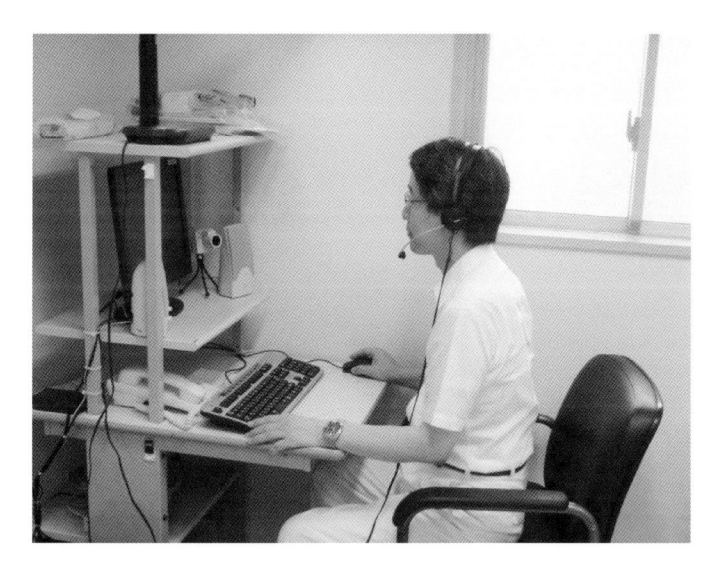

図1 遠隔医療・センターシステム

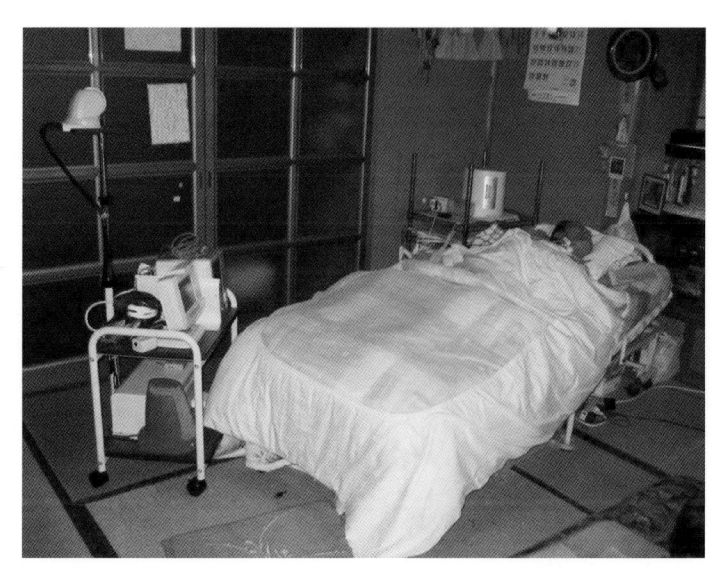

図2 居宅システム（患者の足元に設置）

ステイも利用しながら比較的安定した状態で在宅療養を継続していた．常に喀痰が多いため，気管切開から数時間おきに気管内吸引が必要であった．ある日曜日に介護者が法事で外出することになった．この日は他の家族も予定外の仕事のため不在となり，休日で通所サービスも利用できず，長時間滞在または巡回型の訪問看護サービスも利用できないため相談を受けた．そこで，介護者が外出中は在宅ケア支援システムを接続したままで遠隔モニタリングを行うことにした．介護者が外出して約2時間後，心電図モニターで心拍数が100/分以上に増加したため往診で喀痰の吸引を行った．呼吸状態は改善し心拍数も安定し，数時間後に介護者は帰宅した．医療必要度の高い遷延性意識障害，慢性呼吸不全の在宅患者が，介護者不在で半日を自宅で過ごせたことで家族に非常に感謝された．

医療・介護資源が十分ではない中山間地域での遠隔医療の可能性を示す経験であった．

● 文 献 ●

1）日本呼吸器学会．医療・介護関連肺炎（NHCAP），診療ガイドライン作成委員会．医療・介護関連肺炎診療ガイドライン，日本呼吸器学会，東京，2011．
2）日本在宅医学会．テキスト編集委員会．在宅医学，メディカルレビュー，東京，2008，p.213-44．
3）平成7～8年度科学研究費補助金「地域の高齢者における転倒・骨折に関する総合的研究」（主任研究者：柴田博）報告書，1997；163．
4）林泰史，寺本明，原田敦，鈴木隆雄．転倒・転落の原因から予防・治療法まで．日医雑誌 2009；137：2235-47．
5）江藤文夫．転倒学の歴史と現状．日医雑誌 2009；137：2249-53．
6）飛松好子．転倒の原因となりやすい疾患の診断と薬剤．日医雑誌 2009；137：2267-70．
7）日本総合病院精神医学会在り方委員会薬物療法検討小委員会．せん妄の治療指針，星和書店，東京，2005．

Ⅳ テレビ電話を用いた在宅医療のコミュニケーション

酒巻 哲夫

概要

テレビ電話を用いて在宅患者の診療を行う際のコミュニケーションの要点について記した．テレビ電話にはいくつかの欠点があるが，工夫によって克服可能である．また，その導入においては先立つ対面診療で医師患者関係が十分に良好で，コミュニケーションが成立していることが原則である．訪問看護師などの補助を得ることは，コミュニケーションに基づく診療の質を高める．最後に実際の例を会話形式で示した．

はじめに

医療においては患者とのコミュニケーションの良し悪しが診断や治療，療養指導のすべてにおいて影響を及ぼす．例えば，医師の対応によっては，患者が隠し事をしたり話し難い内容にフィルターをかけたりしてしまい，結果として診断や治療がスムーズに進まないといったことが起こる．したがって，医学部など医療系の大学では医療コミュニケーションは必須の教科であり，座学に加えてロールプレイによる演習や臨床実習で学習する機会も多い．

遠隔医療におけるコミュニケーションも，これらの学習機会で学ぶものと相違はない．ただ，通信機器を介するという制約下で行われるという点で対面診療におけるそれと異なるのみである．その意味で，この章ではコミュニケーションの基本的要素には踏み込まない．遠隔医療での応用編と捉えて欲しい．

なお，在宅医療を遠隔で行う場合のコミュニケーション手段としては，電話，メール，テレビ電話の三種類が候補となるが，前二者は得られる情報量が乏しく，相談に応える程度の利用にとどまるのが現状である．これらを在宅医療に積極的に用いようという機運は乏しいので，ここでは映像と音声が同時に共有可能なテレビ電話を取り上げることとする．

1. テレビ電話における制約と克服の工夫

(1) 機器に対する違和感

われわれにとって，テレビ電話はまだ馴染が薄い．これを用いて他者と会話を経験したひとは少数にしか過ぎない．経験の無さがコミュニケーションを少なからず阻害することは否めない．

遠隔医療に用いるにあたっては，導入時に，これを患者とともに操作しながら，患者にある違和感を少しでも取り除くことが第一に必要となる．

開始した当初は，テレビ電話を介するという緊張感からか，ぎこちない会話となりがちである．患者には，「食欲，便通，体重，体温の順に話を聞きます」などとチェックの要点を当初から知らせておいたり，自分や家族が話したいことを事前にメモしておくよう勧めたりするなど，診療がスムーズに進行するよう下準備をしておくと良い．

(2) カメラの設定と写す範囲からくる制約

テレビ電話では，カメラで何をどのように写すかが理解の度合いを決める．固定した顔の大写しのみで最初から最後まで通すのは，双方とも画面から目が離せずに緊張して，疲れてしまう．

カメラの向きや画角は簡単な操作で変更できる仕様のテレビ電話を選ぶほうが良い．また，医師はカメラの映り具合を見ながら自分の位置をずらしたり距離を変えたりすること，また患者側にも操作してもらい映る範囲を時々変えてもらったりすることで，緊張がやわらぎ，周囲の雰囲気などについての情報量が増えるという効果がある．体の各部位をカメラで写すのは，身体診察の意味合い以上に，コミュニケーションの幅を広げるという点でも積極的に行ったほうが良い．

また，映像を映し出す画面は小さいので，身振り手振りは大きくしたほうが良い．OKのサインは両手を頭上で手を結ぶ．NOのサインは両腕を交差させるなど，最初の交信のときに互いに実際に体でサインを作って見せ合うことで，テレビ電話の特性を理解してもらうことが，その後のコミュニケーションをスムーズにする．

(3) 発話の衝突

対面で話すときには，相手の発話中にちょっとした意見を挟むことが容易である．一方の発言が終わりに近づくと，それを察知したように他方が発話を重ねるといったこともごく普通に行われている．そのような言葉の折り重なりで会話が途切れることも無い．ところが，テレビ電話では，これらのことが起こると発話の衝突となって会話が途切れてしまう．

相手の発話中に言葉を挟むのは，そもそもマナー違反であることを改めて意識し，ゆっくりとコミュニケーションを進める必要がある．なお，相槌はコミュニケーションの促進因子であるから，相手の発話中でもタイミングをはかって用いてよい．衝突は起こらない．相槌に代わって大きなうなずきも，映像で先方に伝わるので効果的である．

(4) 雰囲気伝達に関する制約

対面では，相手が目の前に座った瞬間から，もしかすると怒っているかもしれないといったことを感知できる．表情筋のわずかな緊張，姿勢やこぶしの握り，化粧や着衣などから相手の喜怒哀楽を推し量ることができるのは，ひとが産まれてからの年月に経験したことの結果でもある．しかし，テレビ電話で伝えられるものは声音と表情に限られる．しかも画像は平面に変換されており，表情の変化を読み取れるのは目と口の周囲くらいに限られる．笑顔は読み取りやすいが，怒りを表情から読み取るのは困難である．

この点は，音声のみの電話よりは条件が良いと割り切るしかない．表情やしぐさは大きなアクションから読み取れるものを最大限読み取り，言葉を中心にしたコミュニケーションを築けば良い．医師が出せる表情のメッセージは笑顔だけだと考えても良い．

(5) 触れることのできないという制約

対面であれば，聴診器をあてたり触れたりすることができる．聴診や触診も広い意味ではコミュニケーションになる．例えば再診の患者さんが来て「お腹が痛いんですけど」と切り出したとする．「どれどれそこのベッドに横になって」「ちょっとお腹を見せてね（触診）」「押すと痛いですか」，「いいえ，痛くないです」，「ううん，大丈夫みたいですが，念

のためにレントゲンとりましょうか」，「（安心顔で）いや，先生が大丈夫というならいいです」といった一連のやり取りでは触診が大きな意味を持っている．手の及ぶ範囲に相手がいるからこそ可能なことである．

テレビ電話で同じ場面に対処するには，腹部の触診のかわりに，食欲，便通，嘔気，そのほか基礎疾患にかかわる様々なことを話してもらわなければならない（対面でも同じと反論があるかもしれないが，実診療の中では細かな質問は腹部の異常所見があってからになることが多い）．

すなわち，触診ができないという制約を補うのは言葉での丁寧なコミュニケーションにつきる．

さて患者からは，医師がいつも忙しそうで時間をかけて話す間もないけど，テレビ電話ではゆっくり自分の話を聞いてもらえた，不安が小さくなった，励ましになった，という話をよく耳にする．言葉しか使えないという制約がかえって利点になることもある．医師としては，話すよりも聴くことに重きをおくほうがよい．

2. 遠隔診療は対面診療で十分なコミュニケーションができていることが原則

医療においては，身体診察や検査とコミュニケーションは表裏一体であり，不可分である．テレビ電話を用いた遠隔診療には，身体診察というコミュニケーション手段を用いることができない．しかし，一方でテレビ電話は時間と距離の壁を取り払う良策であるから，最大限の利用がなされてしかるべきである．

テレビ電話を生かすには何処に注意すべきか．

まず，初診にはやむをえない事情がある場合以外に用いないほうが良い．例えば，先方に医師などがいて，専門家として意見を求められるというような状況に限ると言ってもよい．知識を持った仲介者が患者側にいること無しには，判断に足る十分な情報がでない可能性があるからだ．テレビ電話が持つ欠陥のほうが大きく出てしまう恐れが大きい．

安定した再診の患者であれば，予測が可能である．対面診療において十分な診察を行い，遠隔での診察，すなわちコミュニケーションで判断可能な心身の状態のチェックポイントを予め絞っておくことが肝要である．患者の状態変化を的確に捉え，誤判断を防ぐことができる．再診で患者とコミュニケーションが良く取れていることが最低限の条件となろう．

3. 補助者の役割

在宅の患者が単身である場合でも，テレビ電話による医療コミュニケーションは成り立つし，実例もある．しかし，訪問看護師などが在宅のサービスを提供しているならば，その看護師の訪問時に遠隔診療を合わせたほうが良い．これまで遠隔診療を実践してきた医師たちの経験によれば，医療知識のある補助者がいることの利点は以下のような理由による．

（1）コミュニケーションのずれを修正

機器類を通した音声は肉声と違って聞きにくいことがある．医学的な文脈で考えれば分かることでも誤解が生じることもある．身体の部位についての一般用語では不足して細かな確認ができないこともある．そのようなときに，看護師の補助は極めて有効である．

【総論】 Ⅳ　テレビ電話を用いた在宅医療のコミュニケーション

(2) 身体状況を確認することで成立するコミュニケーション

　熱や発汗状態，皮膚潰瘍の湿潤や乾燥の状態など，身体所見とコミュニケーションの内容は密接に関係するのは言うまでもない．看護師が身体の状況を医学的な用語も含めて伝えてくれば，患者とのやり取りもより的確なものとなる．

(3) 親密の度合いを保つ

　どのような場合でも，傍らに親しみある医療従事者がいることは心強い．コミュニケーションは関係を構築し維持するプロセスだから，医師が枕元にいない時にも，信頼や親しみが次の機会につながるために，看護師の存在が役立つ．

　看護師が補助者となるには，ある程度の経験が必要である．患者の状態を前もって把握しておくことはもちろん，パートナーである医師が行う診察手順（個性）に対する慣れ，口を出しすぎて医師患者間のコミュニケーションを阻害しない配慮，とはいえ不足部分を補える機敏，などである．

　ここでは，補助者を看護師に絞ったが，他の医療従事者の訪問時にも医師がテレビ電話を用いることは有効であろう．看護師とは異なる利点が，それぞれの職種ごとにあるはずである．

4. ある遠隔診療の例

　実際に遠隔と訪問診療を併用しながら自宅療養している70代の肺疾患の男性です．患者宅で遠隔診療の様子をメモしたものをもとに，少し脚色しています．コミュニケーションと医療が表裏一体であること，看護師がうまく補助していることを読み取ってください．

看護師　（患者さんに向かって）これから先生にテレビ電話かけますからね．
　　　　　（装置を操作して）先生，○○です．△△さんの家からです．セッティングOKです．いつでも始められますが，どうしましょうか？

医　師　（テレビ電話には登場せず，声だけで）ちょっと待ってね．バイタル測っといて．
　　　　　★接続の時刻は計画済みだが，外来で別の患者を診察中だった
　　　　　★看護師は自動血圧計，体温計，パルスオキシメーターを使ってデータをメモ帳に記載
　　　　　（数分後）はい，こんにちは．△△さん，聞こえますか．

患　者　ああ先生ね．こんにちは．

医　師　どうですか．わたし，みえますか？

患　者　半分しかみえない．

医　師　（カメラの向きを調整）今度はどうです？

患　者　ああ，（ちょっと顔を下げて挨拶）こんにちは．

医　師　暑い日が続いてるけど，どうですか．

患　者　風が入るから，……なんとか．

医　師　飲んだり，食べたりはどうです？

患　者　どうにか．麦茶飲んだりしてます．
医　師　この前行った時，食欲無いって言ってたけど？
患　者　暑くて動けないしね．昼間は水のむと，もういっぱいで．
　　　　朝の涼しいうちに，ちょこっと．茶碗半分だね．
医　師　呼吸はどうですか？
看護師　いき，苦しい？（患者の答えが一瞬遅れたので，看護師が再確認）
患　者　なんともない．
医　師　○○さん．酸素どうだった？
看護師　ルームエアでサチュレーション，92でした．
医　師　手のひらの湿り具合は？
看護師　乾いてます．
医　師　お熱あるかなぁ？
患　者　無いと思う．（奥さんのほうを振り向いて）なあ．
奥さん　えぇ．
看護師　さっき計ったら，37度4分でした．
医　師　いつもより少し高いね．ご飯食べてないしね，みず足りないかもね．
　　　　バイタル教えてください．
看護師　血圧は108の52，脈は87で整です．
医　師　△△さん．口は渇きますか？
患　者　のどは渇いてないよ．
医　師　口の中がかさかさしたりしない？
患　者　つばが出ないから，食べられないんかな．
医　師　そしたら，眼瞼結膜を見せてもらいましょう．
看護師　（右手でカメラを持って，左手で瞼を押し下げる）これでいいですか．
医　師　ああ，貧血はなさそうだね．
　　　　口も見せて．
看護師　口あけて．べろ出してね．
医　師　白く，舌苔ついてるね．○○さん，あとで口腔のケアしておいて下さい．
　　　　・・・・・・・・・
　　　　（数分かけて，身体各所を看護師の操作するカメラでチェック）
　　　　（看護師が電子聴診器で呼吸音を録音してマイクの前で再生したあと）
　　　　・・・・・・・・・
看護師　先生，背中に褥瘡できそうになってるようです．
医　師　どれ，カメラで写して．
　　　　（看護師が患者の体位を変えてカメラで患部を写す）
　　　　△△さん．ここ痛いですか．
　　　　○○さん．赤いところ圧してみて．

【総論】Ⅳ　テレビ電話を用いた在宅医療のコミュニケーション

	痛いですか？
患　者	なんともない．
医　師	奥さん，いつ頃からこうなってました？
奥さん	そうね…2，3日前から少し赤紫になって．
医　師	○○さん．奥さんに予防法教えといてください． 奥さん，他に何か気付いたことある．
奥さん	時々夜中に眠れないって言って，眠り薬ずいぶん飲んでるみたいですけど．ぐうぐう大いびきかいてて．大丈夫ですかね？
医　師	薬袋には何粒ぐらい残ってる？
奥さん	これですけど． （看護師が袋の中身を手にとってカメラの前に出す）
医　師	あれ，もうほとんど無いね．肺の薬はだいぶ残ってるけど． 睡眠薬は余分に飲むとまずいんで．今度行ったら，どうやって飲んでるか良く教えてね． （患者は無言でうなずく） 今日は少し脱水気味だから，点滴1本追加しときますね． ○○さん，×××を500，たんみでしといてください． △△さん．来週の火曜日に診察に行きますね．お大事に．
患　者	はい．
奥さん	宜しくお願いします．
看護師	それじゃ切りますね．
医　師	次のところに行ったら，また連絡してください．

V 遠隔診察の技術的環境

郡　隆之

要約

　遠隔診療で使用する機器では動画の画質，動画伝送機器，バイタル取得機器，電子カルテ，地域医療連携パスを解説した．通信手段では有線通信，無線通信，各種通信サービスの種類について把握しておく必要がある．セキュリティ対策としてはネットワーク関係，遠隔医療機器端末の管理の2点を抑えておくべきで，通信の盗聴，傍受に関する法律，情報セキュリティポリシーを考慮したシステム構築が望まれる．また，遠隔医療機器を導入しただけでは遠隔診療のシステム構築には至らず，実診療を稼働させる際には，初期設計，システム構築，トライアルの手順を踏む必要がある．最後に遠隔医療に関連する法令，ガイドラインについて解説した．

1．遠隔診療機器

(1) 機器概論

　遠隔診察で使用する機器について概説する．遠隔診察で一般的に行われているものは，問診，視診，聴診，バイタル測定である．圧センサーなどの特殊な装置を用いれば，技術的には触診も可能であるが，臨床的に汎用化されていない．本セッションでは，問診，視診，聴診，バイタル測定についての機器説明を行う．

　問診は音声，視診は画像（静止画，動画）のリアルタイムな伝送が必要である．患者の発音，息遣いなどの聴診はマイクで情報収集が可能であるが，胸部，腹部聴診には電子聴診器を用いる（図1）．

　遠隔診察は電話診察と区分けされており，音声ならびに画像の両方を必要とするため，テレビ電話，Skypeなどのインターネットフォンやテレビ会議を用いて問診，視診，聴診が行われている．固定電話，携帯電話などによる音声のみの診察は電話診察であり，遠隔診察からは除外される．

　バイタル測定は，市販および専用の機器を用いて行われる．遠隔診療時にリアルタイムに測定する方法と，データベースに遠隔登録して管理閲覧する方法がある．

(2) 動画の画質

　遠隔診察では動画の画質が重要となる．動画の画質を決定する要素として解像度，フレームレート，ビットレートについて解説する．

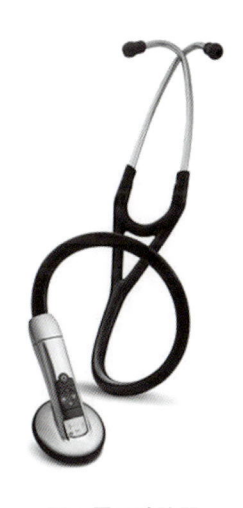

図1 電子聴診器
3M™ リットマン™ ステソスコープ Model 3200
スリーエム ヘルスケア株式会社提供

1) 解像度

動画のサイズで，色情報（色調や階調）を持つ最小単位をピクセル（pixel，画素）で表記する．640×480 ピクセルの画像は，横 640 個，縦 480 個の点を並べて表示されていることを示す．

VHS 等では水平解像度 300 程度，家電製品の DV では 720×480 が採用されている．現在の遠隔診察では 320×240 程度の解像度が用いられることが多いが，通信速度の向上に伴い動画のハイビジョン化が進んでいる．

モニターの画面解像度の規格の一部を記載する．

- QVGA（Quarter-VGA）320×240
- VGA（Video Graphics Array）640×480
- XGA（eXtended Graphics Array）1024×768 iPad が採用
- FHD（フル HD）1920×1080　AV 用途において現在主流

2) フレームレート

動画が 1 秒間にどれだけの静止画（フレーム）で構成されているかを示すもので，fps で表記する．

日本で使用されているテレビ動画は NTSC 規格で約 30fps，映画は 24fps である．テレビ会議では顔を写すだけなら 1-5fps 程度で十分である．遠隔診療で使用する場合は通信環境および使用目的によってフレームレートを調整して使用する．

3) ビットレート

1 秒間に流れるデータ量を表し，数値が大きいほど画質が良く，kbps，Mbps で表記する．

DVD で 1.5Mbps～9Mbps 程度である．インターネット上では回線速度が制限されているため，低ビットレートで高画質を得るために画像圧縮処理が行われている．MPEG4，H.264 などは画像圧縮処理方法の名称である．遠隔診療では使用する回線速度を考案してビットレートを調節する必要がある．

伝送動画の画質は通信環境に依存するため，使用可能な通信環境に合わせて画質を設定する必要がある．通信サービス業者が提示している最大通信速度と実平均通信速度には通常隔たりがあることが多いため，通信速度を実測して使用可能な画質を決定するべきである．

(3) 機器解説

以下に機器の解説を行う．

1) 動画伝送機器

① テレビ電話：電話にビデオカメラとビデオモニター画面を組み合わせ，相手の顔を見ながら会話が可能な電話の総称である．固定電話（ISDN，アナログ回線，IP 電話），携帯電話・PHS で利用可能である．

② ISDN テレビ電話：テレビ電話開発当初の主力製品であった．30 万画素程度の解像度を持つカメラを搭載し，画像は最大 704×408 ドット，秒間最大 15 フレームの動画表示が可能である．デジタル回線交換であることより送受信時のデータの損失がほとんど無い．カメラ付き携帯電話端末を利用したテレビ電話と比較し画面が大きく解像度も高い．近年ブロードバンドの普及に伴い IP テレビ電話への交代が進んでいる．

③ IP テレビ電話：ビデオ信号を IP（Internet Protocol：インターネットプロトコル）ネットワークで伝送する．ブロードバンド回線に接続し，1 秒間に 15-30 フレーム程度の送受信が可能である．光ファイバーを用いると，動画のコマ落ちはほとんど認められず，良好な画質を伝送可能である．近

年固定テレビ電話の主力となっている．

注) Voiceover Internet Protocol(VoIP)：音声を圧縮しパケットに変換した上でIPネットワークでリアルタイム伝送する技術である．動画および音声を伝送する場合は，Video and Voice over Internet Protocol (VVoIP) と呼ぶこともある．

④携帯電話を用いたテレビ電話：FOMAに代表される第3世代携帯電話でテレビ電話が可能である．無線通信のため通信速度が遅いため，有線回線を使用する固定電話と比べて解像度やフレームレートが低く低画質である．動画圧縮はMPEG-4ビジュアルを用いており，FOMAは1秒間に15フレームの伝送速度である．

⑤テレビ会議

複数の遠隔地を結んで双方向の画像および音声による会議を行うことをいう．会議向けに設計されているという点で個人向けのテレビ電話とは異なる．ビデオ会議とも呼ばれる．

1980年代は，ISDNネットワークを利用したテレビ会議システムが主流であった．1990年代後半から専用装置から，汎用のハードウェアとソフトウェアを利用したものに開発が進み，IPベースのテレビ会議の登場と，効率的なビデオ圧縮法の開発により，現在ではパーソナルコンピュータによるテレビ会議が主流になりつつある．

パーソナルコンピュータなどを用いてインターネット網で行うテレビ会議はWeb会議とも呼ばれる．近年では遠隔医療専用のテレビ会議システムも開発され実臨床使用されている（図2)[1]．

国際電気通信連合（ITU）は，テレビ会議に関する3つの標準規格を策定している．

・ITU H.320：ISDN上のテレビ会議の規格．人工衛星によるネットワークにも使われる．
・ITU H.323：Internet Protocol (IP) 上テレビ通信の標準規格．VoIPにも適用される．
・ITU H.324：公衆交換電話網上でのアナログのビデオ転送規格．

現在ではH.323プロトコルが主流になりつつある．

2) バイタル取得機器

現在，遠隔で患者のバイタルを取得する機器は，市販の汎用製品および専用機器が各種開発されている．生体情報センサーとしては，体温，血圧，心拍数，心電図，酸素飽和度，呼吸量，血糖値などを測定可能な遠隔機器が存在する（図3）．

また，ベッドサイドモニタなどを介して，心電図，血圧，呼吸量，血中酸素飽和度，体温，中心静脈圧，炭酸ガス濃度，12誘導心電図情報などを取得することも技術的に可能である．医用波形の標準化については，非営利団体・医療波形情報互換性促進プロジェクトにより，心電図，脳波，呼吸波形など医用波形を相互利用するための標準規約として

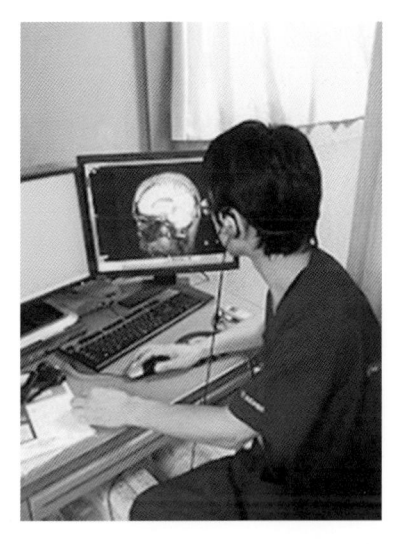

図2 テレビ会議システム付き遠隔画像診断（Viewsend RAD）

【総論】 Ⅴ 遠隔診察の技術的環境

「医用波形標準化記述規約」を定め，その仕様の策定が進んでいる．

これらのセンサーをパーソナルコンピュータや携帯電話，専用機器へ接続し生体情報をリアルタイムあるいは非リアルタイムに診察側に伝送する．非リアルタイムな伝送の場合，各測定器のメモリに蓄積されたデータを，USBや，Bluetoothで遠隔医療端末に接続し，サーバに送信する．診察側はサーバにアクセスしデータを閲覧する．

2006年に健康機器や医療機器のデジタル化促進と通信規格の統一を進めるためにインテルの提唱によりコンティニュア・ヘルス・アライアンスが設立された．個人が利用する血圧計・体重計や医療機器と連動したソフトウェアやサービスなどを連携することでパーソナルヘルスケアの質的向上を目指している（図4）．2011年3月現在参加メンバー企業は全世界で236社にのぼっており，規格の標準化が進んでいる．

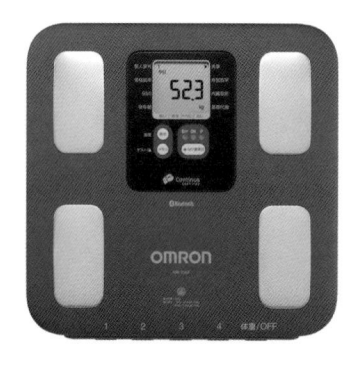

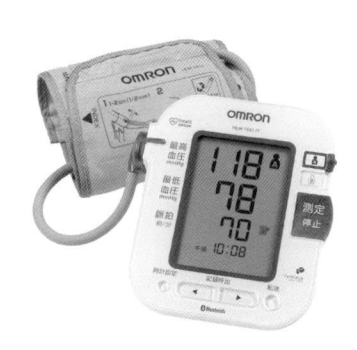

図3 （左）コンティニュア対応体組成計　HBF-206-IT
　　 （右）コンティニュア対応体血圧計　HEM-7081-IT
オムロンヘルスケア株式会社提供

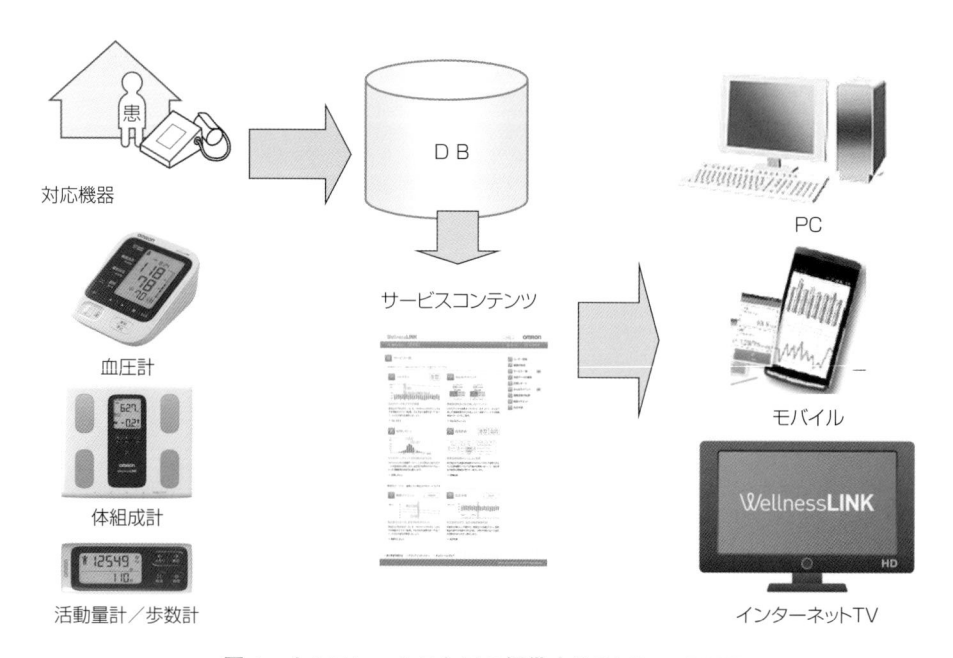

図4 オムロンヘルスケアの提供するWellnessLINK

3）電子カルテ，地域医療連携パス

遠隔診療で行われた医療情報を多職種・複数医師で共有するためには，複数地点で診療記録や治療内容の閲覧が行えるシステムが必要で，紙ベースでは困難でありIT化を進める必要がある[2]．現在IT化が進んだ地域ではWeb上などで運用可能な電子媒体の地域連携パスが開発されて運用されている．

また，電子カルテは，診療所規模では施設外からの閲覧や指示出しが可能なシステムが開発されており，病院規模でもオプションで施設外からの閲覧が可能なシステムが存在する．

現在，クラウドシステムの開発が進んでおり今後は携帯端末などで簡単に情報共有が可能な時代が来るものと思われる．

2．通信手段

遠隔診察を行う場合の通信手段は，有線あるいは無線の通信回線に機器を接続し，通信回線業者などが提供する通信サービスプロバイダーの提供する通信サービスを用いて情報を伝送する．遠隔診療機器を通信回線に接続したのみでは通信を行うことはできず，通信サービスに加入している必要がある．通常は通信回線設置時に通信サービスを同時に加入していることがほとんどである．

インターネットを利用する際は外部の通信回線に施設内で回線終端装置やモデムを接続しインターネット用の接続回線（LAN：Local Area Network）を構築し，遠隔診療機器を有線あるいは無線で接続するか移動体通信（W-CDMA，CDMA2000，WiMAX）による無線通信でアクセスする．LANへは有線の場合LANケーブル，無線の場合はWiFiやBluetoothで接続する．

有線通信，無線通信，通信サービスについて概説する．

（1）有線通信

1）アナログ電話回線

通常の電話回線．通信速度が低速であり遠隔診療にアナログ電話回線を用いることは，現在はほとんどない．

2）ISDN（Integrated Services Digital Network）

交換機・中継回線・加入者線まで全てデジタル化された，パケット通信・回線交換データ通信にも利用できるデジタル回線網である．公衆交換電話網と比べて，高速で高品質な回線サービスを提供する．VoIPよりも音声品質は安定している．しかし現在IP方式が主流になっておりに2025年頃でサービスが廃止される予定である．

3）ブロードバンド（broad band）

ISDNよりも速い通信速度の回線に対して用いられる．対義語はナローバンド（narrow band）．

① ADSL（Asymmetric Digital Subscriber Line）

アナログ電話回線を使用している．上り（アップリンク）と下り（ダウンリンク）の速度が非対称（Asymmetric）な高速デジタル有線通信技術である．

② CATV（Cable Television，あるいはCommunity Antenna Television）

ケーブルを用いて行う有線放送，インターネット接続，固定電話なども含む複合的なサービスを指す．通信ケーブルには同軸ケーブル，光同軸ハイブリッド，光ファイバーが用いられ，ADSLに比べて距離による速度低下が少ない．光ファイバー伝送はFTTH（後述）とも呼ばれ現在主流である．

③ FTTH（Fiber To The Home）

光ファイバーを伝送路として一般個人宅などへ直接引き込む，光通信網のことである．広帯域（主に100Mbps-1Gbps）の常時接続サービスを主に提供している．商用サービスでは，理論最大値100Mbpsが主流であるが平均実効速度は10〜50Mbps程度で地域差も見られる．

(2) 無線通信

1) 移動体通信

片方または両方の端末が移動することのできる電気通信の総称である．本邦では主に以下の4つの方式がある．

① W-CDMA（Wideband Code Division Multiple Access）：第三世代携帯電話(3G)の無線アクセス方式の1つである．NTTドコモのFOMA，ソフトバンクモバイルのSoftBank 3G，イー・モバイルで採用されている．

② CDMA2000：Wideband cdmaOneとも呼ばれる第三世代携帯電話の無線アクセス方法の1つauで採用されている．

③ WiMAX（ワイマックス，Worldwide Interoperability for Microwave Access）：無線通信技術の規格のひとつである．人口希薄地帯や，高速通信回線の敷設やADSL等の利用が困難な地域での接続手段として期待されている．近年は，高速移動体通信用の規格も策定されている．

④ 衛星通信：現在汎用化はされていない．

2) 無線LAN（Wireless LAN）

無線通信を利用してデータの送受信を行うLANシステム．米国電気電子学会（IEEE）で規格統一されたIEEE 802.11シリーズが普及しており一般的に利用されている．同義で使用されることの多いWi-FiはIEEE 802.11機器に関する業界団体であるWi-Fi Allianceによる相互接続性の認定の名称である．

3) 無線PAN（Wireless Personal Area Network）

無線通信を利用してデータの送受信を行う近距離無線通信システムのこと．20mから30m程度の無線通信ネットワークに用いられ，無線LANに比べて実用範囲が狭い．Bluetoothは，無線PANの1つである．

(3) 各種通信サービス

1) ISDN

ISDNテレビ電話，ISDNテレビ会議で使用．

2) インターネット接続サービス

ISDN，ADSL，FTTH，移動体通信回線で利用可能．インターネット接続サービスプロバイダーが提供するサービスに加入する必要がある．IPテレビ電話，IPテレビ会議，Skypeなどで使用．

3) 専用回線接続

ISDN，FTTH，ケーブル回線などで利用可能である．セキュリティが高いが高コストである．近年は汎用回線をソフウェアで専用回線化するVPN(Virtual Private Network：仮想専用線）サービスが主流になりつつある．

3. セキュリティ

(1) セキュリティ対策

ネットワーク上の音声・動画・情報の安全性や安定性はサービス提供者側が確保しなければならない．セキュリティ対策が問題にな

るのは主に，1) ネットワーク関係，2) 遠隔医療機器端末の管理の2点である．

1) ネットワーク関係
①インターネット

インターネットの通信は通常暗号化されておらず，中継点で盗聴が可能であるという欠点を有している．通信情報を暗号化して盗聴を防ぐことができる．また，コンピュータが外部と接続されていることは，悪意のある人間による不正アクセスの危険性がある．

不正アクセスにより，故意にコンピュータを破壊したり，正規ユーザになりすます「なりすまし」，データを改竄したりすることが可能である．不正アクセスに対してはファイアウォールを設置し監視・遮断するが，パスワードクラッキングとセキュリティーホールの攻撃の二つがあり，これに対する対策を講じる必要がある．

不正アクセスは「不正アクセス行為の禁止などに関する法律（いわゆる不正アクセス禁止法）」が整備され犯罪であるという法的根拠が整った．ネットワークのセキュリティを高める方法として専用回線の使用が挙げられるが，近年はVPNを利用することが多くなった．

VPNは通信事業者のIP網や公衆回線網を，暗号化技術などを使ってあたかも専用線のように利用する技術である．現在VPNには，インターネットを介し自前でVPNを構成するインターネットVPNと，ISPが提供するIP網を利用するIP-VPNの二種類が主流である．VPNで利用されるプロトコルには，SSH/TLS/SSL/SoftEther/IPsec/PPTP/L2TP/L2F/MPLSなどがある．

さらに，インターネットを使用することでコンピュータウイルスに感染する危険性があるため，ウイルス対策は必ず講じるべきである．

②移動体通信

第3世代携帯電話の規格では，新しい暗号化技術が採用されている．NTTドコモ，ソフトバンクモバイル，イー・モバイルが採用しているW-CDMAでは，暗号化技術としてKASUMIを，auのCDMA2000では，無線LANのセキュリティにも採用されているAES（Advanced Encryption Standard）を使用している．両者とも解読する手段が確立しておらず，2012年1月現時点では安全とみなされている暗号システムである．

2) 遠隔医療機器端末の管理

ネットワークを介さず，遠隔診療機器本体および本体内のデータに直接攻撃する方法に対してもセキュリティを講じる必要がある．機器本体の盗難防止対策や，機器本体設置場所から直接データを盗難されないように，本体の電源の消し忘れを防いだり，パスワードによるロック，ソーシャルエンジニアリング対策などを講じる．

(2) 通信の盗聴，傍受に関する法的整備

盗聴は会話や通信などを，当人らに知られないよう聴取・録音する行為である．刑事訴訟法上の盗聴は公開をのぞまない人の会話をひそかに聴取または録音することと定義される．この定義の対象は会話限定で，会話そのものの盗聴と有線通信の盗聴に区分される．一方，傍受は通信内容を，本来の送受信者に知られているかにかかわらず，聴取する行為である．

有線回線上に盗聴器を仕掛けて情報を盗聴すると，有線電気通信法，電気通信事業法に抵触することになる．無線通信において，他人の通信を傍受することは合法行為であり，盗聴とは区別される．携帯電話の傍受は電気

通信事業法で禁止されているが，無線LANは，有線電気通信法違反にはならず，現行法の中では取り締まるものがない．これは，無線の性質上，部外者にも聴かれることを前提としているため単にこれらの無線通信を傍受することを直接は禁止していない．ただし，暗号化された無線LANなどを悪用する目的で解読した場合やその盗聴した内容を第三者に漏らしたりした場合には，電波法違反となる．また，インターネット接続事業者のサービスを利用したインターネット通信は，電気通信事業者の取扱中に係る通信の秘密に該当し，電気通信事業法で保護される．

上記の詳細については，以下の法律の条項について法的整備がなされている．
・有線電気通信法：第9条，第14条
・電気通信事業法：第4条，第104条
・電波法：第59条，第109条

(3) まとめ

オンラインアクセスする場合，メッセージ認証による改竄検知・相互認証機能による成りすまし防止・暗号化による盗聴防止等を実現する必要があるが，医療IT分野では現在標準化の途上である．現状では適用可能なレベルを保持した環境構築が必要である[3]．

上述した問題点に対しては情報セキュリティポリシーを策定することで，遠隔診療の運用の安全性が増す．

情報セキュリティポリシーには一般的なものとして以下の標準がある．
・情報セキュリティポリシーに関するガイドライン
・BS7799
・ISO/IEC17799（JIS X 5080）
・GMITS
・ISMS適合性評価制度

4. 使用上の注意事項

遠隔医療機器を導入しただけでは，遠隔診療のシステム構築には至らない．実診療を稼働させる際には，初期設計，システム構築，トライアルの手順を踏む必要がある[4]．筆者が構築した遠隔診療システムの経験もふまえて概説する[5]．

(1) 初期設計

1) 遠隔診療の内容の定義

どのような場面で，どのような遠隔診療を行うのかを明らかにする必要がある．また，対面診療で行う項目と遠隔診療で行う項目を明確化する．

2) 使用者

診察側および受診側が誰になるかは使用システムに影響を及ぼす．受信側だけでなく使用側のITリテラシーも事前に調査する必要がある．受診側のITリテラシーが低い場合は，サポート体制の構築を考慮する．

3) 遠隔診療に必要な機器の選定

行おうとする遠隔診療に必要なシステムを明確化する．専用端末を使用するか汎用システムを使用するか，ハードウェアを用いるのかソフトウェアを用いるのかなど検討が必要である．

4) 通信回線の選定

遠隔診療に必要な通信速度を確認し，適切な通信手段を決定する．有線通信か無線通信かも決定しなければならない．

5) コスト計算

導入・維持コストの見積もりを行い，システム構築がコスト的に可能か検討する．

(2) システム構築

ハード面とソフト面の2点に分けてシステム構築する．構築時に双方相容れない事象が生じる可能性があるため，双方向面からシステム構築の検証を行い柔軟な対応が求められる．

1) ハード面

初期設計を満たす項目のシステムを構築する．構築後は，操作性，システムエラー，音声や動画のタイムラグや音声のハウリングがないかなど確認する．無線を使用する場合は使用場所で通信が確立されるか通信速度が十分か現場検証を行う．

2) ソフト面

遠隔診療を運用するためには，担当部門の設置，運用方法の策定，使用者の教育，プライバシー，セキュリティ，患者及び家族への同意，トラブル時の対応，定期的な運用会議の開催についてシステム化を図る必要がある．

①担当部門の設置

施設内で，直接使用者だけでなく関連部署や医療情報部などシステム管理者を含めて運用チームを作り担当部門を設置する．担当部門はヘルプデスクも兼ねる．複数施設で運用する場合は，事務局を設置する．

②運用規定

遠隔診療を行う施設内部の運用規定を設けて使用方法を標準化する．他の施設や地域全体で行われる場合は外部の運用規定も合わせて策定する必要がある．特に外部運用規定は各施設で施行可能か確認が必要であるため，協議会などを設けて定期的な打ち合わせが必要である．システムが使用されることが重要であるため，参加者の意見に柔軟に合わせて運用規程を策定する．

③使用者の教育

診察側と受診側双方が，診療機器の使用方法を熟知する必要がある．特に医療従事者は遠隔診療の特徴を理解し，テレメンタリングなどの必要な技術および知識を身につけておくべきである[6]．使用マニュアルの作成や講習会などを開催し使用者のリテラシーを高める必要がある．

④プライバシー，セキュリティ

患者のテレビ画像を伝送する場合等においては，患者側のプライバシー保護には慎重な配慮を行う．特に，患者の映像の撮影，情報の保管方法については，患者側の意向を十分に斟酌する[7]．また，通信が施設のセキュリティに抵触しないか確認が必要である．施設内で遠隔診療における情報セキュリティポリシーを策定しておくと良い．

⑤患者及び家族への同意

遠隔診療の開始に当たっては，患者及びその家族等に対して十分な説明を行い，理解を得た上で行う．特に，遠隔医療機器の使用方法，特性等については丁寧な説明を行う．説明時に遠隔診療システムを実際に供覧することで，理解度は深まる[7]．

⑥トラブル時の対応

遠隔診療は，離れた2地点で行われるため，診療先でシステムに問題などが生じた場合対面で対応することが不能である．遠隔医療機器が故障した場合における対処方法について，あらかじめ患者側及び近隣の医師又は歯科医師と綿密に打ち合わせ，取り決めを交わしておく必要がある[7]．

⑦定期的な運用会議

システムを安定稼働させるためには，問題事項の把握と改善が必要で定期的に運用会議を開催する必要がある．特にシステム稼働直後は問題が多発しやすいので，短期間に複数

回開催するべきである．

(3) トライアル

実稼働前に必ずトライアルを行うべきである．トライアルで生じた想定外の問題やシステムエラーを改善し，安全性を得られた段階で実稼働する．また使用者のリテラシーによっては運用方法を変更せざるを得ない場合もある．

5. 法令，ガイドライン

身体・健康に関するセンシティブ情報を含めた個人情報の取扱いに関しては関係法令が制定され，また関係省庁からもガイドラインが公表されている．

遠隔医療に関連する法律やガイドラインを掲載する．

・個人情報の保護に関する法律（平成 15 年 5 月 30 日法律第 57 号）．
http://law.e-gov.go.jp/htmldata/H15/H15HO057.html
・医療・介護関係事業者における個人情報の適切な取扱いのためのガイドライン
http://www.mhlw.go.jp/topics/bukyoku/seisaku/kojin/dl/170805-11a.pdf
・医療情報システムの安全管理に関するガイドライン第 4.1 版
http://www.mhlw.go.jp/shingi/2010/02/dl/s0202-4a.pdf
・ASP・SaaS 事業者が医療情報を取り扱う際の安全管理に関するガイドライン第 1.1 版
http://www.soumu.go.jp/main_content/000030806.pdf
・在宅等への遠隔診療を実施するにあたっての指針 2011 年度版（日本遠隔医療学会）
http://plaza.umin.ac.jp/~jtta/cgi-bin/event_attach/1301535414_279901.pdf
・情報通信機器を用いた診療（いわゆる「遠隔診療」）について（一部改正平成 23 年 3 月 31 日）
http://www.mhlw.go.jp/bunya/iryou/johoka/dl/h23.pdf

● 文　献 ●

1) 嗣江建栄，荻原勝弘，大塚次男．遠隔画像診断の実践−画像診断管理加算 2 の取得事例−．日本遠隔医療学会雑誌 2008；**4**（2）：357-8.
2) 郡隆之．栄養と胃ろうの地域連携の IT 化にむけて．日本遠隔医療学会雑誌 2009；**5**（2）：126-7.
3) 総務省関東総合通信局．医療現場におけるネットワーク構築に関する調査研究報告書
http://warp.ndl.go.jp/info:ndljp/pid/235321/www.kanto-bt.go.jp/shiryou/inquiry/1603.html
4) 郡隆之．遠隔医療の開発におけるフレームワークの構築．日本遠隔医療学会雑誌 2005；**1**（1）：86-67.
5) 郡隆之，矢内正男，石田智之，藤塚勲，白井豊，加藤一郎，星野巳喜雄，嗣江建栄．沼田利根医師会．病院群輪番制参加病院を中心とした遠隔医療技術を用いた地域救急医療ネットワーク基盤の構築．日本遠隔医療学会雑誌 2010；**6**（2）：125-8.
6) 日本遠隔医療学会編．テレメンタリング双方向ツールによるヘルスケア・コミュニケーション，中山書店，東京，2007.
7) 厚生労働省：情報通信機器を用いた診療（いわゆる「遠隔診療」）について（平成 9 年 12 月 24 日健政発第 1075 号）
www.mhlw.go.jp/stf/houdou/...img/2r9852000001607e.pdf

各 論

VI 遠隔診療の実際

1. バイタルサイン

斎藤 勇一郎・山口 義生

1. バイタルサイン

要約

バイタルサインとは，生体の機能を診るために不可欠な呼吸と循環の状態を示す徴候である．意識状態は脳の血流の状態やその機能を示している．意識レベルはモニターの観察と会話により一部は評価が可能である．体温は主要な臓器での熱産生とその熱を運ぶ血液循環を反映するものである．脈拍と血圧では，心血管系の機能を知ることができる．脈拍と血圧は，自動血圧計で測定可能であるが，意識障害や麻痺のある患者では介助者の協力が必要である．呼吸は呼吸機能の指標となる．パルスオキシメーターにて酸素飽和度を測定して，呼吸状態を評価できる．

バイタルサインは，全身状態を把握するうえで最も基本的なもので，遠隔医療においても必ず観察しなければならない．

(1) 対面診療と遠隔診療の比較

	対面診療	遠隔診療
バイタルサイン	**意識状態** 視診，問診，痛み刺激を与え評価する． **体温** 腋窩で測定． **脈拍** 橈骨動脈を触知し，15秒間数え，4倍する． **血圧** 水銀血圧計，アネロイド血圧計，自動血圧計を使用し測定． **呼吸（SpO$_2$）** 視診に加え，打聴診が可能． **浮腫** 視診・触診で評価．	**意識状態** 一部は訪問看護師などの協力が必要． **体温** 測定可能． **脈拍** 自動血圧計，パルスオキシメーターを利用． **血圧** 自動血圧計で測定可能．一部は介助者・訪問看護師などの協力が必要． **呼吸（SpO$_2$）** パルスオキシメーターを利用． **浮腫** モニターで観察可能．一部は訪問看護師などの協力が必要．

(2) 対面診療のコツ

1) 意識状態

　記憶・認知・思考・判断・知覚などの脳の精神活動全般を反映し，人が生き生きとした精神活動を行っているかどうかを示す徴候である．意識状態を評価するためには問いかけをして反応をみる．刺激に対する反応を観察するためには，患者のベッドサイドにいる介助者や訪問看護師の協力が必要である．

　呼びかけに対して注意が鈍り，対象を正確に認知できず，質問や刺激等に適切に反応できなくなった状態が意識障害である．意識障害には，明るさ（清明度）の障害，広がり（意識野）の障害，内容の病的変化（変容）があるとされるが，その境界は必ずしも明瞭ではない．

　意識障害の程度は，古くは Mayo Clinic 分類（傾眠・混迷・半昏睡・昏睡）が使われていた．傾眠とは，うとうとして放置すれば眠り込んでしまう状態である．混迷は閉眼し臥床した状態で，強い刺激で覚醒する状態である．半昏睡は，強い刺激で顔をしかめたり，手足を払いのけたりする状態をいう．昏睡は，強い刺激にも反応がなく自発運度のない状態である．

　意識内容の病的変化が意識混濁である．代表的なものに，せん妄がある．幻覚などの異常感覚を伴い，不安焦燥などの情動変化や精神的興奮の加わった状態である．抑制のなくなったふるまいや言動もみられる．現在は，定量化して表現するために，Coma Scale（表1，2）が広く用いられている．

　テレビモニターから可能な意識レベルの評価方法

　開眼しているかどうか観察する．

　見当識（日時，場所，人）の検査をし，言語反応（会話の混乱，理解不能な応答，発語の有無）を観察する．

　見当識障害があるときは，名前や生年月日を尋ねる．

　上肢の挙上などの合目的な運動反応を左右で観察する．

　開眼していないときは，呼びかけて開眼するかどうか見る．

　呼びかけて開眼した時は，会話の理解と運動反応を観察する．

　以下は，介助者や訪問看護師の協力が必要である．

表1　Japan Coma Scale（JCS）による意識障害の評価

Ⅰ．刺激しないでも覚醒している状態（1桁で表現）	
1	だいたい意識清明だが，今ひとつはっきりしない
2	見当識障害がある
3	自分の名前，生年月日が言えない
Ⅱ．刺激すると覚醒する状態：刺激をやめると眠り込む（2桁で表現）	
10	普通の呼びかけで容易に開眼する：合目的な運動（例えば，右手を握れ，離せ）をするし，声も出るが，間違いが多い
20	大きな声または身体をゆさぶることにより開眼する：簡単な命令に応じる，例えば離握手
30	痛み刺激を加えつつ呼びかけを繰り返すと辛うじて開眼する
Ⅲ．刺激しても覚醒しない状態（3桁で表現）	
100	痛み刺激に対し，払いのけるような動作をする
200	痛み刺激で少し手足を動かしたり，顔をしかめる
300	痛み刺激に反応しない

表現の例：JCS Ⅰ-3，JCS Ⅱ-20，JCS Ⅲ-100 など

普通に呼びかけても開眼しない場合は，からだを揺さぶったり，痛み刺激（胸骨，手足の指の爪床を圧迫）を加え開眼するかどうか見る．痛みに対する言語反応や運動反応を観察する．Coma Scale（表1，2）で意識レベルを評価する．

表2　Glasgow Coma Scale（GCS）による意識障害の評価

観察項目	反応	スコア
開眼（E；Eyes Open）	自発的に開眼する	E4
	呼びかけにて開眼する	E3
	痛み刺激にて開眼する	E2
	全く開眼しない	E1
言語（V；Best Verbal Response）	見当識あり	V5
	混乱した会話	V4
	不適切な言葉	V3
	理解不能な音声	V2
	全くなし	V1
運動（M；Best Motor Response）	命令に従う	M6
	疼痛部位へ	M5
	逃避する	M4
	異常屈曲	M3
	異常伸展	M2
	全くなし	M1

表現の例：GCS 15（E4V5M6），GCS 12（E3V3M6），GCS 8（E2V2M4）など

表3　改訂版長谷川式簡易知能評価スケール（HDS-R）

1	お歳はいくつですか？（2年までの誤差は正解）		0 1
2	今日は何年の何月何日ですか？　何曜日ですか？ （年月日，曜日が正解でそれぞれ1点ずつ）	年 月 日 曜日	0 1 0 1 0 1 0 1
3	私たちがいまいるところはどこですか？ （自発的にでれば2点，5秒おいて家ですか？　病院ですか？　施設ですか？　のなかから正しい選択をすれば1点）		0 1 2
4	これから言う3つの言葉を言ってみてください．あとでまた聞きますのでよく覚えておいてください． （以下の系列のいずれか1つで，採用した系列に○印をつけておく） 1：a) 桜　b) 猫　c) 電車　　2：a) 梅　b) 犬　c) 自動車		0 1 0 1 0 1
5	100から7を順番に引いてください．（100−7は？，それからまた7を引くと？　と質問する．最初の答えが不正解の場合，打ち切る）	(93) (86)	0 1 0 1
6	私がこれから言う数字を逆から言ってください．（6-8-2，3-5-2-9を逆に言ってもらう，3桁逆唱に失敗したら，打ち切る）	2-8-6 9-2-5-3	0 1 0 1
7	先ほど覚えてもらった言葉をもう一度言ってみて下さい． （自発的に回答があれば各2点，もし回答がない場合以下のヒントを与え正解であれば1点） a) 植物　b) 動物　c) 乗り物		a：0 1 2 b：0 1 2 c：0 1 2
8	これから5つの品物を見せます．それを隠しますのでなにがあったか言ってください． （時計，鍵，タバコ，ペン，硬貨など必ず相互に無関係なもの）		0 1 2 3 4 5
9	知っている野菜の名前をできるだけ多く言ってください．（答えた野菜の名前を右欄に記入する．途中で詰まり，約10秒間待ってもでない場合にはそこで打ち切る）0〜5=0点，6=1点，7=2点，8=3点，9=4点，10=5点		0 1 2 3 4 5
		合計得点	

出典）大塚俊男，本間　昭監修：高齢者のための知的機能検査の手引き．ワールドプランニング，東京（1991）．

> **Tips** 意識状態はその顔貌と相まって疾患が重症か否かを判断するために役立つ．

意識障害に関連して，知能障害についても触れておく．一度発達した知能が低下する場合を認知症という．知能障害のスクリーニングをするためには改訂版長谷川式簡易知能評価スケール（HDS-R）や Mini-Mental State Examination（MMSE）が用いられる（表3，表4）．

MMSE の最高得点は30点満点であり，20点以下を認知症の疑い，21点以上を正常と判定した場合にもっとも高い弁別性を示す（sensitivity 0.93 specificity 0.86）．HDS-R は，認知症のスクリーニングを目的に作成されたものであり，得点による重症度分類は行わない．

ほとんどの質問が，モニターカメラを通して可能である．

表4 Mini-Mental State Examination（MMSE）

設問	質問内容	回答	得点
1（5点）	今年は何年ですか	年	0 1
	今の季節は何ですか		0 1
	今日は何曜日ですか	曜日	0 1
	今日は何月何日ですか	月	0 1
		日	0 1
2（5点）	ここの病院の名前は何ですか	病院	0 1
	ここは何県ですか	県	0 1
	ここは何市ですか	市	0 1
	ここは何階ですか	階	0 1
	ここは何地方ですか	地方	0 1
3（3点）	物品名3個（桜，猫，電車）		0 1
	《1秒間に1個ずつ言う．その後，被験者に繰り返させる．正答1個につき1点を与える．3個全て言うまで繰り返す（6回まで）》		2 3
4（5点）	100から順に7を引く（5回まで）．		0 1 2 3 4 5
5（3点）	設問3で提示した物品名を再度復唱させる		0 1 2 3
6（2点）	（時計を見せながら）これは何ですか		0 1
	（鉛筆を見せながら）これは何ですか		0 1
7（1点）	次の文章を繰り返す 「みんなで，力を合わせて綱を引きます」		0 1
8（3点）	（3段階の命令） 「右手にこの紙を持ってください」 「それを半分に折りたたんで下さい」 「それを私に渡してください」		0 1 0 1 0 1
9（1点）	（次の文章を読んで，その指示に従って下さい） 「右手を上げなさい」		0 1
10（1点）	（何か文章を書いて下さい）		0 1
11（1点）	（次の図形を書いて下さい）		0 1
		得点合計	

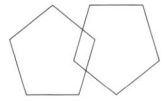

← （重なり合う五角形です）

（Folstein MF et al. J Psychiat Res 12: 189, 1975）

> **Tips** 高齢者の場合，転倒等により慢性硬膜下血腫や慢性硬膜外血腫により，徐々に進行する意識障害や認知機能の低下をきたすことがあるので注意する．

2）体温

体温は環境温度に関係なく36～37度に調整されている．これは，体温が体内における脳・心臓・肝臓・骨格筋の熱産生と皮膚・気道からの熱放散のバランスで，一定の体温となるように調整されているからである．このバランスの調整は視索前野・前視床下部の温度中枢が重要な役割を果たしている．

体温は電子体温計や水銀体温計を用いて，腋窩・口腔内・直腸内で測定が可能である．わが国では腋窩で測定することが一般的である．一般に腋窩で測定した体温は，口腔内より0.2～0.5度，直腸より0.6～1.0度低い．

体温は個人差が大きい．一般的には高齢者では低体温の傾向がある．日内変動があり，午前2-4時ごろが最も低く，午後2時から6時ごろにかけて最高となる．ただし，日内変動（日差＝1日の最高体温－最低体温）が1度を超えることはまれである．

発熱は37.1度以上の場合を異常（発熱あり）と判断する．しかし，体温は個人差が大きいことから，患者各々の体調が良好な時の体温の範囲を測定しておき，その範囲を超えた時は発熱がある可能性を考えた方がよい．在宅医療を受けている患者では，発熱の原因として誤嚥性肺炎や尿路感染が多い．

体温は35.0度未満を低体温とする．甲状腺機能低下症・下垂体機能不全・アジソン病では低体温を呈する．

体温の測定方法

体温測定時は，体温計の先端の測温部が腋窩の最深部に当たるようにする．腋窩をしっかり閉じておく必要がある．うまく上肢が動かせない患者では介助者の助けが必要な場合もある．

> **Tips** 発汗が強い場合は，汗をふいてから測定する．

3）脈拍

脈拍は心臓の収縮にともなう動脈の拍動を示す．脈拍の触診は循環器疾患の診察に有用であることが知られている．遠隔診療では，脈拍のリズム・大きさ・遅速を知ることは難しい．遠隔医療環境下では，脈拍数は自動血圧計やパルスオキシメーターで知ることができる．一般に，成人では脈拍数が60-80/分である．高齢者では少ない傾向がある．

脈拍数が100/分以上の場合を頻脈という．健康な人でも発熱時は脈拍数が増加する．体温が1度上昇すると，脈拍数は8-10/分増加するといわれている．脈拍が増加しやすい疾患は，心不全・貧血・甲状腺機能亢進症などがある．一方，脈拍が60/分以下の場合を徐脈と呼ぶ．病的な徐脈は，洞不全や房室ブロックなどの不整脈・甲状腺機能低下症・脳圧亢進で見られる．

> **Tips** 不整脈のある時は，脈拍数が少なく表示されることがある．訪問看護師が，聴診して心拍数を確認することも大切である．

4）血圧

血圧は循環器系の既往を示す指標であり，バイタルサインの中でも特に重要である．

高血圧治療ガイドラインでは，「血圧を測定する際，上腕で測定し，腕帯（カフ）が心臓の高さになるよう注意する」と記載がある．「厚手のシャツや上着の上からカフを巻

いてはいけない．また，厚手のシャツをまくり上げた時，上腕が圧迫されてはいけない」と記載されている．厚手のシャツの上からカフを巻き血圧を測定すると，大きな誤差を生じる可能性があり，注意が必要である．在宅の医療を受けている患者では，片麻痺などがあり ADL が低下していることから衣類を脱がせ，上腕で血圧を測定するには難しいことが多い．そのため，手首型血圧計を使用する場合が多いと考えられる．一般に，血圧は利き腕でない方で測定をするが，左右差がある場合には血圧が高い方の腕で常に測定することが望ましい．

Tips 手首型血圧計で測定する際は，手首（血圧計）は心臓（右房）の高さに置く必要がある．

不整脈（期外収縮）のある患者では，収縮期血圧は過大評価，拡張期血圧は過小評価されやすい．心房細動患者では正確な血圧測定が困難な場合も多いが，徐脈傾向がなければ比較的平均的な血圧測定値が得られる．可能な限り，3回以上繰り返し測定して不整脈の影響を減らす必要がある．

表5 家庭血圧の測定の方法・条件・評価

1. 装置	上腕カフ-オシロメトリック法に基づく装置
2. 測定環境	1）静かで適当な室温の環境[*1]． 2）背もたれつきの椅子に足を組まず座って（あるいはあぐら，正座で）1-2 分の安静後． 3）会話を交わさない環境． 4）測定前に喫煙，飲酒，カフェインの摂取は行わない． 5）カフ位置を心臓の高さに維持できる環境． 6）薄地の着衣の上にカフを巻くことは実用上許容される．
3. 測定条件	1）必須条件 　　a）朝　　起床後1時間以内 　　　　　　排尿後 　　　　　　朝の服薬前 　　　　　　朝食前 　　　　　　座位1-2 分安静後 　　b）就床前　座位1-2 分安静後 2）追加条件 　　a）指示により，夕食前，晩の服薬前，入浴前，飲酒前など． 　　　その他適宜．自覚症状のある時，休日昼間，深夜睡眠時[*2]．
4. 測定回数	1機会1回以上（1-3回）[*3]
5. 測定期間	できるかぎり長期間
6. 記録	すべての測定値を記録する
7. 評価の対象	朝各機会1回目の5日（5回）以上の平均値， 晩各機会1回目の5日（5回）以上の平均値， すべての個々の測定値およびそれらの平均値
8. 評価	高血圧　　　　朝・晩それぞれの平均値≧135/85mmHg 正常血圧　　　朝・晩それぞれの平均値<125/80mmHg 正常高値血圧　朝・晩それぞれの平均値 125/80mmHg 以上 135/85mmHg 未満

[*1] ことに冬期，暖房のない部屋での測定は血圧を上昇させるので，室温への注意を喚起する．
[*2] 深夜睡眠時の血圧を自動で測定する家庭血圧計が入手しうる．
[*3] あまり多くの測定頻度を求めてはならない．
注1 家庭血圧測定に対し不安をもつ者には測定を強いてはならない．
注2 測定値に一喜一憂する必要のないことを指導しなければならない．
注3 測定値に基づき，勝手に降圧薬の中止や降圧薬の増減をしてはならない旨を指導する．

高血圧治療ガイドライン 2009 より一部改変

> **Tips** 測定した血圧・脈拍は日付・時刻とともに，家族や介護者に記入用紙に記録してもらい，往診などの対面診療時に常に確認する．遠隔診療の時にも同じ確認をする．測定・記録してもらうことによって病状認識が高まる．

家庭血圧の測定方法についてのガイドラインを示す（表5）．

5）呼吸

安静時の呼吸回数は，健常人では16-20回/分である．そのリズムは規則正しく，深さは一定である．しかし，発熱時や呼吸器疾患・代謝異常を有する場合は呼吸回数が増加する．心疾患・脳卒中などではリズムが乱れる．テレビモニターで胸郭の動きを注意深く観察することで呼吸の異常を知ることが可能である．パルスオキシメーターを用いて酸素飽和度（SpO_2）を測定し，呼吸状態を評価する事もできる．

パルスオキシメーターによる酸素飽和度が正確に測定できない場合激しい体動がある．
測定部位が血流循環不足（腕や指の圧迫，末梢循環不全）やうっ血している．
血圧計をパルスオキシメーターと同じ腕に装着している．
測定用のセンサーに圧力をかけたり，強く握っている．
強い貧血．
周囲の光（照明灯，蛍光灯，直射日光など）が強すぎる．
電子機器（テレビ・電子レンジなどの電化製品や無線機）から電磁波の影響を受けた．
爪にマニュキュアなどをしている．

呼吸の観察方法

体位を確認する（呼吸困難時の起座位や側臥位などの特異的体位の有無を診る）．

胸部を露出して，呼吸の状態（型，リズム，速さ，深さ）を観察する．

呼吸回数を測定する（30秒数えて，2倍する）．

代表的な病的呼吸としては以下のような呼吸がある．

1) 起坐呼吸：仰臥位になると呼吸が苦しくなるため，起座位をとる．心不全で見られる．
2) 頻呼吸：呼吸は浅い．呼吸回数が増加した状態．
3) 無呼吸：10秒以上呼吸が止まった状態．睡眠時無呼吸症候群は代表的疾患である．
4) 過換気：呼吸は深く，呼吸回数も増加した状態．代謝性アシドーシスに伴うKussmaul大呼吸が有名である．
5) Cheyne-Stokes呼吸：呼吸は小さく緩徐な状態から次第に数と深さを増していく．その後，回数と深さが減少し，無呼吸となる．心疾患や脳卒中患者に見られる．

> **Tips** 視診は座位で真っすぐな姿勢で行う．前方，側方，背部から診る．重症のときは臥位で観察してもよい．

6）浮腫

浮腫とは組織間液の増加に伴い体表面から腫脹したように見える状態である．体内の水分貯留が進行すると，皮下浮腫ばかりでなく，胸水や腹水が見られるようになる．浮腫が局所に限局するか，全身性であるかを診ることは大切である．全身性浮腫の場合は，心性，肝性，腎性，内分泌性，悪性腫瘍などによ

る栄養障害性,特発性を鑑別する必要がある.

浮腫の出現した経過（一過性か,持続性か,日内変動の有無）や誘因（内服薬,水分摂取）を問診することは重要である.体重増加や尿量減少などの全身症状の有無も参考となる.

浮腫の見方

両側の足背部や脛骨前面で浮腫の有無を診る.

母指または示指〜環指の指腹で5秒以上圧迫し,圧痕の有無を観察する.圧痕があれば浮腫ありとする.介助者や訪問看護師による圧迫が必要である.

圧痕の深さにより浮腫1〜4度に分類する.

> **Tips** 足外果部は早期に浮腫が出現しやすい.大腿部内側や側腹部の浮腫は皮膚をつまむようにすると発見しやすい.

> **Tips** 触診では,往診など対面診療のたびに,家族や介護者に皮膚,患部を触知させ,状態把握のコツを教示することが,遠隔診療の際に生きる.

2. 遠隔診療の限界

（1）診察

細かい視診や電子聴診器も用いない聴診,打診・触診は,現状の遠隔診療では困難である.訪問看護師や介助者の手助けがあると,視診の範囲も広げることができる（たとえば,背部・手指・足指など）.

（2）血圧測定

家族や本人による血圧測定が重要である.できる限り自動血圧計を自宅に備えてもらう.特に,早朝高血圧のチェックが在宅血圧測定で必要である.著しい血圧上昇や低下の際には主治医へ連絡するように指導しておく.

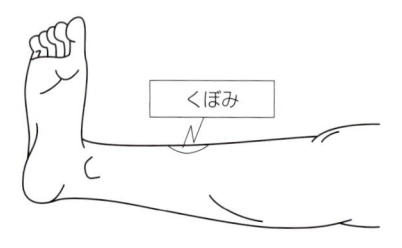

(＋) 正常の外観であるが,強く圧迫するとくぼみがみられる.

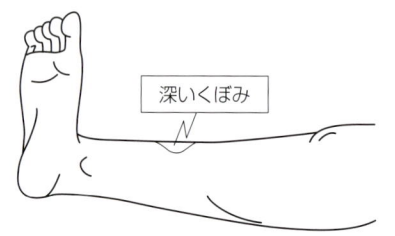

(＋2) 正常の外観であるが,圧迫すると深いくぼみがみられる.

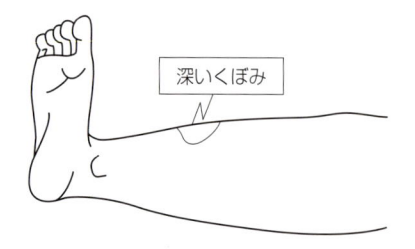

(＋3) 全体に膨れてくぼみも深い.

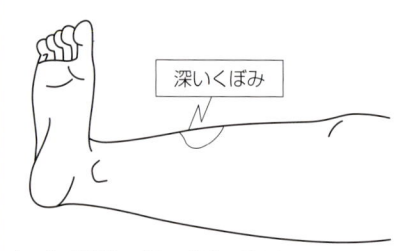

(＋4) 腫脹し,深いくぼみがみられる.

図1 浮腫の分類 1〜4度

(3) 酸素飽和度測定

在宅酸素療法中の患者は酸素飽和度測定が重要である．できる限りパルスオキシメーターを自宅に備えてもらう．著しい低下の際には主治医へ連絡するように指導しておく．

● 文 献 ●

1) 武内重五郎．内科診断学，改訂第17版，南江堂，東京，2011．
2) 医療系大学間共用試験実施評価機構．診療参加型臨床実習に参加する学生評価とされる技能と態度に関する学習評価項目2.5版 http://www.cato.umin.jp/index.html
3) 日本高血圧学会．家庭血圧測定の指針．ライフサイエンス出版，東京，2011．

2. 高温多湿期における在宅高齢者の栄養，水分管理

山口　義生

要約

1) ここ数年，異常気象で地域にもよるが，高温多湿の日が続いており，時に思わぬ急変を遂げる症例が散見される．4月で30℃以上になったり，5月に35℃の猛暑日になったりすることもある．一方，9月前半は30℃基調で，10月になって30℃を超える日もある．したがって，起こりうる脱水，食欲不振からくる栄養障害，熱中症の予防に対し十分な問診，身体診察が必要である．
2) さらに，診察時の湿度や温度，風の状況を念頭におけば，室内熱中症をある程度予防できる．在宅治療においては，家に冷房があるか，体感温度や備え付けの温度計にも連日関心をはらう必要がある．
3) 高温多湿期は，食欲も落ち，栄養障害をおこしやすく，褥瘡，肺炎が悪化し，致命的になることもある．同時に，原疾患の増悪や重症化にもつながる事がある．

1. 対象となる疾患

高温多湿が，原因となる熱中症や重篤な脱水症と極度な栄養障害．

2. 対面診療と遠隔診療の比較

対面診療	遠隔診療
問診	**問診**
食欲，水分摂取量，尿の回数，体温，汗のかき具合，室内の気象条件	自覚症状，水分摂取，食欲，体温，血中酸素飽和度，尿，便通，室内の気象条件
バイタルサイン	**バイタルサイン**
血圧，脈拍，体温，意識状態，血中酸素飽和度	血圧，脈拍，体温，血中酸素飽和度　顔貌
視診	**視診**
皮膚の性状	発汗，皮膚，血管の走行，頸静脈の怒張，貧血，発汗の有無，褥瘡
皮膚の緊張，色調，血管の状態，貧血の有無，筋萎縮の有無，浮腫の有無	
接続チューブの周辺や内容物の性状	
聴診	**聴診**
心音，呼吸音，腸音，頸部の聴診が有効	心音，呼吸音，腸音，呼吸音は，電子聴診器での聴診が有効
	腸音は聴診可能，心音は現存の機器では，困難

打診
胸水，腹水，無気肺，腸内ガス，腹壁脂肪

触診
腹部腫瘤の有無，動脈の拍動，圧痛の有無

神経診察
病的反射，眼球運動，振戦，痙攣，不随意運動

打診
通常は，訪問看護師の協力が必要だが，腹水の波動はある程度診断可能

触診
通常は訪問看護師の協力が必要だが，浮腫は，看護師の圧迫で診断可能である．

神経診察
通常は困難だが，神経内科専門医との遠隔ネットワークができれば，将来的には可能性もある．

3. 対面診療のコツ

(1) 問診

1) 現病歴

①これまでの経過

発症主病名，発症時期，診断のきっかけ，在宅医療の場合は，他院からの紹介が多いので，紹介状，文書の情報，処方薬を十分に念頭にいれ，基礎疾患，合併疾患を知っておく．最近の食欲，水分摂取，尿，便通異常などを中心に問診を行う．

> **Tips** 在宅高齢者は，この時期に脱水から急性心筋梗塞をおこし急変することもある．家族や介護者には，その旨，十分説明をし，室温や水分摂取を管理していただく．逆に脱水症状が出た際には，200mlから500mlの点滴を定期的に施行することで，全身状態の改善が，認められる事はよく経験するところである．

②脱水症状

高温多湿期は，室内の温度，風通し，体感湿度などの生活条件の把握が重要．高齢者は，自覚症状のないこともあり，食欲不振，下痢，嘔吐などのエピソードは，即，脱水状態を考える．

③熱中症

室内熱中症も考慮．猛暑日で多湿の条件は，それだけでも危険．冷たい水分がとれたか，入浴，清拭で多少なりとも体が冷やされたかの情報は必須．痙攣，意識障害などは重症熱中症を考慮に入れる．

④難治性褥瘡

難治性の褥瘡は，栄養障害を反映していると考えるべきである．とりわけアルブミン，鉄や微量元素などが，欠乏していることが多い．

> **Tips** 褥瘡，筋萎縮の状態は，訪問看護師に写真撮影をしてもらうことも必要である．

⑤るいそう

高温多湿期の急激な，るいそうは注意が必要．胸筋，腹直筋の萎縮が呼吸不全につながることもある．

> **Tips** これを十分観察しておれば，遠隔診療の際にも比較ができ役立つ．

(2) 生活習慣

高齢者は，冷房を嫌う傾向もあり，寒がりな患者は，夏でもストーブを使用する事もある．日常の食傾向，水分を摂取しない傾向な

ど.

> **Tips** 日頃からの生活状況を簡単に家族に記録してもらい,遠隔診療の際にそれを提示していただければ,役に立つ事が多い.

(3) 既往歴

手術歴,重篤な疾患を患っていないか.

(4) 家族歴

脳心血管疾患,血液疾患,糖尿病など.

(5) 身体所見

1) バイタルサイン

①低血圧

日頃に比べ,極度に血圧が低い場合,出血性疾患がなければ,脱水状態を考慮にいれ血行動態を考える.

②頻脈

脈拍がいつになく速い場合,心疾患からくる不整脈以外に感染症を伴う脱水状態も考慮に入れる.

③意識状態

無欲様顔貌,意識レベルの低下の際は,低Na血症を,易興奮性,痙攣など認められれば,高張性の脱水を考える.

2) 視診

①皮膚の緊張 (turgor)

皮膚の緊張の低下は,脱水症状を示唆するものとして有名である[1].また,皮膚の荒れた状況,いわゆる小さな挫創が,亜鉛欠乏を示唆する事もある.皮膚の色調が,全体に暗紫色で爪のチアノーゼがあれば,脱水による腸管動脈血栓などの重篤状態を考える.

②褥瘡

在宅高齢者の管理上,最も重要であり,栄養障害との関連性は,非常に深いものがある.表皮剥離を越えて,黄色壊死,黒色壊死,ポケットの形成にいたると難治性となり,背景には,アルブミンなどの蛋白欠乏や,鉄や亜鉛などの微量元素欠乏がある事が多い.感染の合併は,膿や滲出液の視診で容易に診断できる.広範に深くなれば一層,消耗性となり,一層の栄養状態の悪化につながる.

③筋萎縮

筋萎縮は,元来,廃用性のものや,神経,筋疾患に由来するものがあるが,徐々に進行するものもある.在宅医療では,数量的把握が困難であり,脂肪組織も含めとりわけ,腹部,下腿の筋の状態を注意深く視診する必要がある.気になるものは写真に撮っておく.

> **Tips** 写真での情報はあとの遠隔診療にも役立つ.数量的把握が困難な場合,経時的変化がわかるように写真を多くカルテに掲載しておくとよい.

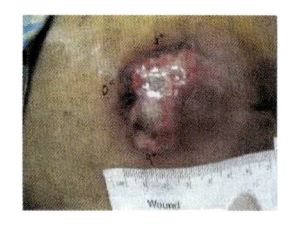

図1 感染を合併した褥瘡

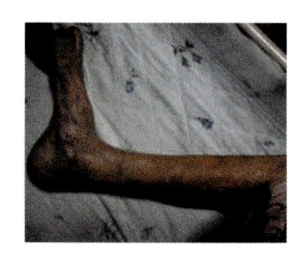

図2 下肢の筋委縮

④口腔

口腔の観察は特に重要である．在宅の患者は開口していることも多く，唾液，粘液，痰などの入念な様子を観察する．特に粘稠度，口腔の乾燥は，十分気を付ける必要がある．

Tips 口腔の診察は，特に重要で，先述の如く，在宅では，開口している患者が多く，その場合，痰が喉にきていないか，痰の色，粘稠度，口腔唾液の乾燥，舌の乾燥もみるように心がける必要がある．

⑤浮腫

在宅患者の浮腫は，心，肝が原因のものと，極度な低アルブミン血症や，血管外脱水などが考えられる．視診でもよくわかるが，脛骨動脈の触診でわかる事が多い．また，両足の浮腫が強く，脱水傾向にあるときは下大静脈の血栓も考える．その他，甲状腺機能低下による浮腫など他の要因も考える．

⑥貧血

眼瞼結膜の視診は，有力である．ただ個人差もあり，血液検査との乖離があることやあまりにも蒼白な場合は，内蔵出血による脱水がなければ心機能の極度な低下を考える．

⑦血管の怒張と虚脱

在宅高齢者の全身状態の悪化につれ，血管は変化をきたす．心不全の際の内頸静脈の怒張は有名である．最近は，腸閉塞であっても，胃管や胃瘻チューブでの在宅管理は増えつつあるが，脱水からくる血管の虚脱にも，気を付ける必要がある．また，血液が粘稠となり，採血が困難になることもあるが，これも脱水を示唆する兆候と考えられる．

⑧付属チューブなどの管理

高齢化に伴い，在宅においても胃瘻のみならず，採尿パック，CVポート，人工肛門，PTCDチューブを，在宅で管理する機会が増えている．常時観察することが重要で，そうすれば尿などの色からも脱水を知ることができる[2]．

⑨発汗

高温多湿の時期は，発汗を伴う事が多く，逆に途中から汗をかかなくなる事は危険である．ひどい時には，皮膚に塩を認める事もある．

3）聴診

①心音・心雑音

心音・心雑音の聴取とリズムの把握は特に重要である．慣れれば頻度の高い心房細動，弁膜症などもわかる様になる．

②血管雑音

血管の狭窄，閉塞は，臓器の局所壊死につながる恐れがあり，血管雑音もできるだけ聴取するよう心がける．

③肺雑音

呼吸音は，crackle や rale のみならず，喘鳴の聴取に努力する．背部は寝たきり患者が多く，聴診が困難だが，その際に背部に褥瘡や皮膚病変が発見されることもあり努力す

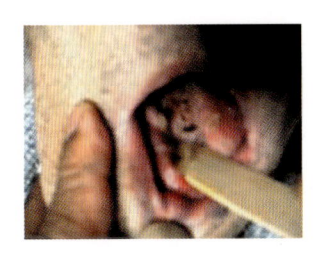

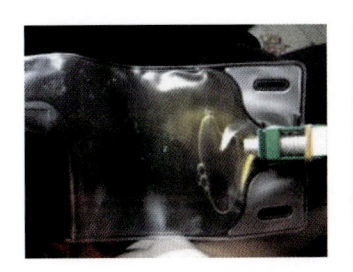

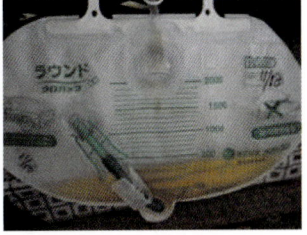

図3 口腔乾燥　　図4 正常時と脱水時の尿の色の差（右が脱水時）

る[2]．時に頚部の聴診が有効である．
④腸音，亢進，低下ともに便通異常を考える．金属音は，腸閉塞を考える．

4）打診
①胸部
　胸部の打診は，胸水や痰による無気肺などを診断するうえで必須である．
②腹部
　腹部の皮下脂肪の多さをみることでも栄養状態がわかる．鼓腸は，下痢からくる低K血症でもおこるが，図のごとく膨満した腹部に鼓音を聴取し，便秘，軽度腹痛を訴えれば虚血性腸疾患も考慮する．

5）触診
　皮膚緊張，臓器の腫大，リンパ節の腫大など指先の力を抜き丁寧に行う．深呼吸をさせたり体位変換も行う事がある．

6）神経診察
　極度な体重減少は，悪性疾患，神経性食思不振症による栄養障害と，甲状腺疾患，時に筋萎縮性側索硬化症も考える．その際，舌の線維性攣縮もみておく．また，脱水症や，熱中症におこりがちな脱力，痙攣易興奮性にも気をつける．

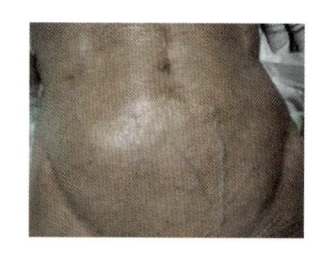

図5　鼓腸によって打診で鼓音を呈した腹部

4. 在宅医療における遠隔診療の診断のポイント

(1) 実質的には，訪問看護師との協同作業で行われることが基本であり，最初に全身状態の異常，食欲，便通，バイタルなどをきく．また介護者からも情報収集する．

(2) 診察は，視診では表情，眼瞼結膜，頚静脈怒張の有無は，よく観察する．この際ペンライトを使用し，光を調節するのもよい．特に遠隔医療において，皮膚疾患，褥瘡の観察は必要である．皮膚疾患はわかりにくい時は，対面診療にきりかえるか，ポラロイド写真をとって皮膚科専門医に相談することもできる．

　褥瘡については，ペンライトや，ルーペを使用するなど工夫を要す．

　すぐ指示をだす必要あるときは，経験のある訪問看護師と協議することもある．また夏期は，発汗の有無もみる．

(3) 聴診は，通常不可能とされるが，現在の受話器でも呼吸音の平静や痰の多いことは確認しやすい．この際も頚部の聴診が有効．腸音はよくきこえるが，金属音との鑑別は困難．心音は，現在の機器では困難．やはり，訪問看護師との協同作業が必要．

> **Tips**　電子聴診器があればそれを推奨する．

(4) リンパ節をはじめとした触診，胸腹部の打診，腹水の波動は，訪問看護師の協力が必要である．

(5) 神経所見は，通常遠隔診療で時間をかけ

て行う事はないが，最後に笑顔で手を振るなどをして振戦がないか，手の動きや表情の余裕の有無で全身状態がつかめる．

(6) 付属物の観察は，かなりの情報を提供する．採尿パックの尿の濃縮，混濁，人工肛門周囲の浮腫，CVポートの浮腫，感染の有無などは注意深くさぐる．

5. 家族や訪問看護師から得られる情報

高温多湿期においては，なによりも自宅の気象条件が重要となり，気温や体感湿度，水分，食事などの摂取，先述の下痢，嘔吐などがあるが，あらゆる小さな情報も有効であり診療に生かす．

6. 緊急を要する徴候

在宅医療においては緊急を要する事態を遠隔診療で発見した時は，対面診療に原則切り換える．

遠隔診療でみつけやすいものは，褥瘡の悪化，浮腫の増強，貧血の進行，出血傾向などである．また，採尿パックの濃縮尿をみて脱水の判定，意識障害の有無にも注意を要する．ただ，明らかに診断のできる皮膚疾患，胃瘻チューブのトラブルを口頭で補正できる時などは，遠隔診療のみでよいと思われる．

> **Tips** 訪問診療の際に，診察手技を看護師に指導しておく．

7. 在宅診療における遠隔診療の限界と今後の展望

遠隔診療も機器の進歩で視診や一部聴診も可能であるが，まだ対面診療に完全にかわる事はできない．将来的には，専門医とのネットワークが確立し，診療の幅が広がる事も期待される．

わが国は，すでに高齢化社会にはいっているが，今後その流れはさらに加速するとされている．当然在宅医療に対する要求も強まる事は予測できるが，対面診療のみでは対応困難になることも考えられる．遠隔診療はあくまで，補完診療として成り立つものだが，今後多くの医療従事者が，この分野を担っていただき，遠隔診療が，発展する事を願ってやまない．

● 文 献 ●

1) 武内重五郎, 谷口興一. 皮膚, 内科診断学. 改訂17版, 南江堂, 東京, 2011, p.77-98.
2) 和田忠志. 在宅医療における技術と診断. 在宅医学（日本在宅医学会テキスト編集委員会編）, メディカルレビュー社, 2011, p.59-69.

3. 神経・筋・骨格疾患

森田 浩之・林 祐一

要約

1) この分野の疾患は,在宅診療で最も多い疾患の1つである.
2) 神経系の診察の大部分が視診に基づいていて,遠隔診療でも可能な範囲が多い.打腱器や音叉など器具を使用する診察は,訪問看護師などの協力が必要である.
3) 突然起こった不随意運動,意識障害や痙攣の鑑別診断には,リアルタイムもしくはビデオ撮影などを通じて遠隔診療は有効である.

1. 対象となる主な疾患

(1) 脳卒中後遺症

脳血管疾患(脳梗塞,脳出血,くも膜下出血)に起因する種々の障害が脳血管疾患発症後も継続的・永続的に残っている状態である.脳の障害部位によって症状は異なる.大きく分けると,高次脳機能障害,片麻痺,失調などの運動障害,感覚障害,精神症状,てんかんなどがある.高次脳機能障害には,記憶障害のほか,失語,失行などが挙げられる,精神症状にはうつなどの感情の障害がみられる.

(2) 筋萎縮性側索硬化症(Amyotrophic lateral sclerosis, ALS)

ALSは,上位・下位の両方の運動ニューロンが,選択的かつ進行性に障害される疾患である.進行すると四肢の筋力低下,筋萎縮,構音・嚥下障害,呼吸機能低下が生じる.また前頭側頭型認知症を合併する例もあり,精神症状の強い例や病識が乏しい例もみられる.一般に感覚障害や膀胱直腸障害,眼球運動障害はおこりにくいとされており(陰性徴候),人工呼吸器を用いなければ3~5年で呼吸不全のために死亡することが多い.

(3) Parkinson病およびParkinson症候群

Parkinson病は,安静時振戦,筋硬直,無動,姿勢反射障害を主徴とする疾患で,病理学的には,中脳黒質のドパミン作動性ニューロンの変性脱落と残存神経細胞体内のレビー小体の出現が特徴である.運動症状以外にも,精神症状(うつ,無気力,不安など)や睡眠障害,自律神経症状(排尿・排便障害,起立性低血圧)などの非運動症状の合併にも注目されており,運動症状,非運動症状のトータルケアが重要である.また,Parkinson病以外で,振戦,筋硬直,無動,姿勢反射障害のうち2つ以上の徴候を認めるものをParkinson症候群と呼んでいるが,その原因には,脳血管性パーキンソニズムや薬剤性パーキンソニズムのほか,変性疾患では,進行性核上性麻痺,大脳皮質基底核変性症,多系統萎縮症が挙げられる.鑑別には,経過,神経学的所見のほか,頭部MRI検査が有用である.

2. 対面診療と遠隔診療の比較

対面診療	遠隔診療
問診 食欲・発熱・痙攣の有無，排尿・排便，嚥下状態，抑うつ・認知機能の評価	**問診** 食欲・発熱・痙攣の有無，排尿・排便，嚥下状態
バイタルサイン 意識，血圧，脈拍，体温，呼吸，体重（可能なら）	**バイタルサイン** 血圧，脈拍，体温を介助者に測定してもらう
視診 発疹，爪・皮膚感染巣，褥瘡，浮腫，瞳孔左右差，眼位，眼振，眼瞼・口角下垂など顔面の非対称性，不随意運動	**視診** 発疹，皮膚感染巣，褥瘡，浮腫，不随意運動
聴診 心音，呼吸音，頸動脈・腹部大動脈・大腿動脈などの血管雑音	**聴診** 電子聴診器による呼吸音
打診 胸水・腹水，肝・脾濁音界，腎・脊椎・肝などの叩打痛	**打診** 訪問看護師の協力が必要だが，通常は困難
触診 表在リンパ節腫脹，甲状腺腫，心尖拍動，腹部腫瘤，肝脾腫，足背・後脛骨動脈拍動	**触診** 訪問看護師の協力が必要だが，通常は困難
神経診察 眼球運動・対光反射，顔面知覚・筋運動，聴力，咽頭反射，舌萎縮・運動，筋委縮，筋緊張状態（低下，筋痙縮，筋硬直），徒手筋力テスト，深部反射，病的反射，触覚，温痛覚，振動覚・位置覚，構音，変換運動，指鼻試験	**神経診察** 訪問看護師の協力が必要だが，通常は困難

(1) 対面診療のコツ

1) 問診
①現病歴

　患者の自覚的な症状，訴えだけではなく，家族や介護者からみた患者さんの病状なども総合して聴取することが重要である．また，認知機能の低下，病識の低下などから正確に病歴を陳述できない患者もいることに配慮する必要がある．

a. これまでの経過

　発症年齢，初発症状，初期治療，ADL変化，治療内容変遷など．

b. 現在の状態

　痛み，しびれ，ふらつき，誤嚥など，日常生活の障害になっている点を明らかにしておく．合併症（糖尿病，高血圧症，脂質異常症，虚血性心疾患，大動脈瘤，腎不全，うつ，骨粗鬆症，骨折など）の現状や治療内容についても把握しておく．

c. 日常活動動作（ADL）

会話（意思疎通），立位保持，移動，着替え，入浴，整容，食事（咀嚼，嚥下），排便・排尿（失禁の程度）について自立しているか介助が必要かを明らかにしておく．

> **Tips** 定量的な ADL 評価法に Barthel Index（表1）がある．

d. 認知機能や精神状態

見当識（時間，場所，人物），知能について，改定長谷川式簡易知能評価スケール（HDS-R）（p.91参照）もしくは Mini-Mental State Examination（MMSE）（p.92参照）で評価する．また，感情（不安，うつ，躁，多幸）について，表情や会話の中で評価する．うつの評価は DSM-Ⅳ に基づいて行う．

② 生活習慣

飲酒・喫煙習慣，睡眠

③ 既往歴

脳血管疾患（傷害部位の左右も重要），手術歴，肺炎などの感染症

④ 家族歴

糖尿病，脳血管疾患

表1　バーセルインデックス（Barthel Index；機能的評価）

		点数	質問内容	得点
1	食事	10	自立，自助具などの装着可，標準的時間内に食べ終える	
		5	部分介助（たとえば，おかずを切って細かくしてもらう）	
		0	全介助	
2	車椅子からベッドへの移動	15	自立，ブレーキ，フットレストの操作も含む（非行自立も含む）	
		10	軽度の部分介助または監視を要する	
		5	座ることは可能であるがほぼ全介助	
		0	全介助または不可能	
3	整容	5	自立（洗面，整髪，歯磨き，ひげ剃り）	
		0	部分介助または不可能	
4	トイレ動作	10	自立（衣服の操作，後始末を含む，ポータブル便器などを使用している場合はその洗浄も含む）	
		5	部分介助，体を支える，衣服，後始末に介助を要する	
		0	全介助または不可能	
5	入浴	5	自立	
		0	部分介助または不可能	
6	歩行	15	45M 以上の歩行，補装具（車椅子，歩行器は除く）の使用の有無は問わず	
		10	45M 以上の介助歩行，歩行器の使用を含む	
		5	歩行不能の場合，車椅子にて 45M 以上の操作可能	
		0	上記以外	
7	階段昇降	10	自立，手すりなどの使用の有無は問わない	
		5	介助または監視を要する	
		0	不能	
8	着替え	10	自立，靴，ファスナー，装具の着脱を含む	
		5	部分介助，標準的な時間内，半分以上は自分で行える	
		0	上記以外	
9	排便コントロール	10	失禁なし，浣腸，坐薬の取り扱いも可能	
		5	ときに失禁あり，浣腸，坐薬の取り扱いに介助を要する者も含む	
		0	上記以外	
10	排尿コントロール	10	失禁なし，収尿器の取り扱いも可能	
		5	ときに失禁あり，収尿器の取り扱いに介助を要する者も含む	
		0	上記以外	

2) バイタルサイン
①血圧
　脳梗塞再発予防のために，血圧の管理が重要である．140/90mmHg 未満にコントロールすることが望ましい．自律神経障害（起立性低血圧）のチェックとして，臥位から立位もしくは座位にした際の血圧の変動を測定しておくとよい．

> **Tips**　高血圧治療ガイドライン 2009 において，65 歳以上の高齢者高血圧の家庭血圧の降圧目標は 135/85mmHg である．脳卒中治療ガイドライン 2009 では，脳梗塞慢性期での脳梗塞再発予防の降圧目標値は 140/90mmHg 未満とされている．

②脈拍
　心房細動は，脳梗塞（脳塞栓）の大きな危険因子である．抗凝固療法（ワルファリン）による PT-INR のコントロール（70 歳未満では 2.0～3.0，70 歳以上では 1.6～2.6）が塞栓予防に重要である．

③体温
　呼吸器感染症や尿路感染症を引き起こしやすい．定期的な測定が望ましい．

> **Tips**　感染症の早期発見のために，定期的に 1 日 1 回は体温を測定するように家族や介護者に指導しておく．

④呼吸
　呼吸数，浅呼吸，頻呼吸，喘鳴に注意する．パルスオキシメーターによる経皮的動脈血酸素飽和度（SpO_2）測定が有用である．痰が粘張で臭う時には細菌感染の可能性が高く，培養を行って抗菌薬治療を考慮する．

⑤意識
　急性の意識障害の場合は，Japan coma scale もしくは Glasgow coma scale（p.90 参照）で評価する．せん妄も意識障害の一種である．

3) 視診
①発疹，爪・皮膚感染巣，褥瘡，浮腫
　発熱や疼痛時には四肢，背部，外陰部などの皮膚も注意して診る必要がある．口腔内乾燥は脱水を示唆する．

②内頸静脈怒張および浮腫
　半坐位にした際の内頸静脈の拍動の高さは中心静脈圧を反映する．浮腫は下肢に起こり易いが，臥位の場合は背部や臀部にも観察される．

③胃瘻，気管瘻，外尿道孔
　カテーテルやカニューレの挿入部位周囲の発赤，化膿創の有無を確認する．

> **Tips**　家族や介護者に 1 日 1 回は挿入部位を見てもらい，異常がないかを確認してもらう．

④瞳孔左右差，眼位，眼振，眼瞼・口角下垂など顔面の非対称性，不随意運動
　神経診察の部分に記載（p.19, 21, 26 参照）．

4) 聴診
①心音
　心雑音や心不全徴候であるⅢ音，Ⅳ音の有無を確認する．

②血管雑音
　頸動脈の収縮期血管雑音は頸動脈硬化症を示唆し，脳梗塞のリスクとなるため，両側とも時々聴診するようにする．

③肺雑音
　発熱があり，coarse crackle を聴取する場合は，肺炎の可能性が高い．人工呼吸器が装着されている場合には，呼吸音の左右差を必ずチェックし，両側の肺の換気が保たれていることを確認する．

> **Tips** 誤嚥性肺炎の好発部位である背側の呼吸音を，側臥位などにして必ず聴くように心がける．

5）打診
①叩打痛

発熱時に行う．腎盂炎や化膿性脊椎炎では，腎や椎間板の炎症部位に叩打痛を認める．意識障害があっても，表情の変化で判断できることがある．

②腹水・胸水

p.37, 39, 119, 125 参照

6）触診
①皮膚乾燥・緊張

腋窩や鼠径部を触っても乾燥している場合には脱水を考える．皮膚緊張をツルゴール（turgor）ともいうが，上腕ないし前腕伸側などの皮膚を軽くつまんで離すと通常はすぐに元に戻るが，2秒しても戻らない場合は脱水を考える．

②足の動脈拍動

足背動脈と後脛骨動脈の両方の拍動が触れない場合は，閉塞性動脈硬化症と考えられ，足壊疽を発症する可能性がある．

7）神経診察
①眼位，対光反射，瞳孔（p.23も参照）

急性の意識障害や新たな麻痺出現があった場合には病巣診断に重要である．両眼が一方向を見つめることを共同偏視と呼ぶ．側注視の皮質中枢や皮質中枢と脳幹の皮質下中枢との連絡が障害された場合，反対側への共同性眼球運動が障害され，両眼は病巣を見つめるようになる．また，橋での皮質下中枢での障害でも共同偏視が生じるが，これは病巣とは健側に向く．要するに病変部位が橋かそれより上であるかで共同偏視と病巣の関係は逆転する．

瞳孔は，両側とも正円同大で，瞳孔径が2mm以下の場合を縮瞳，5mm以上を散瞳としている．瞳孔不同は虹彩炎などの眼内病変とともに，動眼神経麻痺でも起こりやすい．

対光反射は，光を照らすと，正常では両側とも迅速に縮瞳する．また直接対光反射は，光を照らした側の縮瞳，間接対光反射は光を照らした側の反対側の縮瞳のことである．通常は両者とも迅速にみられる．対光反射は，網膜→視神経（Ⅱ）→動眼神経副核→動眼神経（Ⅲ）→虹彩括約筋の順に起る反射であるため，消失している場合にはこれらのいずれかの部位の障害が示唆される．

> **Tips** 対光反射は，部屋を暗くして瞳孔をある程度開いてから行うとよい．光は外側から入れるようにする．またペンライトが適しており，懐中電灯などの光が散乱するタイプは適さない．

②眼球運動，眼振（p.23も参照）

複視を訴える時に必須の検査である．少なくとも上下左右の4方向に眼球を動かすように指示し，複視の有無を確認する．同時に眼振の有無と，その方向を左右で確認をする．一側の外転障害は同側の外転神経（Ⅵ）麻痺を示唆する．その他の眼球運動障害は同側の動眼神経（Ⅲ）麻痺や滑車神経（Ⅳ）麻痺で出現し，特に滑車神経麻痺は動眼神経麻痺とともに生じることが多い．動眼神経麻痺は，脳動脈瘤や糖尿病でも生じる．進行性核上性麻痺では，垂直性の眼球運動障害が出現し，特に下方視に障害がみられる．眼振は，内耳，小脳，脳幹のいずれかの障害によって起こるが，水平性および回旋混合性の要素をもった定方向性の眼振では末梢前庭性障害でみられる．

一方，水平の注視方向性眼振で左右への眼振がほぼ同程度であれば，脳幹・小脳の非特異的な障害を意味する．垂直性眼振では，正面視でも垂直性に眼振が出現するもので，下向きの場合には延髄下部の障害を示唆する．上向きの場合は，小脳・脳幹の障害との関連を示唆する．

> **Tips**　眼振は一般の臨床では注視下，非注視下で観察する．注視下では，各方向への注視時および正面視で，眼振の方向，振幅，頻度を観察する．また非注視下観察には，フレンツェルの眼鏡を利用する．

③顔面知覚と顔面筋運動

顔面知覚は三叉神経（V）によって伝達され，図1のような3枝の支配領域に分けられる．

通常はテッシュの紙縒りなどで触覚のみを確認する．帯状疱疹もこの分布にしたがって発疹が出現する．第1枝の場合には角膜病変が生じ，視力障害を起し得る．顔面神経（VII）麻痺が起ると，同側の閉眼障害，口角下垂，味覚障害が起る．中枢性麻痺では，上方視の際の額の皺寄せが可能であるが，末梢性麻痺では不可能となる．

> **Tips**　三叉神経支配領域は顔面の側面では正面とはかなり異なる分布を示す．

④咽頭反射と口蓋垂偏位（p.28参照）

舌咽神経（IX）と迷走神経（X）は口蓋，咽頭の機能に関連する脳神経である．そのため，軟口蓋・咽頭の障害は両神経が混合して現れることが多く，一緒に観察するのが常である．

患者に口を開けるように指示し，ペンライトなどを用いて軟口蓋の挙がり方が迅速で高さはよいか，口蓋垂の偏倚の有無がないかを確認する．その際に「アー」と発声させるとよい．一側性の麻痺では口蓋垂は健側に偏倚し，健側の軟口蓋のみ挙上する（図2）．また，一側性に咽頭後壁の筋，上咽頭収縮筋が障害されている場合においては，「アー」と患者にいわせると，健側のみに収縮がみられ，咽頭後壁が健側に引かれ，「アー」といい終わるとともに，また正常の中心部にもどることが観察される．これをカーテン徴候と呼ぶ．

次に咽頭反射（催吐反射）は，開口させた上で清潔な舌圧子で咽頭後壁などに触れると，「ゲー」となる反射である．この反射は左右にわけて行う．

> **Tips**　一側の咽頭後壁障害の場合，咽頭後壁がカーテンを引くように健側に動くのが認められる．これを「カーテン徴候」という．

⑤舌の運動（p.27参照）

舌下神経（VII）麻痺があると，舌を真っ直ぐに出してもらうと，麻痺側（障害側）へ偏位する．ALSなどの場合には，舌表面に線

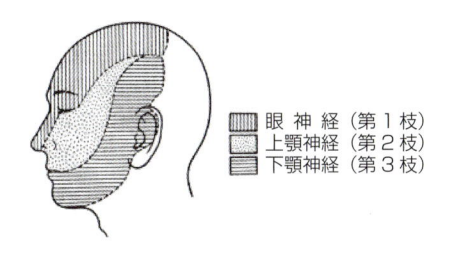

図1　三叉神経の支配領域

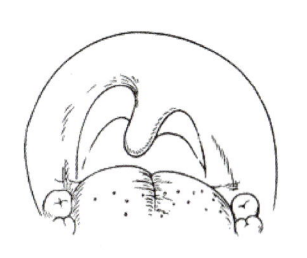

眼神経（第1枝）
上顎神経（第2枝）
下顎神経（第3枝）

図2　左舌咽神経咽頭枝麻痺

維束性収縮（後述）が認められる．ただし，線維束性収縮を見る場合には，舌を前に出さず，ただ開口させてペンライトをあててみるとよい．舌を前に出すなどの運動をくわえれば，正常人においても舌表面に線維束性収縮様の動きがみられるようになることに留意しておく．

⑥不随意運動（p.15参照）

振戦は比較的リズミカルな運動である．本態性振戦は，頭部や腕に起こり易く，1秒間に4～8回で，緊張によって増強し安静時に消失する特徴がある．腕を一定の位置に保持した時に出現する．食事や書字の障害となることがある．一方，アルコール摂取により軽減することも知られている．

また，パーキンソン病の振戦は，1秒間に3～5回程度の振戦で，安静時によくみられ，動かすと一旦，振戦が停止することが知られている．進行すると上肢のみならず，下肢，下顎にも起こる．小脳障害時にみられる企図振戦は，静止時にはみられないが，コップを持つ時などコップに近づくにつれて手のふるえが増強するものである．

> **Tips** パーキンソン病の手の振戦は，丸薬をこねるような運動（pill rolling）が特徴的である．

ミオクローヌスは，単一の筋または筋群に生じる短い筋収縮で，生理的にも入眠時に生じやすい．ビクッとした不随意運動であるが，関節運動を伴うので，線維束性収縮とは様態が異なる．このミオクローヌスは，代謝障害（尿毒症など），様々な変性疾患，プリオン病，脳損傷，薬剤の副作用などで起こりうる．

線維束性収縮は個々の筋線維束の微細で不規則な攣縮で，ミオクローヌスとは異なり，関節運動を伴わない．下位運動ニューロンの障害により生じる．筋エコーなどを用いると体表から観察しがたい深部の筋でも明瞭に観察することが可能である．

⑦筋萎縮

筋萎縮は，ALSや末梢神経炎などの下位運動ニューロンの障害によっても，筋ジストロフィーや多発性筋炎など筋疾患によっても生じる．また，脳卒中後の長期片麻痺状態によっても廃用性の筋萎縮が生じる．

一般的には，末梢神経障害による筋萎縮は，遠位筋に生じやすく，線維束性収縮を伴うこともある．また，感覚障害などの末梢神経障害を示唆する理学的所見を伴うことも鑑別上重要である．一方，筋原性疾患による筋萎縮は，近位筋に生じやすいなどの特徴がある．ただし，筋強直性ジストロフィー1型（筋原性疾患）では，遠位筋優位の筋力低下・筋萎縮を来たし，球脊髄性筋萎縮症では，CK上昇を伴い近位筋優位の筋力低下・筋萎縮を来たすなどの例外もある．

⑧筋緊張

できるだけ筋の力を抜かせ，各関節に対して他動的な運動を加えてさせて抵抗感を調べる検査により筋緊張を評価することができる．筋緊張低下は，下位運動ニューロンの障害，脳出血や脊髄横断障害の初期，後索障害，小脳障害で見られる．筋痙縮（痙性）は脳卒中などでの錐体路障害の際に認められる．筋強剛（筋固縮）は，Parkinson病およびParkinson症候群などの錐体外路障害の際に認められる．他動的な運動の際に，断続的な抵抗を感じるが，関節拘縮と異なり通常，他動的には関節可動域の制限はみられない．

> **Tips** 筋強剛は，手関節が最もわかりやすく，対側の上肢を挙上してもらったり，握ってもらうとより明瞭になることがある．

表1 徒手筋力テスト
（manual muscle test：MMT, Daniels法）

5	normal	正常．強い抵抗を与えても完全に運動可能
4	good	ある程度の抵抗に抗して運動可能
3	fair	重力に抗して全可動域の運動が可能
2	poor	重力を除外すれば全可動域の運動が可能
1	trace	筋収縮は起こるが関節運動には至らない
0	zero	筋収縮なし

⑨徒手筋力テスト

　上肢は手関節，肘関節，下肢は足関節，膝関節を屈曲・伸展させ，筋力を表1のように0～5の6段階で評価する．

⑩協調運動

　筋力には問題がないが，運動が円滑に行われなくなる状態を失調と呼んでいる．脊髄後根・後索の障害による脊髄性，末梢神経性によるものと，小脳性，前庭性の失調などがある．これらの鑑別にはまず，振動覚や位置覚などの深部感覚の低下の有無を確かめる．これらに障害があれば，脊髄後索製や後根以下の末梢神経性の感覚失調を考える．その際には閉眼して立位をさせたときにひどく揺れて倒れそうになる（Romberg試験陽性）．温痛覚の異常の有無で異常がある場合は末梢神経性，温痛覚が正常のときは脊髄後索性である．

　一方，深部感覚障害がない場合は，小脳性か前庭性のものである．小脳性を疑う場合は，指鼻試験や指鼻指試験，膝踵試験を行うとよい．また，手の回内・回外運動を交互に繰り返させると，小脳半球に障害があるときには患側が拙劣となる（変換運動障害）．腕を肘で強く曲げるように言って，手首を持っていた検者の手を急に離すと，止められずに患者自身の胸を打ってしまう現象（反跳現象）がみられる．

⑪言語（p.16参照）

　構音障害は，発語に関連する筋肉や神経（錘体路，錘体外路，小脳）の障害で起こる．Parkinson病では小声で単調な発語となる．また，小脳性の構音障害については，発語は爆発性になったり，とぎれとぎれ（断綴性）で，調子が急激に変化したりする．音節は不明瞭や緩慢になりやすい．

> **Tips** 不明瞭発語は「るりも針も照らせば光る」と言ってもらうと発見しやすくなる．

⑫知覚

　知覚の異常は，大脳皮質，視床，脊髄，脊髄根，末梢神経のいずれでも起こる．触覚はティシュの紙縒りで，痛覚は爪楊枝の先で行うとよい．特に脊髄障害の際の検査として有用で，デルマトーム（図3）を参考にする．

　振動覚や位置覚の低下は後索や後根を含む末梢神経障害によって起こる．脊髄癆，悪性貧血，糖尿病末梢神経障害などでみられる．

⑬腱反射

　通常，下顎，上腕二頭筋（C5, 6），上腕三頭筋（C6, 7），橈骨筋（C6-8），膝蓋腱（L2-4），アキレス腱（S1, 2）の左右11カ所の反射をみる．左右差が重要で，一側が亢進していれば，対側の錘体路障害が示唆される．脳梗塞急性期には反射はむしろ低下することが多い．両側性の大脳病変（主に両側錐体路障害）や脊髄の病変では左右ともに亢進することがある．末梢神経障害では減弱もしくは消失する．下顎反射は，仮性球麻痺やALSなどで亢進する．軽く患者の口を開けさせ，頤部に検者の指を当て，その上からハ

【各論】 Ⅵ 遠隔診療の実際

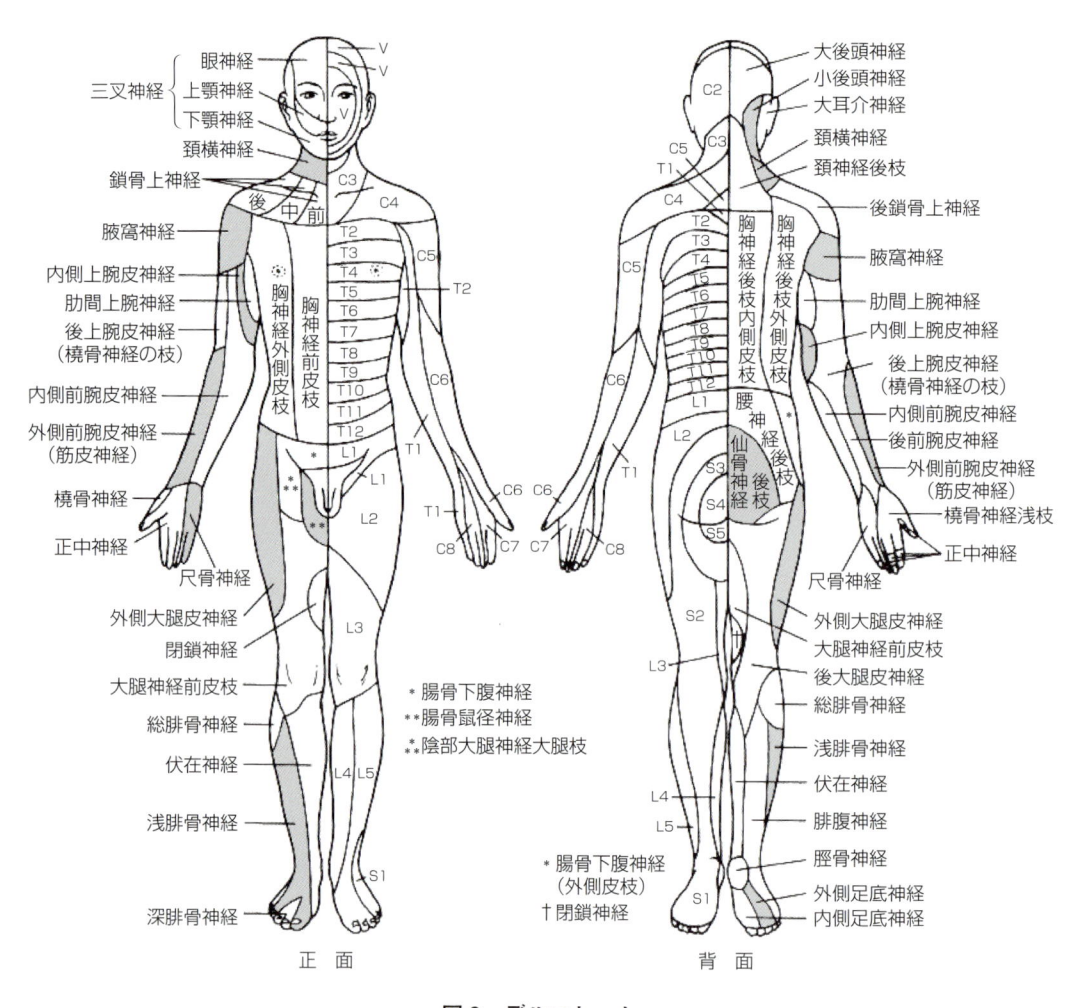

図3 デルマトーム

ンマーで叩くと下顎を閉じる運動がはっきり観察される.

Tips 腱反射と脊髄反射中枢の部位との関係は記憶しておくとよい.腱反射は,意識を他に向けてもらい,腱をある程度伸展させた肢位で行うと出やすい.また,腱を験者の指腹でよく触れ,験者の指の上から叩くと容易である.

⑭病的反射

錐体路障害で出現する.上肢のHoffmann反射と下肢のBabinski反射が主なものである.上肢の病的反射は片側のみ陽性の場合に病的意義がある.一方,成人の場合Babinski反射が片側,両側問わず病的意義がある.Babinski反射は爪楊枝を使用し,使い捨てにすると衛生的である.

3. 遠隔診察の注意点

(1) 自動血圧計・パルスオキシメーターなど,在宅で利用可能な機器を定期的に使ってもらい,記入用紙・ノートを渡して,介護者や家族に測定値やその日時を書き留めておいてもらう.また,何か気が付いた変化があれば,具体的な変化の内容と

112

日時を同じく書き留めてもらうとよい．

(2) 脳卒中患者では再発予防が最も重要で，降圧薬，抗血小板薬，または抗凝固薬を含めた服薬管理が大切である．

(3) 感染症の早期発見のために，発熱，咳・痰，尿混濁，褥瘡，発疹に留意し，異常に気付けば早めに連絡するように指導しておく．また，十分な栄養と水分摂取，口腔内ケア，入浴，肺炎球菌やインフルエンザなどのワクチン接種が感染予防に重要であることを介護者や家族に説明をしておく．

Tips 家族や看護者に口腔ケアの仕方を説明・指導しておくとともに，口腔内で観察すべき点を指導しておく．

(4) ALSでは，誤嚥と呼吸状態に特に注意が必要である．人工呼吸器が装着されている場合には，機器の正常な作動についても確認をするとよい．

(5) Parkinson病では，経過とともに症状の日内変動が生じやすくなる．Parkinson病日誌といわれる症状と内服の関係を図示できるような手帳が汎用されており，この症状日誌の記載や聞き取りにより内服薬と症状の関係，幻覚や無動が生じる時間の把握が重要である．

また，運動症状だけでなく非運動症状にも注意が必要である．そのため，認知機能の障害や精神症状の有無や程度を把握する必要がある．便秘は必発で排便のコントロールが必要である．ほかにも，食欲，睡眠，短期記憶，見当識，起立性低血圧などの有無を時々チェックする．

4. 在宅計測機器の選び方と使い方のポイント

(1) 血圧計

在宅での血圧コントロール目標は135/85mmHg未満である．上腕にて自動で測定できるものがよい．起床時と就寝前の2回測定することが望ましい．

(2) パルスオキシメーター

呼吸管理には重要な機器で，呼吸障害の早期発見に有用である．Raynaud現象があったり，指先の体温が低かったりすると正確に測定できないことがある．

(3) 電子体温計

感染症の早期発見に有用で，毎日測定することが望ましい．広く使用されているデジタル腋窩体温計の他に，中心体温を数秒で測定できる赤外線鼓膜体温計がある．

5. 家族や介護者，訪問看護師から得られる情報

(1) 意識障害

訪問診療間で意識消失発作を起こした際には，直前の行為・体位，顔色，冷汗，痙攣・外傷・不整脈の有無，持続時間，その時の対応などについて家族や介護者に尋ねる．意識がすでに改善している場合には，てんかん，不整脈や血管迷走神経反射による脳虚血，低血糖，脳血管障害などを発作時の目撃情報から鑑別する．また，夜間にせん妄が起ることがある．せん妄とは，急激に意識が混濁し，幻視などを伴い，異常言動がみられることである．可逆性のため，訪問診療の際には改善

していることが多いが，夜間や新しい環境，新たなストレスが患者に加わった場合に生じやすい．意識障害が繰り返し起る場合は，ビデオ撮影をしておいてもらうのもよい．

(2) 発熱

原因として，まず感染症を考えたい．呼吸器，尿路，皮膚の順に感染が多い．咳や痰，尿混濁，発疹，褥瘡について確認してもらう．何らかの痛みを訴えれば，その部位が感染部位であることが多い．

(3) 患者の意思

診断時に十分な病状や予後の説明を行っていても，病状とともに変化してくるのが常である．医療者は患者やその家族の意思に沿うように対応する必要がある．ADLが低下すると患者の意思が医療者側にうまく伝えられないことも多い．最終的には患者自身が事前に意思を表しておくか，家族を通じて患者の意思を確認することになる．とくにALS患者においては，病状が刻々と変化し進行するため，胃瘻を含めた経管栄養の導入時期，呼吸筋筋力低下・呼吸苦感への対応法（気管切開下人工呼吸器管理（tracheostomy positive pressure ventilation, TPPV）を行う，非侵襲的人工呼吸器管理（non-invasive positive pressure ventilation, NPPV）まで行う，気管切開まで行う，酸素投与のみにとどめる，自然経過にまかせる，モルヒネなどを用いた呼吸苦の緩和療法を行うなどの選択肢）の確認が必要である．とくに呼吸筋筋力低下による呼吸不全の進行は，胃瘻造設のリスクとなるため，病状を見越した早めの対応が迫られる．医療者側はこれらの意思確認を行いながら，病状に応じた療養環境の整備に努める．

6. 緊急対応を要するサイン

(1) 意識障害

新たに発症し，原因がはっきりせず，持続的な意識障害がある場合は病院での緊急精査が必要である．

(2) 麻痺

新たな麻痺の出現や麻痺の増強がある場合は，新たな脳卒中の可能性がある．脳梗塞発症3時間まではtPAの適応があるので，病院への緊急搬送が必要である．

(3) 発熱

数日続き抗菌薬で改善しない発熱，強い疼痛を伴う発熱，意識障害を伴う発熱の場合は病院での精査が必要である．

(4) 呼吸困難

原疾患による呼吸障害，肺炎などの呼吸器疾患の合併，うっ血性心不全の増悪などがある．原疾患による場合は本人の意思に従い治療を行う．また，呼吸器や心疾患の合併，増悪による場合は治療による改善の余地がある．

7. 遠隔診療の限界

患者に意識障害や認知症，精神症状による意思疎通困難がみられたり，患者の視覚・聴覚機能が不十分であったりすると，医師患者間の遠隔診療は困難である．

さらに，病状や予後の説明，告知などインフォームド・コンセントとして十分な時間を要する場合には，遠隔医療よりも対面診療を行うことが望ましい．

4. 循環器疾患（心不全）

斎藤 勇一郎

要約

在宅医療を利用する患者は循環器系の疾患を有する者が多い．代表的な疾患として，心不全，高血圧，心房細動が挙げられる．血圧の管理と心房細動のコントロールは，心不全の増悪を予防することにつながる．在宅における上記疾患の評価には，自覚症状と身体所見が非常に重要である．心不全のモニタリングにはBNP（脳性ナトリウム利尿ペプチド：brain natriuretic peptide）の経時的測定も有用である．現在，血圧・脈拍数・体重・酸素飽和度はネットワークを利用して，データの共有が可能である．さらに，遠隔で聴診できる電子聴診器や手のひらサイズの心エコーも開発されており，遠隔医療における利用が広がることが期待される．

1. 対象となる主な疾患

(1) 心不全
(2) 高血圧
(3) 心房細動

紙面の関係上，本項では（1）心不全のみを取り上げる

2. 心不全

遠隔医療では，慢性心不全が対象となる．障害される部位により左心不全と右心不全に分類される．遠隔医療の目標は，心不全のコントロールをはかる治療を継続し，その増悪を予防することが第一である．次に心不全が悪化した場合には，その徴候をできるだけ早くとらえ適切な治療や入院を勧めることが大切である．

(1) 対面診療と遠隔診療の比較

	対面診療	遠隔診療
心不全	**問診** 心不全発症時期，基礎心疾患 症状（労作時呼吸困難・息切れ・尿量減少・浮腫・肝腫大等） 体重変化，過去の治療方法 食欲，体温 **バイタルサイン** 体重，血圧，脈拍，SpO$_2$，体温，意識状態 **視診** 頸静脈怒張，浮腫	**問診** 症状（夜間咳嗽，起坐呼吸，夜間呼吸困難，浮腫等）の有無，起立可能であれば体重，食欲，体温 **バイタルサイン** 血圧，脈拍，SpO$_2$，体温を介助者に測定してもらう 起立可能であれば，体重 **視診** 頸静脈怒張，浮腫

【各論】 Ⅵ 遠隔診療の実際

聴診	聴診
心音（心雑音，Ⅲ音，ギャロップ）・呼吸音（ラ音）	電子聴診器による聴診なら可能
頸動脈・腹部大動脈・大腿動脈などの血管雑音	訪問看護師などの協力が必要
打診	打診
胸水・腹水，心拡大，肝腫大	通常は困難
	訪問看護師などの協力が必要
触診	触診
心尖拍動，肝腫大，浮腫	通常は困難
	訪問看護師などの協力が必要

（2）対面診療のコツ

1）問診

①現病歴

a．これまでの経過

発症時期，診断のきっかけ，体重の変化，これまでの治療方法や内服の状態，塩分摂取の程度，飲酒・喫煙の有無を聞く．心不全の基礎疾患は，冠動脈疾患・心筋症・弁膜症・高血圧・不整脈（心房細動や徐脈）が中心となる．心臓由来の疾患以外に，全身疾患や外的因子による心筋障害もあるので注意が必要である（表1）．

Tips 心不全には，左室収縮機能が低下している場合と収縮機能が保たれている場合（拡張不全）がある．高齢者には拡張不全が多い．

b．左心不全症状

左心不全の自覚症状は，肺うっ血を原因と

表1 心不全の原因疾患

- 虚血性心疾患
- 高血圧
- 心筋症：遺伝性，後天性を含む
    肥大型心筋症（HCM），拡張型心筋症（DCM），拘束型心筋症（RCM），不整脈原性右室心筋症（ARVC），緻密化障害等分類不能群
    （心筋炎，産褥心筋症，たこつぼ心筋症等も含む）
  以下，全身疾患や外的因子との関係が強い心筋症
    浸潤性疾患：サルコイドーシス，アミロイドーシス，ヘモクロマトーシス，免疫・結合組織疾患
    内分泌・代謝疾患：糖尿病，甲状腺機能異常，クッシング症候群，副腎不全，成長ホルモン過剰分泌（下垂体性巨人症，先端肥大症），褐色細胞腫，Fabry症，ヘモクロマトーシス，Pompe病，Hurler症候群，Hunter症候群等
    栄養障害：ビタミンB1（脚気心），カルニチン，セレニウム等の欠乏症
    薬剤：β遮断薬，カルシウム拮抗薬，抗不整脈薬，心毒性のある薬剤（ドキソルビシン，トラスツズマブ等）
    化学物質：アルコール，コカイン，水銀，コバルト，砒素等
    その他：シャーガス病，HIV感染症
- 弁膜症
- 先天性心疾患：心房中隔欠損，心室中隔欠損等
- 不整脈：心房細動，心房頻拍，心室頻拍等頻拍誘発性完全房室ブロック等除脈誘発性
- 心膜疾患：収縮性心膜炎，心タンポナーデ等
- 肺動脈性肺高血圧症

文献1）より引用

した呼吸困難感である．初期には安静時は無症状か，労作時の軽度の息切れのみである．進行すると，夜間呼吸困難や起坐呼吸が出現する．低心拍出量に伴い全身倦怠感・頭痛といった非特異的な症状を訴えることがあるので注意が必要である[1]．日中の乏尿，四肢の冷感，血圧（脈圧）低下もみられる．夜間は，臥床により下肢にうっ滞していた血液が心臓に戻り易くなるため，心拍出量・腎血流が増加して夜間尿が増えることがある．

> **Tips** 高齢者では，日常生活の活動性低下に伴い労作時の呼吸困難が生じにくい．乾性咳嗽や夜間の尿量増加の症状が心不全に伴うことがある．

c. 右心不全症状

右心不全は，末梢静脈のうっ血と浮腫や肝腫大を特徴とする[1]．食欲不振を訴えることもある．左心不全に続発することが多い．右心不全単独の際は，肺血栓塞栓症，原発性肺高血圧，右室梗塞，肺動脈狭窄症，肺気腫，気管支拡張症などを鑑別する必要がある[2]．

d. 自覚症状の重症度

慢性心不全の重症度の分類には，おおまかな心機能障害の程度を問診により簡便かつ短時間に知ることができるという点で，ニューヨーク心臓協会（New York Heart Association：NYHA）による分類が用いられる（表2）．

②生活習慣
　飲酒・喫煙，身体活動能力，塩分摂取の状況，飲水量
③既往歴
　手術歴，心血管疾患，不整脈
④家族歴
　脳・心血管疾患，突然死の有無

2）バイタルサイン

①血圧

コントロール不良の高血圧は慢性心不全の急性増悪の原因となる．降圧治療により高血圧患者における心不全発症率と再発率は低下する．

②脈拍

しばしば頻脈，特に心房細動が心不全の誘因となるため，適切な心拍数コントロールが重要である．フラミンガム研究のうっ血性心不全診断基準には，頻脈（心拍120回/分以上）が小基準として含まれている．

高度の洞性徐脈や完全房室ブロックなどの徐脈性不整脈も心不全の原因となる．

> **Tips** 測定した血圧・脈拍数は日付・時刻とともに，家族や介護者に記入用紙に記録してもらい，往診などの対面診療時に常に確認する．病状認識が高まることが期待できる．

表2　NYHAの心機能分類

Ⅰ度	心疾患を有するが，そのために身体活動が制限されることのない患者．通常の身体活動では，疲労，動悸，呼吸困難あるいは狭心症状はきたさない
Ⅱ度	心疾患を有し，そのために身体活動が軽度から中等度制限される患者．安静時は無症状である．通常の身体活動で疲労，動悸，呼吸困難あるいは狭心症状をきたす
Ⅲ度	心疾患を有し，そのために身体活動が高度に制限される患者．安静時は無症状であるが，通常以下の身体活動で疲労，動悸，呼吸困難あるいは狭心症状をきたす
Ⅳ度	心疾患を有し，そのために非常に軽度の身体活動でも愁訴をきたす患者．安静時においても，心不全あるいは狭心症状を示すことがある．少しの身体活動でも，愁訴が増加する

注）「日常の身体活動」というのは，患者が心疾患発生の前に行うことのできた活動，あるいは，同じ年齢・性・身体的発育を示す正常人が行いうる程度の活動をいう．

文献2）より引用

> **Tips** 高齢者ではβ遮断薬・非ジヒドロピリジン系カルシウム拮抗薬による刺激伝導系抑制やACE阻害薬・ARB・抗アルドステロン薬による高カリウム血症が徐脈性不整脈の原因となることがある．

③経皮的動脈酸素飽和度（SpO$_2$）

左心不全で肺うっ血が進行すると，SpO$_2$は低下する．激しい体動がある場合や測定部位が血流循環不足（腕や指の圧迫，末梢循環不全）やうっ血している場合は測定が正確にできないことがあるので注意が必要である．在宅酸素療法を行っている心不全患者では，ぜひ備えておいた方が良いと考える．

④体重

浮腫が生じると体重は2-3kg程度増加する．体重増加は心不全増悪の徴候のことがある．ベッド上の生活になると家庭における体重測定は困難な場合が多い．

⑤体温

高齢者の場合，尿路感染症や誤嚥性肺炎を起こしやすい．発熱すると心不全は増悪することが多いので注意が必要である．

> **Tips** 弁膜症・弁置換後・中心静脈カテーテル留置後の患者は，感染性心内膜炎のリスクが高い．

3）視診

①心尖拍動

心拡大に伴い外下方へ偏位する．

②呼吸困難

起坐呼吸を呈する場合は重症である．Cheyne-Stokes呼吸や睡眠時無呼吸症候群，チアノーゼが見られることもある．

③頸静脈怒張

座位で明らかに怒張した頸静脈はうっ血（静脈圧上昇）を示す．三尖弁逆流が高度になると頸静脈の拍動が認められる[2]．

④浮腫

両側の足背部や脛骨前面で浮腫の有無を診る．母指または示指〜環指の指腹で5秒以上圧迫し，圧痕の有無を観察する．圧痕があれば浮腫ありとする．介助者や訪問看護師による圧迫が必要である．

4）聴診

①心雑音

高齢者の弁膜症では，僧帽弁閉鎖不全症・大動脈弁狭窄症の頻度が高い．肺高血圧があればⅡpの亢進がある．拡張早期左室充満圧が上昇するとⅢ音やギャロップを聴取する．拡張後期の左房収縮が増強すればⅣ音が生じる．右心不全が進行すると三尖弁逆流が生じる．吸気により増強する収縮期雑音が聴取できる[2]．

> **Tips** 大動脈弁閉鎖不全の弱い拡張期雑音は，仰臥位では聞き落としやすい．座位で前傾になると聞きやすくなる．

> **Tips** 2段脈のように期外収縮の頻発する患者では，検脈時に脈拍数が少ないと誤診しやすい．聴診でも心拍数を確認することが大切である．

> **Tips** 微熱や全身倦怠感に加え，新たに心雑音が出現した場合は，感染性心内膜炎を鑑別する必要がある．

②肺雑音

呼吸音は背側を必ず聴くように心がける．左心不全では粗いラ音（crackle）や呼気時のwheezesを聴取する．

> **Tips** 肺気腫や気管支喘息などの呼吸器疾患を有する患者では，呼吸困難の鑑別

が難しい．呼吸器疾患を否定するためには，肺機能検査が役立つ．

③血管雑音

冠動脈疾患を有する患者は，他臓器の動脈硬化も合併することが多い．頸動脈や腹部大動脈から下肢にかけての動脈に狭窄が起きることが多い．狭窄部位に収縮期血管雑音を聴取するが，狭窄が強くなると血流が低下し雑音が聴取できなくなる．

5) 打診

X線検査やエコー検査で代用されつつある．
①心拡大

心拡大に伴い心濁音界は拡大する．
②胸水貯留

胸水貯留により濁音が認められる．
③肝腫大

右心不全による肝腫大は診断に役立つ．

6) 触診

①心尖拍動

低心拍出量のため心尖拍動の減弱が生じる場合がある．
②肝腫大

辺縁が鈍で，圧痛を認めることが多い．
③浮腫

両側の足背部や脛骨前面で浮腫（指圧痕）の有無を診る．
④腹水貯留

右心不全が続くと肝硬変や腹水貯留が生じることがある．
⑤足動脈拍動

虚血性心疾患を有する患者では，全身の動脈硬化が進行している場合がある．足背動脈と後脛骨動脈の両方の拍動が触れない場合は，閉塞性動脈硬化症があると考えられる．

その場合，膝窩動脈や大腿動脈の拍動が触れるかどうかチェックが必要である．

(3) 遠隔診察の注意点

1) パルスオキシメーター・自動血圧計・体重計など，在宅でも測定できる機器の利用を積極的に行ってもらう．最近の自己測定器の多くは，測定日時を含め測定値をパソコンに取り込んで管理できるようになってきている．データの集積は，全身状態の把握を容易にし，心不全悪化の徴候が早期に発見できる可能性がある．

2) 内服コンプライアンスの低下．高齢者では内服忘れ，同じ内服薬を1日に2回内服してしまうなどの間違いが起こりやすい．内服の一包化や内服薬ケース・お薬カレンダーの利用や家族・福祉介護士・訪問看護師などによる内服確認が必要である．

3) 水分・塩分の過剰摂取．入院中のように水分管理や治療食（減塩食）を厳密に守ることは困難な場合も多い．しかし，水分はコップ3杯まで，みそ汁は1日1杯だけといった具体的な指示は必要である．体重増加があるようなら，一時的に水分制限を強化する必要もある．一方，夏の高温多湿の時期は水分制限を緩和するか，利尿薬を減量することを考慮する．

Tips 感染性心内膜炎予防のため口腔内のケアが大切である．

4) 医師だけでなく，2)・3) に関しては薬剤師・栄養士，さらに訪問看護師などからなる多職種のアプローチが大切である．家族が，心不全の誘因となり得る生活習慣やうつ状態について理解が不十分であったり，家族の支援が得にくい場合は心不全の増悪をきたしやすい[3]．

5) 発熱，下痢，嘔吐，食欲不振などのため，十分な食事が取れない場合．水分や食事，内服の管理が困難になり，脱水や心不全の急性増悪を起こし易くなる．
6) 経時的にBNPを測定することは，心不全のコントロール状態を把握する参考になる[3]．

（4）在宅計測機器の選び方と使い方のポイント

1) 電子聴診器（住友スリーエムリットマンモデル3200）

Bluetooth™でパソコンにワイヤレスで接続できる．付属のソフトウェア（2012年発売予定）で，インターネットに接続したパソコン同士で，リアルタイムで聴診音（心音，呼吸音，血管雑音）のデータ通信が可能である．聴診器にマイクが内蔵されており，患者を診察している側に聴診部位などの指示ができるといった特徴がある（図1）．ウェブカメラで聴診の様子を診ることができれば，聴診の部位などの指示と確認が可能である．

2) ポータブル心エコー（GEヘルスケアVscan）

わずか重量390gと小型・軽量のエコー装置である．3.5インチディスプレイでカラードプライメージング機能を搭載している．さらに，ディスプレイ開閉で素早いオン・オフや，ダイヤルキーの採用でプローブを持ちながら片手で操作することが可能である．しかし，パルスドプラーや連続波ドプラーには対応していない（図2）．

（5）家族や介護者，訪問看護師から得られる情報

1) 心不全徴候の評価

就寝時の姿勢や呼吸状態，夜間の尿量を観察してもらうことにより，心不全が十分にコントロールされているか推測できる．

2) 食事

食事摂取不良時は，脱水だけでなく電解質異常にも注意が必要で，家族などに意欲低下，皮膚や舌の乾燥，発汗の状態などよく聞く必要がある．夏は室温についても確認するとよい．

3) 発熱

原因として，まず感染症を考えたい．呼吸器感染，尿路感染が多い．咳や痰，尿混濁について確認してもらう．感染症を契機に心不全は急性増悪しやすいので注意が必要である．

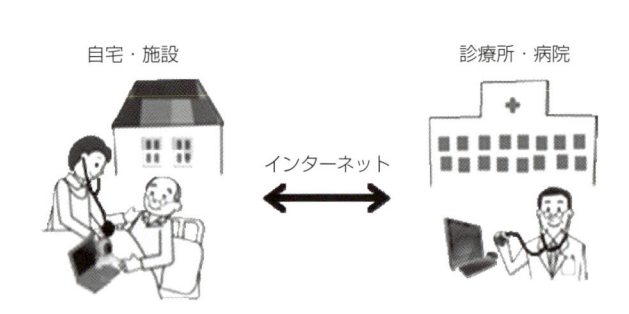

図1　電子聴診器を利用した遠隔医療のイメージ

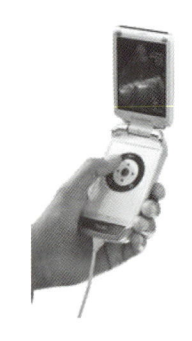

図2　ポータブルエコー
計測が可能である．1回の充電で約1時間作動する．

(6) 緊急対応を要するサイン

1) 夜間呼吸困難・起坐呼吸

心不全が進行すると安静時呼吸困難を生じる．さらに進むと起坐呼吸や夜間呼吸困難を呈する．血圧低下・頻脈・SpO_2低下・浮腫の増悪が見られるようなら，入院の上，持続点滴・モニター管理をして治療が必要と考えられる．

2) 下肢浮腫

肝性浮腫，腎性浮腫，貧血と鑑別が大切である．一側の下肢浮腫は，肺梗塞の原因となる深部静脈血栓症である可能性がある．

(7) 遠隔診療の限界

1) 診察

詳細な視診や，電子聴診器も用いない聴診，打診・触診は，現状の遠隔診療では困難である．訪問看護師や介助者の手助けがあると，視診・聴診の範囲も広げることができる．

2) 血行動態の把握

在宅診療における血行動態の把握は容易ではない．経時的に病態を的確に把握して，適切なタイミングで治療を変えていくのは難しい．循環器専門医の関与や訪問看護ステーションの機能を高め，遠隔モニタリングによるリアルタイムな監視に基づき，緊急訪問を含めた対応が実現される必要がある[3]．

● 文　献 ●

1) 循環器病の診断と治療に関するガイドライン（2009年度合同研究班報告）
2) 武内重五郎．内科診断学，改訂第17版，南江堂，東京，2011．
3) 日本在宅医学会．在宅医学，メディカルレビュー社，東京，2008．

5. 呼吸器疾患

岡田　宏基

要約

1) 呼吸器疾患の診断には，聴診所見や，胸部X線撮影が決め手になることが多い．しかし，これらは在宅遠隔医療では用いることが困難である．そのため，テレビ会議システム等で確認が可能な，表情，顔色（チアノーゼの有無），咳や痰，息切れなどの自覚症状，呼吸の状態，呼吸の際の胸郭の運動が対面診察以上に重要な所見となる．
2) 聴診については，訪問看護の際に看護師に聴診させ，その所見を参考にする方法がよく用いられているが，最近では，インターネットを利用して遠隔で聴診できる機器も開発されているため，家族に補助してもらうことでリアルタイムの聴診が可能になる可能性もある．
3) 呼吸困難の評価については，自他覚症状に加えて，経皮酸素飽和度（SpO_2）を測定すると，より正確な低酸素血症の評価が可能になる．このために，パルスオキシメーターを訪問看護の際に持たせたり，家族に貸与して測定させたりする方法も有用であろう．

1. 呼吸器系の構造と対応する疾患

Tips　呼吸器系の構造とそれぞれに対応する疾患を理解すると良い．

〈上気道〉
・鼻腔；上気道炎（感冒）
・咽頭；上気道炎（感冒），扁桃炎
・喉頭；上気道炎（感冒），喉頭炎

〈下気道〉
・気管；気管炎
・気管支；気管支炎（急性，慢性），気管支喘息
・肺実質；種々の原因（細菌，ウイルス，真菌，リケッチア等）による肺炎
・肺間質；間質性肺炎

2. 呼吸器診療に必要な症状・徴候

呼吸器疾患で重要な症状・徴候は，咳，痰，息切れ（呼吸困難），喘鳴，胸痛，血痰・喀血，嗄声である．それぞれについて着目すべき点を記す．

(1) 咳

急性・慢性，乾性・湿性の観点が必要．急性の咳嗽は種々の感染症，気胸，胸膜炎，刺激ガス等の吸入等を疑う．慢性の咳嗽は，（慢性）気管支炎，気管支喘息，肺結核などを疑う．最近は感冒後にやや慢性に経過する咳嗽が見られることがあるので，注意が必要である．乾性の咳嗽は，ウイルス性肺炎，間質性肺炎，気胸，胸膜炎，刺激ガス吸入などで見られ，湿性の咳嗽は，気道感染症，気管支炎，気管支拡張症，心不全などで見られる．

Tips　咳嗽の起こり方，持続性，乾性・湿性の別からある程度疾患を類推する．

(2) 喀痰

大量の喀痰は，気管支拡張症，DPB（びまん性汎細気管支炎），肺膿瘍，また一部の気管支喘息患者に見られる．黄色の喀痰は種々の細菌感染症を，緑色の喀痰は緑膿菌感染症を疑う．特殊な場合として，鉄さび色の喀痰は肺炎双球菌感染症を，オレンジ色で粘稠な喀痰は肺炎桿菌，レジオネラ感染症を考慮する．悪臭の喀痰は嫌気性菌感染症を疑う．

> **Tips** 喀痰の量，色，臭いに着目する．

(3) 息切れ（呼吸困難）

種々の原因によりガス交換に関与する肺容積が減少すると息切れを生じ，程度が著しくなると呼吸困難となる．気道感染等で気道分泌物が増加して，肺胞や気管支に貯留すると，ガス交換可能な肺胞が減少するために息切れを生じる．気胸では肺の収縮のために，典型的な場合では胸痛に続いて，咳嗽と呼吸困難を生じる．特殊な場合として，肺塞栓症では，換気は保たれているが，塞栓を生じた部位の血流が途絶するために，換気・血流の不均衡を生じて呼吸困難を来す．慢性に経過する労作時の呼吸困難は肺気腫の特徴である．

※慢性呼吸不全；肺結核や重度の肺気腫，肺線維症などで，呼吸面積が非可逆的に減少すると「呼吸不全」という状態に至り，多くの場合酸素吸入を要するようになる．呼吸不全が1カ月以上続く状態を慢性呼吸不全とする．

> **Tips** 呼吸不全のうち，$PaCO_2$が45Torr以下のものをⅠ型呼吸不全，45Torrを超えるものをⅡ型呼吸不全と区分する．

(4) 喘鳴

発作性の喘鳴を伴う呼吸困難は気管支喘息の特徴的な症状であるが，急性の喘鳴は気道異物や心不全によっても生じることがあるので，注意が必要である．

(5) 胸痛

急性に生じる胸痛は，呼吸器疾患では気胸，肺塞栓症で見られ，循環器疾患では心筋梗塞，狭心症，解離性大動脈瘤がその発見の契機となることが多い．胸膜炎を併発した際には持続する胸痛が見られ，呼吸性に増悪する特徴を有する．

> **Tips** 特別な誘因なく生じる激烈な胸痛は緊急疾患の危険性が高いので注意を要する．

(6) 血痰・喀血

喀痰の表面に血液が付着するような一過性の血痰は，上・下気道感染でも生じる．やや大量の反復性の血痰（あるいは喀血）は，気管支拡張症で見られる．発熱などの他の徴候を伴わない，無症候性の血痰は肺癌の存在を想定する必要がある．

> **Tips** 無症候性の血痰は悪性疾患に注意．

(7) 嗄声

声帯そのものに原因がある場合と，反回神経麻痺による場合とがある．前者では声帯ポリープ，喉頭癌または肺癌の可能性を考慮し，後者では，縦隔病変の検索を必要とする．

3. 呼吸器疾患診療に必要な身体所見

(1) 全身の状態

肺結核や肺膿瘍などの慢性の呼吸器感染症では，消耗性のるいそうを生じる．肺気腫や肺線維症などによる慢性呼吸不全患者では過換気に伴うるいそうを生じる．呼吸器疾患で肥満を来すことはないが，肥満者では肺胞低換気を伴いやすく，また，睡眠時無呼吸症候群（SAS）の一因にもなる．甲状腺機能低下症では体重増加を生じるばかりでなく，程度が著しくなると呼吸障害を惹起することもある．

Tips 慢性呼吸器疾患にはるいそうを伴いやすく，また肥満では低酸素血症を来しやすい．

(2) 四肢

よく知られている「ばち指」は，慢性呼吸器感染症や肺線維症，気管支拡張症などで見られるが，肺結核では見られない．

(3) 口腔

口唇や舌はチアノーゼが見られやすいところである．口すぼめ呼吸は肺気腫などの慢性閉塞性肺疾患（COPD）に特徴的な現象．口腔衛生が不良な状態では，特に高齢者で嫌気性菌による呼吸器感染症を繰り返しやすい．

Tips 高齢者では肺炎予防に口腔衛生が重要．

(4) 頸部

頸部の所見は呼吸器疾患の診断上極めて重要である．気管の短縮は，胸骨上縁から甲状軟骨下縁までの距離で評価するが，これが1〜2横指以内であるとCOPDを考慮する．頸静脈の怒張は，緊張性気胸，肺高血圧症，上大静脈症候群等を考慮する．胸鎖乳突筋の肥大は閉塞性気流障害の慢性化の指標となる．吸気時に鎖骨上窩が陥凹するのは，1秒量が0.7Lを下回る閉塞性換気障害の可能性が高い．

Tips 気管の短縮，頸動脈怒張，胸鎖乳突筋の肥厚に注意．

(5) 胸部

胸部には診断の補助となるさまざまな所見があるため丁寧な観察が必要である．

1) 胸郭の形

先天性胸郭変形には，鳩胸，ピラミッド胸，漏斗胸がある．肺気腫が進行すると，胸郭の前後径が横径に近くなる樽状胸を呈する．

Tips 胸郭の呼吸性運動の異常は閉塞性疾患や気流閉塞の指標になる．

2) 胸郭の呼吸性運動

正常な胸郭運動；吸気時に肋間腔は開大し，前胸部は鎖骨および第1肋骨・胸骨接合部を支点としてポンプの把っ手様に動く．この時，季肋部では胸郭が外・上方に開大する．重篤な閉塞性肺疾患（1秒量＜0.7L）ではこのポンプの把っ手様運動が消失し（側面からの観察），季肋部での外・上方への開大も消失する（正面からの観察）．腹部と胸郭の動きは原則として協調的であるが，呼吸筋疲労ではこの協調性運動が消失する．また，重篤な気流閉塞があると，吸気時に肋間が陥凹することも見逃せない所見である．

3）呼気の延長

COPDや気管支喘息などの閉塞性肺疾患では，チェックバルブメカニズムにより，吸った息が迅速には吐けなくなり，吸気時間に比して呼気時間が2倍以上に長くなる．これを呼気の延長というが，気管支喘息発作時は喘鳴を伴って呼気が延長する．

4）胸部の打診

鼓音：胸郭内に空気の含有量が増えると鼓を叩いたような音を呈し，肺気腫，気胸，ブラ，大きな空洞などを疑う所見となる．

濁音：気道（肺胞）内に水分量や充実性成分が増えた時に見られ，胸水や胸壁に接する大きな腫瘤を疑う．

5）胸部の聴診

聴診所見で重要な点は，正常呼吸音の消失，および異常呼吸音の出現である．正常な肺胞呼吸音；通常の肺野で聴取される呼吸音で，吸気が呼気に比べて長くかつ高調である．異常音とは，主としてラ音と喘鳴である．

①ラ音
- 荒いラ音（coarse crackles）と細かいラ音（fine crackles）に分類される．
- 湿性と乾性：喀痰を伴うものを湿性ラ音と呼び気管支拡張症などで見られ，伴わないものを乾性ラ音と呼び肺線維症などで見られる．
- 単音と多音：音源が単一の時は単音性ラ音で，気管支狭窄などでみられ，音源が複数だと多音声ラ音となり，気管支喘息で典型である．

②喘鳴

高周波数のものをwheeze（細い気管支から），低周波数のものをrhonchus（太い気管支から）としている．

Tips ラ音と喘鳴はその特徴と発生部位に注意．

4. 疾患各論

（1）上気道炎（感冒）

1）原因

ウイルス；ライノウイルス，コロナウイルスなど
細菌；A群溶連菌，肺炎球菌，インフルエンザ菌など
※症状から両者を区別することは困難なことが多い．

2）症状

発熱，咳嗽，鼻汁，咽頭痛，頭痛，食欲不振等

Tips 高齢者では感冒が肺炎の発端になることがあるので症状が長引いたり，発熱が続いたりするときには早めに担当医に連絡するように家族に伝えておく．

3）治療

一般的注意：水分補給・安静
- 対症療法：鎮痛解熱薬，鎮咳薬，去痰薬，抗ヒスタミン薬．
- 抗生物質の使用には議論あり．

昔から「風邪は万病の元」と言われてきたが，これには2つの意味があると思われる．1つは「風邪をこじらせて」気管支炎や肺炎に進展するような場合．2つめは，他の疾患の初期症状が感冒症状に類似している場合である．例えばA型急性肝炎も感冒様症状で始まることが多い．これらのことから，特に高齢者においては，感冒を軽視せず，症状が

(2) 扁桃炎

1) 原因
ウイルスが多い．しかし，ウイルスの侵襲によって気道粘膜がダメージを受けると二次的細菌感染が続発する可能性がある．

2) 症状
咽頭痛，発熱，時に急性胃腸炎症状を伴う．

3) 治療
・対症療法：安静，水分補給，含嗽薬，トローチなど
・薬物療法：消炎酵素薬，抗ヒスタミン薬，鎮痛解熱薬，去痰薬，鎮咳薬など．細菌感染が疑われる場合には抗菌薬を併用する．

(3) インフルエンザ

1) 原因
インフルエンザウイルスによって生じる感染症．ウイルスの抗原性が連続的に変異するため，ヒトの免疫機構から逃れ，毎年流行し続ける．

> **Tips** 高齢者ではインフルエンザ合併症を併発する可能性が高いので，家族内発症がある場合は迅速に担当医に連絡させ，必用な予防策を十分に講じさせる．発症後は種々の剤型から適切なのを選択し速やかな治療を心がける．

2) 症状
発熱（通常は高熱），関節痛
※合併症；インフルエンザ脳症

3) 治療
・**予防**
①インフルエンザワクチン
　予防効果は6割以上あるが，受動免疫であるため，予防効果は4カ月程度．したがって，ワクチン接種の時期に留意する必要がある．
②タミフル®の予防的内服
　家族内に発症者が出た場合など．患者接触48時間以内に1日1カプセル，7～10日間程度．

・**発症後の治療**（いずれも48時間以内に開始する必要がある）
①タミフル®（内服）
　1日2回，5日間内服．副作用としての異常行動のため，小・中学生には投与禁止
②リレンザ®（吸入）：1日2回5日間吸入
③イナビル®（吸入）：1回のみ吸入
④ラピアクタ®（点滴）：1回のみ点滴静注

(4) 気管支炎

気管分岐部より末梢を気管支と呼び，そこに種々の原因により炎症が生じた状態を指す．

1) 原因
ウイルス，細菌，真菌，大気汚染物質

2) 症状
咳嗽，喀痰，発熱，時に呼吸困難

3) 治療
・急性気管支炎：基本は十分な加湿と水分補給．喀痰の排泄がうまくゆかない時は，鎮咳去痰薬，気管支拡張薬などを用いる．喀痰が多いときの強力な鎮咳薬は禁忌．細菌感染が疑われる場合は抗菌薬の投与が必要となる．感染の拡大防止には，マスク着用，うがい，手洗いを促す．

・慢性気管支炎：基本は急性気管支炎と同様．症状の増悪を防ぐためには，喀痰の排泄に十分努める必要がある．冬期には感冒罹患後に感染を併発し，急性増悪を来すことがある．喀痰の増加・着色，発熱，呼吸困難などの症状が見られたら，急性増悪を疑い，医療機関への受診を促す．

Tips 高齢者の気管支炎では家族に喀痰の排泄を促させる．また痰の色に常に注意を払わせ，着色するようになれば速やかに担当医に連絡させる．

(5) 気管支喘息

喘鳴を伴う呼吸困難発作を特徴とする閉塞性呼吸器疾患．気道の狭窄は，**気道粘膜平滑筋の収縮**，**気道分泌物の増加**，**気道粘膜の浮腫**によって惹起される．

1) 気道狭窄のメカニズム

・急性の気道狭窄；気道の周囲に存在する肥満細胞（mas tcell）が，主として**抗原-抗体反応**により活性化され，内部から，ヒスタミンやロイコトリエン等の化学伝達物質が放出され，上記の3要素が引き起こされる．

・慢性の気道狭窄；気管支喘息は，急性発作だけでなく，慢性的に気道狭窄を生じている例がむしろ多いことがわかってきた．これは，抗原を認識したTリンパ球から炎症細胞（好酸球，肥満細胞，リンパ球，好塩基球，マクロファージ等）を活性化する物質（各種サイトカイン）が放出され，その結果，気道狭窄が持続してゆくという，「アレルギー性気道炎症」によるものとされている．このような慢性炎症が持続すると，気道上皮化成，気道平滑筋肥厚，粘膜下腺の過形成などにより気道が肥厚する「気道壁のリモデリング」が生じるとされ，これが非可逆的気道狭窄を形作るとされている．

・気道過敏性亢進；これらの慢性炎症の結果，気道が非特異的刺激に対しても反応して，気道の狭窄を生じやすくなる状態が生じ，これを気道過敏性が亢進した状態と呼び，気管支喘息の病態の一部を形作っている．

2) 症状

・喘鳴を伴う呼吸困難：呼吸困難は典型的には発作性に生じるが，重症例では持続的に呼吸困難を生じる例もある．発作は，夜間から早朝に多いが，運動後に生じたり（運動誘発性喘息），感染により誘発されることもある．

・咳，痰：咳は喀痰を排出するための湿性咳嗽が多い．痰は感染がなければ着色はないが，多くの場合非常に粘稠である．重症例では気道の鋳型様の喀痰が排泄されることがある．

3) 管理

慢性の気管支喘息患者では，呼吸困難に対する感受性が低下していることがあり，これが発作の過小評価となり，治療の遅れを生じる危険性がある．

このため，重篤な発作の予防には呼吸状態を客観的にモニターすることが必要になるが，その指標の一つとなるのが，ピークフロー（PEF）値である．

PEFはピークフローメーターを用いて自宅で簡易に測定することができる．

Tips 慢性の気道狭窄には，アレルギー性気道炎症が関与しているため，そのコントロールには継続的な治療が必要．

図1は機械式ピークフローメーターの一例で，左上がVitalograph社製，右下がAssess社製のものである．機器は3,000円前後で購入できるが，基準を満たしている施設では，機器を貸し出し，月に1度，喘息治療管理料（初回75点，2回目以降25点）を算定することができる．

PEFのピークフロー値の標準値は，月岡の著書「日本人のピークフロー値 改訂版」（協和企画通信）[3]に詳しく記されている．標準値の80％以上を維持していれば良好なコントロール状態といえるが，既にある程度非可逆的な気流閉塞を生じている場合は，最大限の治療をした場合の最良値をその個人の基準とすることもある．

PEFを継続的に測定していて，それが標準値（もしくは個人の最良値）の80％を切って持続する場合，あるいは急に50％程度まで低下する際は，自覚的な呼吸困難感が軽度であっても，至急に担当医を受診して，追加の治療を受けることが必要である．

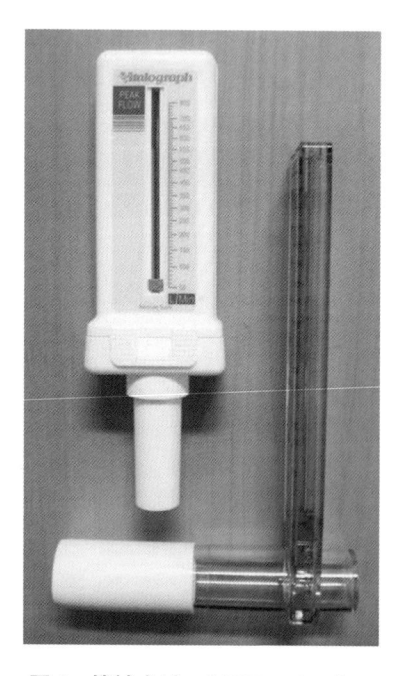

〈喘息テレメディシン〉

PEFは通常は喘息日記に記入して，受診の際に担当医に見せているが，緊急時にはこれでは対応の遅れが生じる．PEF測定の最も大きな利点を活かすためには，PEF値を日々担当医（もしくは他のメディカルスタッフ）に送信し，低値が持続したり，急激な低下があったりした際には，患者に遅滞なく連絡をとり受診を促すか，吸入β_2-刺激薬及び吸入ステロイド薬の追加や，ステロイド内服などの緊急措置を指示する等の対応をとることが望ましい．

このPEF値送信には，電子式ピークフローメーターの使用が便利である．

下に，帝人ファーマ社が導入しているエアウォッチ®の写真を示す（図2）．本機はPEF以外に一秒量の測定も行うことができ，本機にあるソケットに電話線のコンセントを繋ぐことで，サーバにこれらのデータを送信できる．

喘息治療管理料には，先に記した点数以外に，年に3回以上喘息発作で救急受診をしたことがあるリスクの高い患者に対しては，週

図1 機械式ピークフローメーター

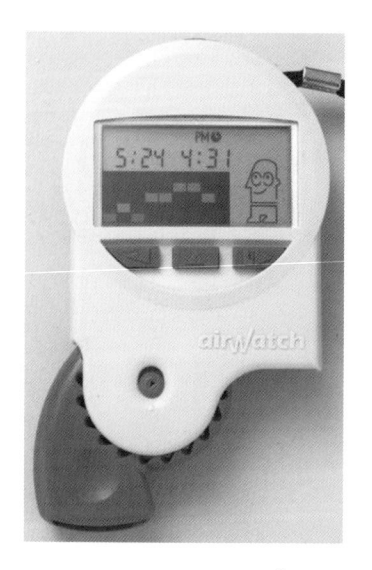

図2 エアウォッチ®

1回以上，PEF値と一秒量を報告して適切な管理を行うことにより，下記の保険点数を加算できる．

  1月目   2,525点
  2月目以降6月目まで 1,975点

この算定のためには1秒量が測定できる電子式ピークフローメーターが不可欠であり，また週に1回の受診は実際には困難であるため，テレメディスンの利用も必要条件となってくる．

われわれは，携帯電話機のWeb閲覧機能を利用して，機械式ピークフローメーターの値を手入力し，それをリアルタイムに収集する方法を用いている[4]．

この模式図を次に示す（図3）．

まず，データ収集サーバから，患者の携帯電話に，1日のうちの設定した時刻にPEF値入力用のメールが自動的に送られる．このメールには入力用のURLが記載されており，それをクリックすると，入力画面が現れるので，そこにPEF値を入力するとデータ収集サーバに格納される．この格納された値は，医療者のPCから直接もしくはインターネットを介して参照することができ，また患者の携帯電話からも閲覧することができる．しかも，携帯電話上では14回分をグラフ化して表示することができるため，自己の呼吸状態を視覚的に認識することができる．

さらに，このシステムでは任意に閾値を定めて，その値を一定回数以上，上回ったり，下回ったりすると，励まし／危機介入のメールを自動的に送る機能を有している．もちろん，医療者がPEF値を日々チェックすることが必要ではあるが，種々の事情でチェック漏れが生じた際にも，一手早く自動的な対応が可能となる．

4）治療
〈発作時〉
・発作の重篤度の把握

 軽度の症状：安静時に軽度の呼吸困難を認めるが，横になることができる程度．動作はやや困難だが日常生活に制限はない．

 中等度症状：安静時の呼吸困難で起坐呼吸の状態にあり，動作はかなり困難．

 高度の症状：呼吸困難のために動けず前屈位をとり，会話も困難で，意識は正常から混濁，興奮，喪失することもある．

・急性発作時の治療方法
①吸入β_2刺激薬

 少量（携帯用pMDI；加圧噴霧式定量吸入器で1回1～2パフ）を一定時間ごとに反復

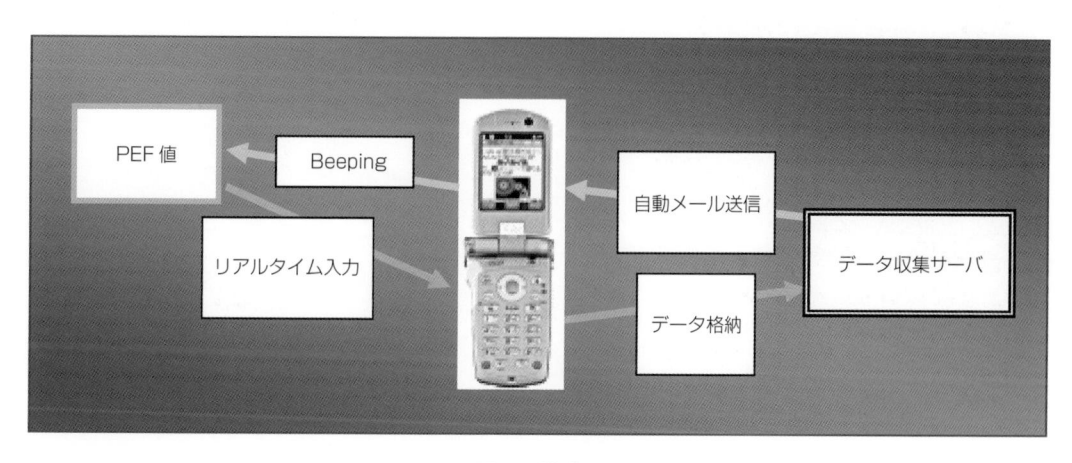

図3　模式図

【各論】 Ⅵ 遠隔診療の実際

投与する．最初の1時間は20分ごと，以降1時間ごとを目安に改善するまで吸入する．

②アドレナリン皮下注射

　β₂刺激薬の吸入でも十分な効果が得られないような緊急の場合は，不整脈などに十分留意しながらボスミン®（0.1％アドレナリン）を0.1～0.3ml皮下注射する．20～30分おきに反復投与できるが，頻回に投与が必要と予想される場合にはステロイドの併用を考慮するか，高次医療機関への搬送を考慮する．

③テオフィリン薬

　急性発作時は，アミノフィリンの注射薬を用いる．テオフィリンの有効血中濃度は，8～20μg/mlで，それを超えると中毒症状が出現することがある．特に，既に徐放性テオフィリン薬を事前に服用している際には注意が必要である．アミノフィリンを単独で用いる際は，1A250mgを等張補液薬200～250mlに入れ，最初の半量を15分間で，残りの半量を45分程度で投与するのが安全である．

④ステロイド薬

　気管支拡張薬が十分に作用しない際や，中等度以上の発作時に用いる．使用する薬剤と初期投与量は，

・ヒドロコルチゾン 200～500mg　または
・メチルプレドニゾロン 40～125mg

以降は経過を見て静注する．

　ステロイド薬は効果発現までに4時間程度かかるため，その点を十分に考慮して用いる．

⑤抗コリン薬

　急性発作時に，β₂刺激薬に抗コリン薬を加えて用いると，β₂刺激薬単独よりも気管支拡張効果が高いという報告があり，検討してよい薬剤である．

⑥酸素吸入

　呼吸困難が強い場合や，SpO₂が95％（PaO₂ 80mmHg）未満の場合は酸素投与を行う必要がある．

> **Tips**　気管支喘息の急性発作時の治療の基本はβ₂刺激薬吸入．重篤な発作を生じるリスク症例では，家族にパルスオキシメーターでSpO₂を測定させ，改善の目安にすることも一つの方策である．
> 　意識混濁が見られるようなら迅速に医療機関に連絡を取るよう家族に指導しておく．

〈非発作時〉

　気管支喘息の長期管理については次の**表1**を参考にしていただきたい．

> **Tips**　吸入ステロイド薬は，内服薬と異なり，吸入手技が不適切では十分な予防効果を得られない．特に高齢者の場合は，対面で吸入手技の指導をした後も，テレビ電話などで，繰り返し吸入手技の確認をすることが必要である．

吸入ステロイド薬の用量についての目安；
・低用量：100-200μg/日
・中用量：200-400μg/日
・高用量：400-800μg/日
（パルミコート®についてはそれぞれの倍量となる）

(6) ウイルス性肺炎

　文字通りウイルスが引き起こす肺炎であるが，純粋なウイルス肺炎は少なく，多くの場合は細菌感染を合併しているとされる．

1) 原因

・呼吸器を標的とするウイルス；インフルエンザウイルス，パラインフルエンザウイルス，RSウイルス，アデノウイルス，ライノウイルス，コクサッキーウイルス，エ

表1 気管支喘息の長期管理

症状（重症度）		治療ステップ1 軽症間欠型	治療ステップ2 軽症持続型	治療ステップ3 中等症持続型	治療ステップ4 重症持続型
長期管理薬	基本治療	吸入ステロイド薬 （低用量） 上記が使用できない場合以下のいずれかを用いる ・ロイコトリエン受容体拮抗薬 ・テオフィリン徐放製剤（症状が稀であれば必要なし）	吸入ステロイド薬 （低～中用量） 上記で不十分な場合には以下のいずれか1剤を併用 ・長時間作用型β_2刺激薬（配合剤の使用可） ・ロイコトリエン受容体拮抗薬 ・テオフィリン徐放製剤	吸入ステロイド薬 （中～高用量） 上記に下記のいずれか1剤，あるいは複数を併用 ・長時間作用型β_2刺激薬（配合剤の使用可） ・ロイコトリエン受容体拮抗薬 ・テオフィリン徐放製剤	吸入ステロイド薬 （高用量） 上記に下記の複数を併用 ・長時間作用型β_2刺激薬（配合剤の使用可） ・ロイコトリエン受容体拮抗薬 ・テオフィリン徐放製剤 上記のすべてでも管理不良の場合は下記のいずれかあるいは両方を追加 ・抗IgE抗体 ・経口ステロイド薬
	追加治療	ロイコトリエン受容体拮抗薬以外の抗アレルギー薬	ロイコトリエン受容体拮抗薬以外の抗アレルギー薬	ロイコトリエン受容体拮抗薬以外の抗アレルギー薬	ロイコトリエン受容体拮抗薬以外の抗アレルギー薬

（喘息予防・管理ガイドライン2009[4]より一部改編）

コーウイルスなど．
・呼吸器以外の臓器や細胞を標的とするウイルス；麻疹ウイルス，サイトメガロウイルス，単純ヘルペスウイルス，水痘・帯状疱疹ウイルス．

Tips これらのウイルス疾患に引き続いて発熱・咳嗽などの肺炎様症状が出現した際は，ウイルス性肺炎の可能性を念頭に置く．

2）症状

原因となるウイルスによって幾分症状に差はあるが，純粋なウイルス肺炎の場合（呼吸器を標的とするウイルスが原因の場合）は，咳や熱がある割には全身状態は比較的良好．呼吸器以外の臓器や細胞を標的とするウイルスが原因となる場合は元の疾患に引き続いて肺炎を併発し，重症度は元の疾患と関連する．

3）治療

安静，加湿，水分補給．細菌感染を合併していると考えられる場合は抗生剤の投与を併用する．

（7）マイコプラズマ肺炎

成人の肺炎の10～15%を占め，非定型性肺炎の中では最多である．高齢者では急性呼吸不全の重要な原因の一つである．

1）原因

M. pneumoniae の感染によるものが最も多い．

Tips 喀痰が比較的少なく，頑固な咳嗽が続く際はマイコプラズマ肺炎も念頭に置く．時に著しい呼吸困難を生じる劇症例もある．

2）症状

潜伏期は10～14日．（乾性）咳嗽，発熱，頭痛，咽頭痛，倦怠感など．比較的重症感が少ないが，頑固な咳嗽のために睡眠が障害されることもある．一般に予後は良好だが，時に白血球増多を伴い，低酸素血症を呈するよ

うな重症例もあるため注意が必要である．

3) 治療

マクロライド系，リンコマイシン系，テトラサイクリン系抗菌薬，またはニューキノロン系薬剤を用いる．

(8) 細菌性肺炎[5]

起炎菌の発生源により市中肺炎と院内肺炎とに大別され，遠隔医療の場では市中肺炎が中心を占めると考えられる．

1) 原因

市中肺炎の起炎菌の多くは肺炎球菌で，インフルエンザ桿菌がそれに次ぐ．

2) 症状

湿性咳嗽，発熱，胸痛，呼吸困難など．上気道感染に引き続いて発症する場合が多いが，肺炎球菌によるものでは，急激な経過で発症する場合もある．高齢者では咳嗽が軽度であったり，高熱を呈さない場合もあったりするので，注意が必要である．

3) 診断

胸部X線撮影，喀痰のグラム染色・培養検査，炎症反応，末梢血白血球数等．

4) 治療

培養で起炎菌が同定されれば，それを参考にして抗菌薬を選択するが，その結果が出るまでは，ペニシリン系やセフェム系抗菌薬を用いることが一般的である．また，安静を保ち，水分補給を行い，喀痰の排泄を促進することも重要である．

> **Tips** 軽度の細菌性肺炎では，近年の内服抗菌薬で自宅治療も可能なことが多い．その際も喀痰の増加・着色が生じたり，また呼吸困難が増悪したりしてゆかないか，注意深い観察を家族にも促すようにする．

(9) 嚥下性（誤嚥性）肺炎

高齢者の肺炎で最も多く，問題となる肺炎であり，高齢者死因の第1位である．高齢者は，免疫機能の低下に加えて，嚥下機能も低下してくるため，容易に誤嚥性肺炎を生じる．明らかにそれとわかる誤嚥より，むしろ意識に登らない日常的な microaspiration による肺炎が多い．

> **Tips** 特に臥床時間が長いような高齢者では，肺炎の予防として口腔衛生に十分気をつけるように家族に指導しておく．

起炎菌：嫌気性菌，好気性グラム陽性菌，およびグラム陰性菌の混合感染であることが多い．

1) 症状

臨床的な特徴としては，発熱を来さない例や，食欲不振，意識障害，元気がない，などの非特異的症状を呈することもあるため，注意が必要である．

2) 診断

胸部X線撮影での誤嚥性肺炎の陰影は，下葉・背側葉のすりガラス陰影，間質性陰影，または浸潤影を呈する．

3) 治療

急性期には経口摂取を中止し，補液による水分補給を行う．嚥下障害が強度の場合は，中心静脈栄養や，経管栄養も考慮する．抗菌薬は，クリンダマイシン，βラクタマーゼ配

合ペニシリン系薬，カルバペネム系薬を用いる．

（10）間質性肺炎

1）分類

原因不明の間質性肺炎を特発性間質性肺炎（idiopathic interstitial pneumonias；IIPs）と呼び，2002年の国際的多分野合意による分類では次の7疾患に分類されている．
①特発性肺線維症
　（idiopathic pulmonary fibrosis：IPF）
②非特異性間質性肺炎
　（nonspecific interstitial pneumonia：NSP）
③特発性器質化肺炎
　（cryptogenic organizing pneumonia：COP
　＝idiopathic bronchiolitis obliterans organizing pneumonia：BOOP）
④急性間質性肺炎
　（acute interstitial pneumonia：AIP）
⑤剥離性間質性肺炎
　（desquamative interstitial pneumonia：DIP）
⑥呼吸細気管支炎を伴う間質性肺疾患
　（respiratory bronchiolitis-associated interstitial lung disease：RB-ILD）
⑦リンパ球性間質性肺炎
　（lymphoid interstitial pneumonia：LIP）

2）症状

発症は通常緩徐で，乾性咳嗽，労作性呼吸困難を主症状とする．咳嗽は通常の鎮咳薬では治まりがたいことがある．胸部聴診上，ベルクロ様の捻髪音を認めることが特徴である（90%前後）．

3）診断

胸部X線撮影で，びまん性網状影が両側中下肺野，外側優位に広がり多くは肺の縮小を認める．進行すると，蜂巣肺となり，胸膜下に小輪状〜粗大輪状陰影として認められる（honey-combing）．

4）治療

急性期では，ステロイドや免疫抑制薬を用いるが，慢性期になると，これらの薬剤の効果は期待できず，呼吸リハビリテーションや，低酸素血症が進行すれば，在宅酸素療法の適応となる．

（11）肺結核

結核菌の感染により発症する疾患であるが，感染者の中で発病するのは約10%とされる．70歳以上の高齢者では罹患率が高い．2週間以上持続する咳嗽・喀痰，発熱，血痰，全身倦怠感，体重減少などがあれば注意を要する．

（12）肺癌

肺野型の肺癌（腺癌が多い）では無症状で検診で発見されることが多い．喫煙者に多い扁平上皮癌では，発熱を伴わない血痰等で気づかれることもある．

詳しい診断や治療については当書の範囲を超えるため，成書を参照されたい．

5．在宅呼吸補助療法

（1）在宅酸素療法（HOT；home oxygen therapy）

〈適応基準〉
1）チアノーゼ型先天性心疾患
2）高度慢性呼吸不全例
　在宅酸素療法導入時に動脈血 O_2 分圧55Torr以下の者，および動脈血 O_2 分圧60Torr以下で睡眠時または運動負荷時に著しい低 O_2

血症をきたす者であって，医師が在宅 O_2 療法を必要であると認めたもの．

3）肺高血圧症
4）慢性心不全

医師の診断により，NYHA Ⅲ度以上であると認められ，睡眠時の Cheyne-Stokes 呼吸がみられ，無呼吸低呼吸指数が 20 以上であることが，睡眠ポリグラフィー上確認されている症例．（厚生労働省告示および関連通知より抜粋）

※Ⅱ型呼吸不全では，著明な高 CO_2 血症がある場合には，酸素投与によって CO_2 ナルコーシスを招来する危険性があるため，酸素投与量には十分な注意を払う必要がある．

〈酸素供給器〉
1）吸着型酸素濃縮装置

電力さえあれば，90％以上の酸素濃度で最大 7/分までの流量を作成・供給でき，また引火の危険性がないため，安全に使用できる．しかし，停電時に備えて予備酸素ボンベの設置を必要とする．

2）液体酸素

1990 年から HOT で使用可能となった．業者がデリバリー可能な地域であれば，騒音・熱気・電気代負担がないというメリットがある．

3）外出時の小型酸素ボンベ

耐圧性に優れた軽合金性の小型酸素ボンベに吸気時のみ酸素を供給するデマンドバルブを組み合わせる方式が一般的．

これら酸素供給器に，パルスオキシメーターを組み合わせて，日々の SpO_2 を，電話回線等を用いて医療従事者に送信するサービスを行っている所もある．

(2) 在宅人工呼吸療法（HMV：home mechanical ventilation）

現在，在宅人工呼吸療法で用いられているのは，マスクを用いた NPPV（non-invasive positive pressure ventilation；非侵襲的陽圧人工呼吸）と，気管切開を置く TPPV（tracheostomy positive pressure ventilation；気管切開陽圧人工呼吸）とであるが，近年は NPPV が HMV の半数以上を占め，TPPV は相対的に減少している．それに伴い，対象疾患も神経筋疾患が相対的に減少し，呼吸器疾患が増加傾向にある．ここでは NPPV について簡単に解説する．

1）在宅 NPPV の導入基準

最大限の包括的内科治療を行っているにもかかわらず，呼吸困難感，起床時の頭痛・頭重感，過度の眠気などの自覚症状，あるいは体重増加・頸静脈圧の上昇・下肢の浮腫など肺性心の徴候などの他覚症状があり，高 CO_2 血症，夜間の低換気をはじめとする睡眠呼吸障害を認める症例，および急性増悪を繰り返す症例．

2）使用する人工呼吸器

従量式と従圧式とがある．最近は従圧式人工呼吸器が使われることが多いが，神経筋疾患では一定の換気量が保障される従量式人工呼吸器の方がよい場合がある．

3）インターフェース

鼻マスク，顔マスクがあり，通常は鼻マスクが使用される．しかし，リークが多い場合は顔マスクの使用も考慮する．

6. 呼吸リハビリテーション

これには，上肢・下肢のトレーニング，呼吸筋のトレーニングおよび呼吸法などが含まれるが，運動強度の設定等が必要であるため，まずは理学療法士の評価を得ることが必要である．加えて，自宅で可能なリハビリ手法を家族と共に習得し，無理ない程度に実施する．この際に，テレビ電話等を通じて，手法の再確認等を行うとより正確で効果的なリハビリテーションを行うことができる．

● 文　献 ●

1) 工藤翔二，中田紘一郎，永井厚志，太田健，編著．呼吸器専門医テキスト，南江堂，東京，2007.
2) 宮城征四郎，監修．呼吸器病レジデントマニュアル，医学書院，東京，2008.
3) 月岡一治監修・著．日本人のピークフロー値，改訂版，協和企画，東京，2002.
4) 岡田宏基．患者情報の新しい収集方法－EMA (Ecological momentary assessment) の試み，分子精神医学 2006；**6**：112-5.
5) 日本アレルギー学会喘息ガイドライン専門部会監修．喘息予防・管理ガイドライン 2009，共和企画，東京，2009.
6) 日本呼吸器学会呼吸器感染症に関するガイドライン作成委員会編．日本呼吸器学会「呼吸器感染症に関するガイドライン」成人市中肺炎診療ガイドライン，日本呼吸器学会，2007.

6. 消化器疾患

池田　貴英

要約

1) 日常診療において，腹痛症や排便障害は遭遇することが多い主訴である．
2) 腹痛症を鑑別する際に，まず緊急性の判断が必要である．バイタルサインを測定し，ショック症状，筋性防御などの腹膜刺激徴候の有無を確認する．
3) 胃瘻チューブの交換に際して，チューブの種類によっては特殊な交換手技が必要な場合があるので，造設した医療機関等から十分に情報を集めた上で交換する．

1. 対象となる主な症候

(1) 腹痛症
(2) 排便障害

2. 腹痛症[1,2,3]

(1) 対面診療と遠隔診療の比較

	対面診療	遠隔診療
腹痛症	**バイタルサイン** 意識状態，血圧，脈拍，体温 **問診** 腹痛の発症状態，部位，性状，持続時間，増悪因子，随伴症状，既往歴，内服歴 **視診** 貧血，黄疸，腹部手術痕，腹部膨満 **聴診** 腸蠕動，腹部血管雑音 **打診** 腸管ガス，腹水 **触診** 腹部圧痛，反動痛	**バイタルサイン** 血圧，脈拍，体温を介助者により測定 **問診** 腹痛の発症状態，部位，性状，持続時間，増悪因子，随伴症状，既往歴，内服歴 **視診** 貧血，黄疸，腹部手術痕，腹部膨満 **聴診** 電子聴診器による聴診では可能 **打診** 通常は困難．訪問看護師などの協力が必要 **触診** 通常は困難．訪問看護師などの協力が必要

(2) 対面診療のコツ

1) バイタルサイン

意識状態，発熱，血圧，脈拍を確認し，ショック状態であれば，循環動態の安定のための治療を優先に行う．

表1 問診のポイント（腹痛）

- 発症経過（急性，緩徐）
- 部位
- 性状（鈍痛，疝痛）
- 持続時間（間欠的，持続的）
- 疼痛増悪因子（食事，排便，排ガス）
- 随伴症状（発熱，便通異常，血便，黄疸）
- 既往歴（開腹手術歴，尿管結石症）
- 服薬歴（非ステロイド消炎鎮痛剤）

表2 診察のポイント（腹痛）

- 視診
  貧血，黄疸，腹部手術瘢痕，腹部膨隆の有無．
- 聴診
  腸蠕動の亢進，低下の有無．血管雑音の有無．
- 打診
  鼓音，濁音の範囲．
- 触診
  腹壁の緊張，圧痛，腹膜刺激兆候の有無．

2）問診

①現病歴

a）腹痛に関する問診

i）発症状態

発症が急激な場合は，消化管穿孔，胆石や尿管結石による閉塞，血管の破裂，閉塞を考慮する．発症後，徐々に悪化する場合は，急性虫垂炎や感染性疾患が疑われる．

ii）部位

限局性であれば，臓器の局在部位を考慮して鑑別する．心窩部（消化性潰瘍，膵炎，心筋梗塞，虫垂炎初期等），右季肋部（胆嚢炎等），左季肋部（膵炎等），臍部（腸炎，大動脈瘤，腸閉塞等），側腹部（腸炎，憩室炎，尿管結石等），右下腹部（虫垂炎，卵巣疾患等），左下腹部（便秘症，虚血性腸炎，卵巣疾患）．びまん性であれば，汎発性腹膜炎を鑑別する必要がある．心窩部から右下腹部への移動性であれば，虫垂炎を考える．

iii）性状

鈍痛か鋭痛かを聴取する．結石陥頓（胆石，尿管結石）では激しい痛みや鋭い痛みとなることが多い．

iv）持続時間

腸疾患の場合は，蠕動運動に伴い痛みが増強され，間欠的な痛みとなる．

v）増悪因子

増悪因子に食事や排便，排ガスが挙げられる．十二指腸潰瘍は，空腹時に痛みが増強し，食事摂取により改善する．胆石症や膵炎は，脂肪食や飲酒により痛みが増強する．大腸疾患では，排便，排ガスに伴い症状が改善する．また，アニサキス症では生の魚介類摂取に伴い発症する．

b）随伴症状

i）発熱

胆道や尿路系等の感染性疾患を鑑別する．

ii）便通異常

便秘や排ガスがなければ，腸閉塞を疑う．下痢があれば感染性胃腸炎を含めた腸炎を疑う．

iii）血便

消化性潰瘍，虚血性大腸炎，悪性腫瘍を鑑別する．

iv）黄疸

総胆管結石等の肝胆道系疾患を鑑別する．

②既往歴

過去の既往歴を聴取することは重要である．開腹手術歴のある患者では腸閉塞を考える．胆石，尿管結石，消化性潰瘍，慢性膵炎等は再発を起こしやすい疾患であり，過去に罹患したかどうか聴取する．

③服薬歴

NSAIDs 内服に伴う消化性潰瘍や薬剤性腸炎により腹痛をきたすため，服薬歴の聴取は重要である．

3）視診

貧血，黄疸，腹部手術瘢痕を確認する．腹部膨満は腹水貯留（図1），腸閉塞で認める．

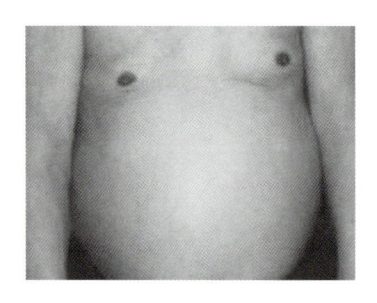

図1 腹部膨満（腹水貯留）

4）聴診

麻痺性イレウスでは腸蠕動音が消失する．機械的イレウスでは腸蠕動が亢進し，高音の金属音が聴取される．解離性大動脈瘤や腸間膜血栓症では血管雑音が聴取されることがある．

5）打診

腸管ガスの貯留により鼓音が増す．

6）触診

腹壁の緊張，筋性防御を確認し，痛みの部位から離れた所から触診する．反動痛から腹膜刺激徴候がないか確認する．汎発性腹膜炎では腹壁全体が硬くなる筋性防御を呈する．

（3）遠隔診察の注意点

1) 腹痛を鑑別する際に，まず緊急性の判断が必要である．バイタルサインを測定し，ショック症状の有無を確認し，筋性防御などの腹膜刺激徴候の有無を確認する．
2) 腹痛の原因疾患の絞り込みのために適切な問診が必要である．
3) 痛みの訴える部位の臓器以外に，関連痛の可能性も考える必要がある．

（4）在宅計測機器の選び方と使い方のポイント

1）血圧計

ショック状態がないかどうかの確認が必要である．

（5）家族や介護者，訪問看護師から得られる情報

1）ショック

緊急性の判断となる血圧低下やショック症状があるかどうかの情報．ショックとは，末梢循環不全によって臓器の機能不全に陥った状態をいう．

2）発熱

感染症を含む炎症性疾患が疑われる．

3）腹痛の問診

腹痛を鑑別するために必要な発症状況，部位，性状，持続性，増悪因子等の確認をする．

（6）緊急対応を要するサイン

1) ショック
2) 筋性防御などの腹膜刺激徴候

上記徴候を認める際には対面診療を行う必要があり，速やかに医療機関受診する．また，経時的に観察し，症状増悪や改善なければ対面診療を行う必要がある．

（7）遠隔診療の限界

問診，バイタルサイン以外の聴診，打診，触診は腹痛の緊急度や鑑別のために必須であるが，現在の遠隔診療では困難である．家族や訪問看護師からの情報から緊急度を判断する必要がある．

> **Tips** 腹痛は内臓痛，体性痛，関連痛の3つから成る．内臓痛は，管腔臓器の伸展，拡張，収縮により，体性痛は，臓器近くの腹膜刺激によるものである．関連痛は，脊髄内の線維に波及し，その高さの皮膚分節に痛みを感じる．

> **Tips** ショックはさまざまな原因があり，すべてに共通した診断基準を確立することは困難で一定な診断基準はない．日本救急学会が示す基準には，収縮期血圧90mmHg，平時収縮期血圧が150mmHg以上の場合は平時より60mmHg以上の下降，平時収縮期血圧が110mmHg以下の場合は平時より20mmHg以上の下降を必須条件としている．また，ショックの臨床症状は，ショックの5P'sといわれ，顔面蒼白，冷汗，虚脱，微弱な速脈，呼吸促迫の5つが挙げられる．

3. 排便障害[4, 5, 6]

(1) 対面診療と遠隔診療の比較

1) バイタルサイン

①下痢症

	対面診療	遠隔診療
下痢症	**バイタルサイン** 意識状態，血圧，脈拍，体温 **問診** 脱水の評価，食事摂取歴，便の性状，腹痛，既往歴，内服歴 **視診** 舌，口腔粘膜の乾燥，皮膚の緊張度 **聴診** 腸蠕動 **打診** 腸管ガス，腹水 **触診** 腹部圧痛，反動痛	**バイタルサイン** 血圧，脈拍，体温を介助者により測定 **問診** 脱水の評価，食事摂取歴，便の性状，腹痛，既往歴，内服歴 **視診** 舌，口腔粘膜の乾燥，皮膚の緊張度 **聴診** 電子聴診器による聴診では可能 **打診** 通常は困難．訪問看護師などの協力が必要 **触診** 通常は困難．訪問看護師などの協力が必要

②便秘症

	対面診療	遠隔診療
便秘症	**バイタルサイン** 意識状態，血圧，脈拍，体温 **問診** 発症状態，生活環境，便の性状，既往歴，内服歴 **視診** 舌，口腔粘膜の乾燥，皮膚の緊張度，腹部手術瘢痕，腹部膨満 **聴診** 腸蠕動 **打診** 腸管ガス，腹水 **触診** 腹部圧痛，反動痛，腫瘤触知 **直腸診** 肛門括約筋緊張度，圧痛，腫瘤触知，血便	**バイタルサイン** 血圧，脈拍，体温を介助者により測定 **問診** 発症状態，生活環境，便の性状，既往歴，内服歴 **視診** 舌，口腔粘膜の乾燥，皮膚の緊張度，腹部手術瘢痕，腹部膨満 **聴診** 電子聴診器による聴診では可能 **打診** 通常は困難．訪問看護師などの協力が必要 **触診** 通常は困難．訪問看護師などの協力が必要 **直腸診** 通常は困難．訪問看護師などの協力が必要

(2) 対面診療のコツ

1) バイタルサイン

①下痢症

　激しい頻回の下痢では，意識障害，発熱，血圧，脈拍を確認し，脱水やショック状態でないかどうかを確認する．

表3　問診のポイント（排便障害）

【下痢症】
・発症経過（急性，慢性）
・食事摂取歴
・便の性状（水様性，軟便，血便）
・随伴症状（腹痛）
・海外旅行歴，ペット飼育歴
・既往歴（炎症性腸疾患，高血圧，糖尿病）
・服薬歴
【便秘症】
・発症経過（急性，慢性）
・生活環境，食事摂取歴
・便の性状（太さ，血便）
・既往歴（開腹手術歴，消化管悪性腫瘍）
・服薬歴

2) 問診

①下痢症

a）現病歴

i）脱水の評価

　下痢の程度，頻度，水分，食事摂取量，尿量を聞き，脱水症状の有無を確認する．

ii）食事摂取歴

　最近の食事内容を聴取する．

iii）便の性状

　大量の水様性下痢では，ウイルス，サルモネラ，毒素原性大腸菌，コレラで認めることが多い．細菌性腸炎，炎症性腸疾患，虚血性大腸炎，大腸癌では，血便を伴う場合がある．

iv）腹痛

　右下腹部痛では急性虫垂炎，左下腹部痛では細菌性赤痢で認めることがある．

v）その他

　周囲の同症状の患者の有無，ペット飼育歴，海外旅行歴を聴取する．

b）既往歴

潰瘍性大腸炎やクローン病等の炎症性腸疾患の有無を確認する．また，虚血性腸炎の鑑別のため，高血圧，糖尿病，心房細動などの心疾患や脳梗塞等の基礎疾患がないか問診する．

c）服薬歴

薬剤関連腸炎や偽膜性腸炎の鑑別のため，抗菌薬等の服薬歴を確認する．

②便秘症

a）現病歴

ⅰ）発症状態

急性の便秘であるか，徐々に慢性的に生じたかの発症時期と経過を聴取する．

ⅱ）生活環境，食事摂取歴

長期臥床，不規則な食生活，食物繊維の過剰摂取の有無について問診する．

ⅲ）便の性状

便が細くないかどうか，兎糞状かどうか，血便がないかどうかを聴取する．

b）既往歴

開腹手術の既往，消化管悪性腫瘍の既往を聴取する．

c）内服歴

止痢剤の使用の有無を確認する．

3）視診

①下痢症

舌，口腔粘膜の乾燥，皮膚の緊張度低下から脱水症の有無を確認する．

②便秘症

舌，口腔粘膜の乾燥，皮膚の緊張度低下から脱水症の有無を確認する．腹部手術瘢痕，腹部膨満の有無を確認する．

4）聴診

麻痺性イレウスでは腸蠕動音が消失する．機械的イレウスでは腸蠕動が亢進し，高音の金属音が聴取される．

5）打診

腸管ガスの貯留により鼓音が増す．

6）触診

腹膜刺激徴候の有無を確認する．右下腹部に圧痛を認めた場合には，虫垂炎，憩室炎を疑う．腫瘤を触知した場合には大腸癌，糞便を疑う．

7）直腸診

肛門括約筋の緊張，腫瘤触知，圧痛や炎症の有無，便の硬さや色調，血液や粘液付着の確認をする．

(3) 遠隔診察の注意点

1) 高齢者の急性下痢症では，重症化することがあるので，尿量，腎機能障害に注意する．
2) 直腸診で直腸癌，ダグラス窩膿瘍，Schinitzler転移の直腸，肛門病変の発見に努める．
3) 急性便秘症で腹部膨満が強く，特に開腹手術歴のある場合，腸閉塞の可能性がある．
4) 急性下痢症の場合，薬剤関連腸炎の可能性を常に考える必要があり，服薬歴の確認が必要である．

(4) 在宅計測機器の選び方と使い方のポイント

1）血圧計

ショック状態がないかどうかの確認が必要である．

(5) 家族や介護者，訪問看護師から得られる情報

1) ショック

緊急性の判断となる血圧低下やショック症状があるかどうかの情報．

(6) 緊急対応を要するサイン

1) ショック
2) 筋性防御などの腹膜刺激徴候

(6) 遠隔診療の限界

問診，バイタルサイン以外の聴診，打診，触診は現在の遠隔診療では困難である．家族や訪問看護師からの情報から緊急度を判断する必要がある．

> **Tips** 下痢の発症機序は，腸管内の浸透圧物質による水吸収障害，腸管分泌の亢進，腸管粘膜の障害，腸管運動異常が挙げられる．

4. 胃瘻[7, 8, 9]

(1) 胃瘻管理

1) 胃瘻の適応

胃瘻造設の目的には，栄養と消化管減圧がある．脳卒中後遺症や認知症による摂食障害や悪性腫瘍による通過障害が適応となる（表4）．

2) 胃瘻と他の栄養法の比較

各経管栄養法の選択は，患者の基礎疾患，目的による決定される．胃瘻では胃食道逆流のリスクがあるが，腸瘻ではそのリスクは少ないが，栄養投与時間が長いという短所がある．経鼻胃管法では手術は不用であるが，気管内誤挿入のリスクがある．

3) 胃瘻チューブの種類と特徴

胃瘻チューブには様々な形態がある．胃内固定器具では，大きく分類するとバルーン型，バンパー型の2つに分けられる．また，体表面にでているチューブの長さによりチューブ型とボタン型に分けられる（表5）．

4) 胃瘻チューブの交換

胃瘻チューブの交換に際して，チューブの種類によっては特殊な交換手技が必要な場合があるので，造設した医療機関等から十分に情報を集めた上で交換する．交換後，胃内に挿入されたかどうかの確認方法として，送気音，胃内容物，ガイドワイヤー，経鼻胃管，ガストログラフィンを利用したレントゲン，内視鏡が挙げられる．患者の状態や環境により選択される．

表4　胃瘻の適応

1. 栄養確保
①摂食意欲の障害
②嚥下機能障害
③頭部，顔面，頸部の外傷による摂食障害
④咽頭から噴門の狭窄
2. 減圧ドレナージ
①幽門から上部小腸の非可逆的狭窄

表5　胃瘻の種類と特徴

	バルーン型	バンパー型
交換手技の難易	極めて容易	容易
交換時の瘻孔損傷	少ない	多い
チューブ抜去	あり	まれにあり

	チューブ型	ボタン型
患者違和感	多い	少ない
チューブ内汚染	多い	少ない
瘻孔圧迫	少ない	多い
自己抜去	可能	困難

(2) 遠隔診察の注意点

1) 瘻孔の発赤等の有無を家族や訪問看護師から情報を得る．
2) 胃瘻チューブ交換直後の腹部症状の有無を注意する．

(3) 家族や介護者，訪問看護師から得られる情報

1) 胃瘻チューブの自己抜去

抜去後，放置することにより瘻孔が閉塞するため，チューブの交換が早急に必要である．

2) 瘻孔周囲発赤

体外固定版による圧迫や栄養剤のリークにより炎症が生じることがある．

(4) 緊急対応を要するサイン

1) 胃瘻チューブの自己抜去
2) 胃瘻チューブ交換後の発熱，腹痛

チューブが胃外へ誤挿入されている可能性がある．

(5) 遠隔診療の限界

家族や訪問看護師からの情報以外は，現在の遠隔診療では困難である．

● 文　献 ●

1) 杉本恒明, 矢崎義雄. 内科学第9版, 朝倉書店, 2007, 69-71.
2) 金澤一郎, 永井良三. 今日の診断指針, 医学書院, 2010, 332-4.
3) 中野哲. 救急診断ガイド, 現代医療社, 2001, 59-67.
4) 杉本恒明, 矢崎義雄. 内科学第9版, 朝倉書店, 2007, 80-3.
5) 金澤一郎, 永井良三. 今日の診断指針, 医学書院, 2010, 336-42.
6) 中野哲. 救急診断ガイド, 現代医療社, 2001, 111-7.
7) 蟹江治郎. 胃瘻PEGハンドブック, 医学書院, 2009, 6-10, 80-6, 93-9.
8) 嶋尾仁. 内視鏡的胃瘻造設術－手技から在宅管理まで－, 永井書店, 2007, 11-5.
9) 日本在宅医学会テキスト編集委員会著. 在宅医学, メディカルレビュー社, 109-14.

7. 内分泌・代謝疾患

森田　浩之

要約

1) この分野の疾患は，診断や状態把握のためには血液検査が必要なことが多い．在宅で使用できる測定機器があれば，可能な限り自宅に設置して利用してもらう．
2) 糖尿病は，高血圧症・脂質異常症・喫煙者と並んで脳・心血管疾患発症のハイリスク群である．急変時には，そのことをまず念頭に置いた診療を行う．無痛性心筋梗塞を起すことがある．
3) 糖尿病での意識障害には，低血糖・高血糖のいずれかによるもの，脳血管疾患によるものがある．糖尿病は易感染状態であり，肺炎や尿路感染症の他に，臓器や筋骨格筋に膿瘍を形成することがある．

1. 対象となる主な疾患

(1) 糖尿病
(2) 脂質異常症
(3) 甲状腺疾患
(4) 副腎皮質疾患
(5) カルシウム代謝異常症

　紙面の関係上，本項では(1)糖尿病のみを取り上げる

2. 糖尿病

(1) 対面診療と遠隔診療の比較

		対面診療	遠隔診療
糖尿病	問診	糖尿病発症時期，既往最高体重，過去の治療方法・血糖コントロール状態，低血糖症状の有無，自己血糖測定器による血糖値，食欲，体温	低血糖症状の有無，自己血糖測定器による血糖値，食欲，体温
	バイタルサイン	体重，血圧，脈拍，体温，意識状態	血圧，脈拍，体温を介助者に測定してもらう
	視診	発疹，糖尿病足病変，浮腫	発疹，糖尿病足病変，浮腫
	聴診	心音・呼吸音 頸動脈・腹部大動脈・大腿動脈などの血管雑音	電子聴診器による聴診なら可能

糖尿病	**打診** 胸水・腹水 腎・脊椎・肝などの叩打痛 **触診** 足背・後脛骨動脈拍動 インスリン注射部位の皮下結節 **神経診察** 眼球運動・対光反射 アキレス腱・膝蓋腱反射 音叉による振動覚	**打診** 通常は困難 訪問看護師などの協力が必要 **触診** 通常は困難 訪問看護師などの協力が必要 **神経診察** 通常は困難 訪問看護師などの協力が必要

（2）対面診療のコツ

1）問診

①現病歴

a．これまでの経過

　発症時期、診断のきっかけ、既往最高体重、これまでの治療方法や血糖コントロール状態、最近の眼科受診、女性では子の出生時体重を聞く．高出生体重児の出産は、妊娠中の高血糖の存在を意味する．

> **Tips**　血糖コントロール状態と、インスリン製剤や経口糖尿病薬などの治療薬との関係を詳しく把握することが、遠隔診療での糖尿病の病状把握に役立つ．

b．高血糖症状

　高血糖時には浸透圧利尿が起きる．夜間尿も増えるため、夜間尿の回数を尋ねる．口渇や頻繁に水分を摂取するようになるが、脱水が強くなると立ちくらみも起る．

c．低血糖症状

　経口血糖降下薬やインスリン使用患者では、低血糖症状（食事前の強い空腹感や視力障害、発汗、動悸）の有無の確認は欠かせない．高齢者では症状が全くなくても低血糖（無症候性低血糖）を起している可能性がある．

> **Tips**　低血糖症状がある時の血糖測定や、その時の対応（ブドウ糖を与える等）について、日頃から家族や介護者に説明をして確認をしておく．

d．自律神経症状

　立ちくらみや、頑固な便秘や下痢を繰り返すことがある．

e．末梢神経障害症状

　下肢の痺れや足裏に何かがくっついている感じ、下腿の有痛性痙攣、男性ではインポテンツ．

f．網膜症症状

　一側に起こる急性の視力障害では眼底出血、水晶体出血を考える．

②生活習慣

　飲酒・喫煙・運動習慣、食志向、間食や夜食習慣．

③既往歴

　手術歴、心血管疾患、重大な感染症．

④家族歴

　糖尿病、脳・心血管疾患、難聴（ミトコンドリア糖尿病の場合）．

2）バイタルサイン

①高血圧症

　糖尿病を合併する難治性高血圧症の場合、

原発性アルドステロン症、Cushing症候群、褐色細胞腫、末端肥大症を考える必要がある。低カリウム血症、中心性肥満・赤紫色皮膚線条、頻脈・頭痛・体重減少、顔貌や指・声の変化などに注意を払う。

3) 視診

①皮膚線条

肥満や妊娠に伴って腹部などに白色皮膚線条が現れたり残ったりするが、赤紫色皮膚線条の場合にはグルココルチコイド過剰状態が考えられ、ステロイド内服・注射による影響もしくはCushing症候群が疑われる。

②足潰瘍

糖尿病末梢神経障害による神経障害性潰瘍、血管障害による虚血性潰瘍、両者の混合型である神経・虚血性潰瘍があり、頻度はそれぞれ約60%、10%、30%である。神経障害性潰瘍は足底など荷重部位に多く、疼痛は無い。虚血性潰瘍は、純粋な神経障害性潰瘍では疼痛はなく、極めて小さな外傷、熱傷、白癬症、靴ずれなどで起り、細菌感染を合併し易い。一方、純粋な虚血性潰瘍は足趾尖端や踵周囲に起り易く、疼痛がかなり強く周囲に紅斑が見られる。潰瘍から進行して組織が壊死を起した状態を壊疽という。

> **Tips** 遠隔診療においても、足潰瘍の進行や治癒の判断をするので、発生部位、形状、深さ、痛みの程度など詳しくカルテに記録しておく。また、家族や介護者に1日1回は足を見て、傷や爪周囲の異常の有無を確認してもらう。

③足変形

Hammer toeやClaw toeなどが見られる（図2）。神経障害性関節症（Charcot関節症）は、下肢の痛覚が消失した結果起る通常では起らない高度な関節変形をいう。

④口腔

細菌による歯周病によって、齲歯、歯槽膿漏、歯牙欠損が起り易い。口腔内カンジダ症では白い偽膜が舌や口腔粘膜に付着する。脱水時には口腔内は乾燥する。

> **Tips** 口腔ケアは嚥下性肺炎予防のためにも重要である。家族や看護者に口腔ケアの仕方を説明・指導しておくとともに、口腔内で観察すべき点を指導しておく。

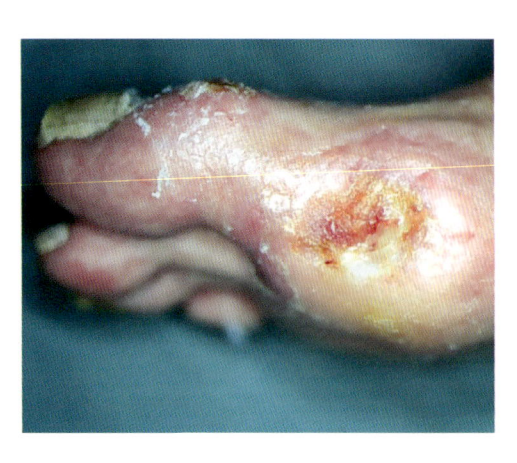

図1 糖尿病足潰瘍

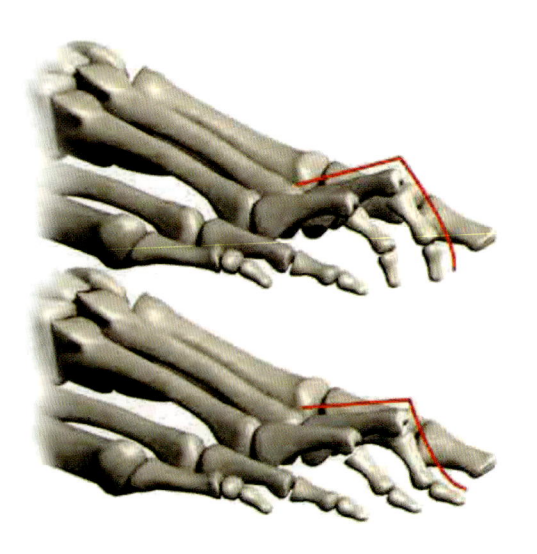

図2 Claw toe（上），Hammer toe（下）

⑤浮腫

脛骨前面内側もしくは足背など，筋肉が少なく皮膚と骨が接している部分を10秒間指で押さえ，圧痕を観察する．背部では，衣服やシーツの皺の痕が皮膚に残る．眼周囲では，上眼瞼を指でつまんでしばらくして指を離すと，すぐに皺が元に戻らないことで確認できる．チアゾリジン薬の他，インスリンにも尿細管でのNa再吸収促進作用があり，浮腫の原因となる．

⑥Dupuytren拘縮（図3）

中年男性に多く，手掌腱膜が肥厚収縮して腱膜に病的索状物を形成し，主に環指と小指が伸展できなくなる．手根管症候群を伴うこともある．

⑦黒色表皮腫（acanthosis nigricans）（図4）

インスリン抵抗性が強い（高インスリン血症）時に見られる皮膚変化である．頸部や腋窩などに見られる表面がざらざらとした境界不鮮明な色素沈着斑である．

⑧偽性末端肥大症（pseudoacromegaly）と呼ばれる前頭隆起，下顎突出，巨舌，手足の腫大，皮膚肥厚など末端肥大症様の身体所見が見られることがある．これは高濃度のインスリンがinsulin-like growth factor 1受容体に結合した結果によるものである．

⑨リポイド類壊死症

主に下腿前面にできる円形に近い萎縮斑で，表面は平滑で毛細血管拡張や皮膚潰瘍を伴う．

⑩糖尿病筋萎縮症

高齢者に多く，末梢性運動神経障害によるもので，腰部や大腿部の筋萎縮・筋力低下が亜急性から慢性に起こり，時に疼痛を伴う．

⑪白内障

中等度以上の白内障は，ペンライトで照らすと肉眼でも診断が可能である．一方，網膜症については眼科医のチェックが最低年1回は必要である．

4）聴診

①血管雑音

動脈硬化症の進行によって，頸動脈や腹部大動脈から下肢にかけての動脈に狭窄が起きる．狭窄部位に収縮期血管雑音を聴取するが，狭窄が強くなると血流が低下し雑音が聴取できなくなる．

②心雑音

弁膜症では，僧帽弁閉鎖不全症，大動脈弁狭窄症，大動脈弁閉鎖不全症の頻度が高い．

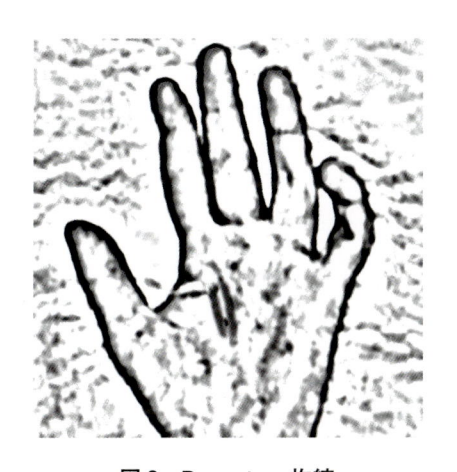

図3 Dupuytren拘縮
(http://www.nurs.or.jp/~academy/igaku/o/o429.htm, アクセス2011年9月25日)

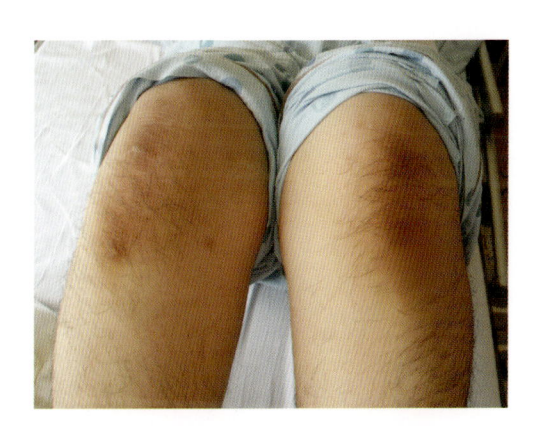

図4 黒色表皮腫（両膝関節伸側）

③肺雑音

呼吸音は背側を必ず聴くように心がける．誤嚥性肺炎の好発部位であり，coarse crackle や rhonchi を聴取する．

5）打診
①叩打痛

腎盂炎や化膿性脊椎炎では，腎や椎間板の炎症部位に叩打痛を認める．肝や脾にも炎症があったり急速に腫大したりした場合には叩打痛を認める．

6）触診
①皮膚湿潤・乾燥

皮膚を手で触って確認する．腋窩やソケイ部を触っても乾燥している場合には脱水を考える．低血糖時には血中のアドレナリンが増加するため，全身に冷汗がみられる．

Tips 触診では，往診など対面診療のたびに，家族や介護者に皮膚，患部を触知させ，状態把握のコツを教示することが，遠隔診療の際に生きる．

②皮膚緊張

ツルゴールともいう．上腕ないし前腕伸側などの皮膚を軽くつまんで離すと通常はすぐに元に戻るが，2秒しても戻らない場合は緊張が低下しており，脱水を考える．

③インスリン注射部位の変化

同じ部位にインスリン注射を続けると，その皮下に一過性に硬結を触れることがある．持続性に硬結がある場合には限局性アミロイドーシスの可能性がある．逆に，自己免疫的な機序で皮下脂肪が萎縮することもある（脂肪萎縮症）．

④足の動脈拍動

足背動脈と後脛骨動脈の両方の拍動が触れない場合は，閉塞性動脈硬化症があると考えられる．その場合，膝窩動脈や大腿動脈の拍動が触れるかどうかチェックが必要である．

⑤肝脾腫や腹部腫瘤

脂肪肝の頻度が高い．最近では非アルコール性脂肪肝炎（NASH）の患者も増加しているため，肝脾腫大は触診で確認しておきたい．また糖尿病の死因の1位は悪性腫瘍であり，特に最近増加している大腸癌の発生には留意して，大腸の走行に沿った触診を行う．

7）神経診察
①外眼筋麻痺

糖尿病末梢神経障害の1つであるが，急に複視を訴えて発症することが多い．動眼神経麻痺，外転神経麻痺，滑車神経麻痺の順に多い．患者に医師の指を見るように説明をし，指を上下，左右，および対角線方向に動かした時の眼球の動きを観察するとともに，どの方向で最も複視が強くなるかを聞くと，麻痺側や麻痺神経が明確になる．なお，糖尿病による動眼神経麻痺の場合，内眼筋麻痺による散瞳や対光反射の消失は通常見られない（pupillary sparing）．

Tips 眼球運動の異常の確認は，遠隔診療の場面でも必要になることがある．往診の際に，顎を本人に掴んでもらい，「窓の方を見て」などと具体的な指示で診察しておくと，後に役立つ．

②深部腱反射消失

糖尿病末梢神経障害によるもので，左右対称に見られる．長い神経から順に侵されるため，下肢のアキレス腱反射，膝蓋腱反射，上肢の腕橈骨筋反射の順に消失する．患者が臥位の状態では，検側の下肢を反対側の膝の上に交差させるように乗せ，検側の足の先を持って頭側に引いて足関節を屈曲させてアキレス腱，膝蓋腱を伸展させると腱反射が出や

すくなる（図5）．

③振動覚低下

糖尿病末梢神経障害によるもので，左右対称に見られる．上肢よりも下肢の方が，下肢でも足の先に行くほど顕著になる．通常，C64半定量音叉もしくはC128音叉を叩いてから脛骨の内果もしくは第1足趾背側に当てて検査を行う．ただ，振動が分からなくなった時点を患者に言ってもらう必要があり，意識障害や認知症があると検査ができない．低下の診断基準はC128音叉では10秒以内，C64定量音叉（図6）では5/8以下である．

④触覚低下

モノフィラメント（図7）を足底に押しつけて検査をする．5.07モノフィラメントでの検査が10gの負荷に相当し，押された感覚が分からない時は糖尿病末梢神経障害があると考えてよい．

（3）遠隔診察の注意点

1) 自己血糖測定器や自動血圧計など，在宅でも測定できる機器の利用を積極的に行ってもらう．最近の自己血糖測定器の多くは，測定日時を含め測定値をパソコンにダウンロードできるようになっている．

2) 脳・心血管疾患のハイリスク群であることを意識して診療する．

3) 経口血糖降下薬やインスリンを使用中での急性意識障害の大半は低血糖である．高齢者では低血糖症状が出にくい（無症候性低血糖）ことがある．

4) 早朝高血糖に対しては，夜間低血糖後の反応性高血糖（Somogyi効果）と暁現象（dawn phenomenon）を夜間・早朝の血糖測定によって鑑別し，インスリンなどの投与量を調整する必要がある．

> **Tips** 測定した血糖値は日付・時刻とともに，家族や介護者に記入用紙に記録してもらい，往診などの対面診療時に常に確認する．遠隔診療の時にも同じ確認をする．測定・記録してもらうことによって病状認識が高まる．

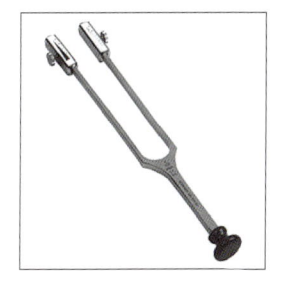

図6　C64定量音叉

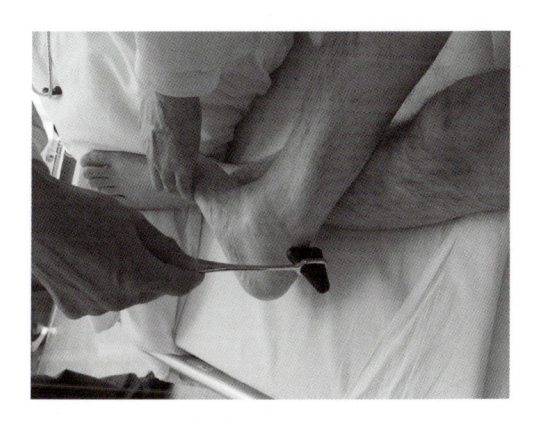

図5　アキレス腱反射

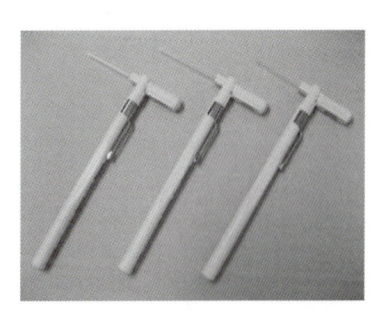

図7　モノフィラメント圧痛覚計
（http://www.imaike-dc.jp/foreign-specially.html）

5）血糖コントロールが悪いと，尿路・呼吸器・筋骨格系に感染症を合併し易い．しかし，高齢者での厳格な血糖管理は低血糖を増加させ，かえって生命予後を悪化させる．
6）発熱，下痢，嘔吐，食欲不振などのため，十分な食事が取れない状況をシックデイ（sick day）と呼ぶ．水分や血糖の管理が困難になり，脱水や高血糖を起こし易く，高齢者では高浸透圧高血糖昏睡やケトアシドーシスになることがあるため，入院管理を早急に判断する必要がある．

Tips シックデイの把握は，問診が決め手となる．脱水の程度や高血糖は遠隔診療でも知ることができる．

（4）在宅計測機器の選び方と使い方のポイント

1）自己血糖測定器

意識障害，冷汗などがある場合には，低血糖の可能性を考えて使用するように家族に指導する．ただ，自己血糖測定（Self-monitoring of blood glucose：SMBG）の保険適応は，インスリン，GLP-1アナログ使用患者に限られている．

2）持続グルコースモニタリング（continuous glucose monitoring：CGM）

腹部などの皮下組織に専用センサを装着し，グルコース（ブドウ糖）濃度を記録する新しい検査方法（図8）である．1日に数回の自己血糖測定器による測定（SMBG）に比べ，測定回数が格段に多い（5分おきに自動測定し，24時間で288回のデータが得られる）ことが特徴である．血糖ではなく皮下間質液のグルコース濃度を測定しているため，1日4回以上SMBGを行いモニタに入力し

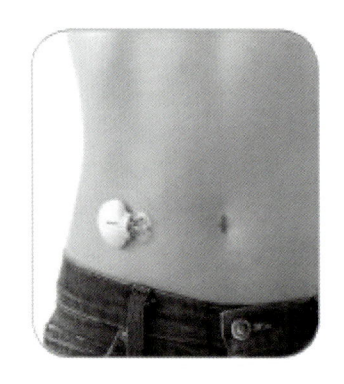

図8　CGM装置メドトロニック iPro2

て補正する必要があるが，測定した値は血糖値とよく相関することが確認されている．装置を取り外した後，記録されたデータをパソコンにダウンロードし，専用のソフトウェアを用いて解析を行うことができる．夜間など測定が困難な時間帯の大きな血糖変動や，自覚症状のない低血糖状態などを見出すことができる．

3）血圧計

糖尿病での血圧コントロール目標は130/80mmHg未満である．特に，早朝高血圧のチェックが在宅血圧測定で必要である．

（5）家族や介護者，訪問看護師から得られる情報

1）意識障害

発症は急性か（低血糖，脳血管疾患など），亜急性か（高血糖昏睡，慢性硬膜下血腫など），冷汗を伴っているか・ブドウ糖を与えた後に改善があるか（低血糖），呼吸が大きいか（ケトアシドーシス），麻痺（片方だけ動かさない，持ち上げて手を離すとすとんと落ちるなど）があるか（脳血管障害）．

2）発熱

原因として，まず感染症を考えたい．呼吸器感染，尿路感染，皮膚感染が多い．咳や痰，

尿混濁，足病変について確認してもらう．

3）血糖

食事摂取不良時は，低血糖だけでなく高血糖にも注意が必要で，家族などによる頻繁な血糖測定が必要である．

（6）緊急対応を要するサイン

1）意識障害

急性意識障害は，低血糖の他に脳血管疾患や心筋梗塞等による脳血流不全等，肺梗塞が考えられる．麻痺・胸痛・下肢浮腫の確認が必要である．一方，高血糖による意識障害は比較的ゆっくり起こる．

2）冷汗

カテコールアミン過剰状態である．低血糖のほかに，心筋梗塞や大動脈解離，薬物等によるショック状態の可能性がある．一方，自律神経障害（起立性低血圧など）ある場合は症状が出ないことがあることに注意を要する．

3）下肢浮腫

一側の下肢浮腫は，肺梗塞の原因となる深部静脈血栓症である可能性がある．下肢把握痛や静脈拡張を確認する．一方，浮腫に発赤や熱感を伴っていれば蜂窩織炎や筋膜炎などの感染症の可能性が高い．

（7）遠隔診療の限界

1）診察

細かい視診や，電子聴診器も用いない聴診，打診・触診は，現状の遠隔診療では困難である．訪問看護師や介助者の手助けがあると，視診の範囲も広げることができる（たとえば，背部・口腔内など）．

2）自己血糖測定（SMBG）

家族や本人による血糖測定が重要である．できる限り血糖測定器を自宅に備えてもらう．状態に変化がある場合には速やかに血糖を測定してもらい，著しい高血糖や低血糖の際には主治医へ連絡するように指導しておく．

8. 褥瘡

木下 幸子

要約

1）褥瘡とは

褥瘡は「外力によって，骨と皮膚表層の間の軟部組織の血流が低下あるいは停止した状態が一定時間持続し，組織が不可逆的な阻血障害に陥ったもの」と定義されている[1]．褥瘡の予防には，外力（ずれ・圧迫）の除去が重要であり，治癒にも外力の除去が必須である．

2）褥瘡の治療やケアの目標

在宅や療養施設の患者では，慢性疾患を合併していることも多く，これらが複雑に関与しながら褥瘡が発生し，悪化している可能性がある．患者の状態によっては，必ずしも褥瘡治癒を目的とせず，現状維持・悪化防止をケアの目標とする場合もある．医療従事者や介護者には，共通の目標のもとに，褥瘡部位を含めた全身状態の観察，評価を行うことが求められている．

3）褥瘡医療の連携

在宅では，褥瘡を最初に発見するのは，家族やヘルパー，訪問看護師のことが多い．褥瘡予防および早期発見・迅速な対応が行えるよう，家族や介護者への指導や，日頃からの情報の共有が求められる．

1. 褥瘡の概要

（1）褥瘡発生のメカニズム

褥瘡発生の背景には4種類の機序，すなわち，①阻血障害，②再灌流障害，③リンパ系機能障害，④細胞・組織の機械的変形が複合的に関与するとされている[2]．また，仙骨部や尾骨部は，便・尿失禁により皮膚が脆弱となり，褥瘡が発生しやすく，容易に悪化する．

（2）褥瘡の好発部位

褥瘡は，圧迫を受けやすい骨突出部位に好発し，仙骨部，尾骨部，坐骨部，踵骨部などに多い（図1）．活動性や可動性の低下や麻痺のある患者では，これらの部位を観察することが重要である．

（3）褥瘡発生リスク評価（アセスメント）

患者の褥瘡発生リスクを客観的な指標で評価し，リスクに応じたケアを提供することで，褥瘡発生や悪化を予防することが可能となる．本邦では，リスクアセスメントにブレーデンスケール（図2），厚生労働省が示している危険因子の評価表（図3），在宅版K式スケール，OHスケールなどが使用されている．しかし，現状ではこれらのアセスメントが行われていないことが多く，在宅診療医師や訪問看護師などによるアセスメントと，介護者への適切な指導や情報提供が行われることが望まれる．

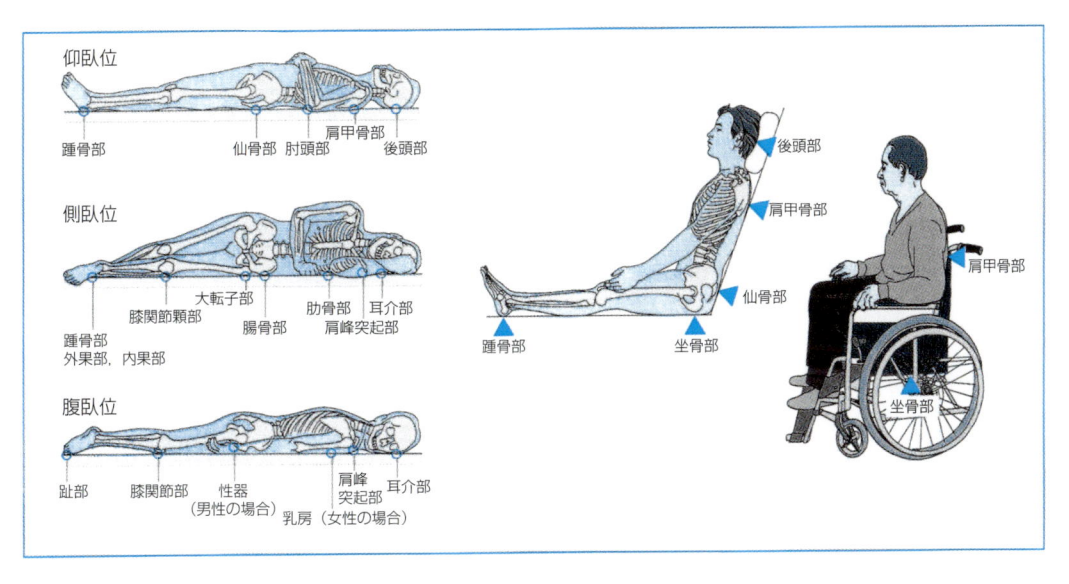

図1 褥瘡の好発部位

(4) 褥瘡の評価

褥瘡の状態の判定は，重症度を知るだけではなく，治療の計画を立案する上でも重要である．深さの分類では，NPUAP（米国褥瘡諮問委員会）による深度分類があるが，本邦では，日本褥瘡学会学術委員会による褥瘡状態判定法 DESIGN-R が広く使用されている（**表1**）．褥瘡の状態を的確に把握でき，治療の効果判定にも活用できるため，DESIGN-R による褥瘡の評価は必須である．

(5) 体圧分散用具の選択

活動性・可動性が低下し，自力での体位変換が困難な場合には，体圧分散用具が必要となる．骨突出，関節拘縮を認める場合には，厚みのある体圧分散用具（マットレス）が必要となり，状態によっては部分用クッションを必要とする．ケアマネジャーや訪問看護師は，家族，ヘルパーからの情報をもとに，褥瘡のリスクのある患者に対して，遅れることなく，体圧分散用具の選択，及び介護保険制度による体圧分散用具の利用手続きを行うことが求められる．

2. 遠隔診療における褥瘡治療・ケアの進め方

(1) 褥瘡の遠隔診療に必要な情報

在宅や通所施設において，家族や介護者は最も早く皮膚の異常に気付くことができるが，それが褥瘡かどうかの判断が困難なことが多い．皮膚の異常の発見が遅れないよう，家族や介護者との連携や情報交換・共有を怠らないようにすることが重要である．

1）家族や介護者，ヘルパー，訪問看護師からの情報収集

褥瘡の好発部位を中心に入浴時などに皮膚の観察を行う．皮膚障害の部位，大きさ，褥瘡部とその周囲の皮膚の色調の情報を収集する．特に介護度が変化した時や活動性・可動性が低下した際には，より注意深く観察する必要がある．

【各論】 Ⅵ　遠隔診療の実際

| 患者氏名： | | 評価者氏名： | | 評価年月日： | |

知覚の認知 ●圧迫による不快感に対して適切に反応できる能力	1.全く知覚なし 痛みに対する反応（うめく、避ける、つかむ等）なし。この反応は、意識レベルの低下や鎮静による。あるいは、体のおおよそ全体にわたり痛覚の障害がある。	2.重度の障害あり 痛みにのみ反応する。不快感を伝えるときには、うめくことや身の置き場なく動くことしかできない。あるいは、知覚障害があり、体の1/2以上にわたり痛みや不快感の感じ方が完全ではない。	3.軽度の障害あり 呼びかけに反応する。しかし、不快感や体位変換のニードを伝えることが、いつもできるとは限らない。あるいは、いくぶん知覚障害があり、四肢の1、2本において痛みや不快感の感じ方が完全ではない部位がある。	4.障害なし 呼びかけに反応する。知覚欠損はなく、痛みや不快感を訴えることができる。
湿潤 ●皮膚が湿潤にさらされる程度	1.常に湿っている 皮膚は汗や尿などのために、ほとんどいつも湿っている。患者を移動したり、体位変換するごとに湿気が認められる。	2.たいてい湿っている 皮膚はいつもではないが、しばしば湿っている。各勤務時間中に少なくとも1回は寝衣寝具を交換しなければならない。	3.時々湿っている 皮膚は時々湿っている。定期的な交換以外に、1日1回程度、寝衣寝具を追加して交換する必要がある。	4.めったに湿っていない 皮膚は通常乾燥している。定期的に寝衣寝具を交換すればよい。
活動性 ●行動の範囲	1.臥床 寝たきりの状態である。	2.坐位可能 ほとんど、または全く歩けない。自力で体重を支えられなかったり、椅子や車椅子に座るときは、介助が必要であったりする。	3.時々歩行可能 介助の有無にかかわらず、日中時々歩くが、非常に短い距離に限られる。各勤務時間中にほとんどの時間を床上で過ごす。	4.歩行可能 起きている間は少なくとも1日2回は部屋の外を歩く。そして少なくとも2時間に1回は室内を歩く。
可動性 ●体位を変えたり整えたりできる能力	1.主く体動なし 介助なしでは、体幹または四肢を少しも動かさない。	2.非常に限られる 時々体幹または四肢を少し動かす。しかし、しばしば自力で動かしたり、または有効な（圧迫を除去するような）体動はしない。	3.やや限られる 少しの動きではあるが、しばしば自力で体幹または四肢を動かす。	4.自由に体動する 介助なしで頻回にかつ適切な（体位を変えるような）体動をする。
栄養状態 ●普段の食事 ●摂取状況	1.不良 決して全量摂取しない。めったに出された食事の1/3以上を食べない。蛋白質・乳製品は1日2皿（カップ）分以下の摂取である。水分摂取が不足している。消化態栄養剤（半消化態、経腸栄養剤）の補充はない。あるいは、絶食であったり、透明な流動食（お茶、ジュース等）なら摂取したりする。または、末梢点滴を5日間以上続けている。	2.やや不良 めったに全量摂取しない。普段は出された食事の約1/2しか食べない。蛋白質・乳製品は1日3皿（カップ）分の摂取である。時々消化態栄養剤（半消化態、経腸栄養剤）を摂取することもある。あるいは、流動食や経管栄養を受けているが、その量は1日必要摂取量以下である。	3.良好 たいていは1日3回以上食事をし、1食につき半分以上は食べる。蛋白質・乳製品を1日4皿（カップ）分摂取する。時々食事を拒否することもあるが、勧めれば通常補食する。あるいは、栄養的におおよそ整った経管栄養や高カロリー輸液を受けている。	4.非常に良好 毎食おおよそ食べる。通常は蛋白質・乳製品を1日4皿（カップ）分摂取する。時々間食（おやつ）を食べる。補食する必要はない。
摩擦とずれ	1.問題あり 移動のためには、中等度から最大限の介助を要する。シーツでこすれずに体を動かすことは不可能である。しばしば床上や椅子の上でずり落ち、全面介助で何度も元の位置に戻すことが必要となる。痙攣、拘縮、振戦は持続的に摩擦を引き起こす。	2.潜在的に問題あり 弱々しく動く。または最小限の介助が必要である。移動時皮膚は、ある程度シーツや椅子、抑制帯、補助具等にこすれている可能性がある。たいがいの時間は、椅子や床上で比較的よい体位を保つことができる。	3.問題なし 自力で椅子や床上を動き、移動中十分に体を支える筋力を備えている。いつでも、椅子や床上でよい体位を保つことができる。	

©Braden and Bergstrom.1988　訳：真田弘美／大岡みち子　　　　　　　　　　　Total

図2　ブレーデンスケール

真田弘美：褥瘡の予防（厚生省老人保健福祉局老人保健課 監修：褥瘡の予防・治療ガイドライン），照林社：1999.p.11 より引用

氏名　　　　　　　　　　　殿　　　男　女　　　病棟　　　　　　　　　　　　計画作成日　　・　　・

明・大・昭・平　　年　　月　　日生（　　歳）　　記入担当者名

褥瘡の有無　1. 現在　なし　あり（仙骨部、坐骨部、尾骨部、腸骨部、大転子部、踵骨部）　　褥瘡発生日　　・　　・

　　　　　　2. 過去　なし　あり（仙骨部、坐骨部、尾骨部、腸骨部、大転子部、踵骨部）

危険因子の評価	日常生活自立度　J（I、2）　A（1、2）　B（1、2）　C（1、2）			対処
	・基本的動作能力（ベッド上　自力体位変換） （イス上　坐位姿勢の保持、除圧）	できる できる	できない できない	「あり」もしくは「できない」が1つ以上の場合、看護計画を立案し実施する
	・病的骨突出	なし	あり	
	・関節拘縮	なし	あり	
	・栄養状態低下	なし	あり	
	・皮膚湿潤（多汗、尿失禁、便失禁）	なし	あり	
	・浮腫（局所以外の部位）	なし	あり	

褥瘡の状態の評価	深さ	(0)なし (1)持続する発赤 (2)真皮までの損傷 (3)皮下組織までの損傷 (4)皮下組織を越える損傷 (5)関節腔、体腔にいたる損傷または、深さ判定不能の場合
	滲出液	(0)なし (1)少量：毎日の交換を要しない (2)中等量：1日1回の交換 (3)多量：1日2回以上の交換
	大きさ（cm²） 長径×長径に直交する最大径	(0)皮膚損傷なし (1)4未満 (2)4以上16未満 (3)16以上36未満 (4)36以上64未満 (5)64以上100未満 (6)100以上
	炎症／感染	(0)局所の炎症徴候なし (1)局所の炎症徴候あり（創周辺の発赤、腫脹、熱感、疼痛） (2)局所の明らかな感染徴候あり（炎症徴候、膿、悪臭） (3)全身的影響あり（発熱など）
	肉芽形成 良性肉芽が占める割合	(0)創閉鎖後は創が浅いため評価不可能 (1)創面の90%以上を占める (2)創面の50%以上90%未満を占める (3)創面の10%以上50%未満を占める (4)創面の10%未満を占める (5)全く形成されていない
	壊死組織	(0)なし (1)柔らかい壊死組織あり (2)硬く厚い密着した壊死組織あり
	ポケット（cm²） （ポケットの長径×長径に直交する最大径）ー潰瘍面積	(0)なし (1)4未満 (2)4以上16未満 (3)16以上36未満 (4)36以上

	留意する項目		計画の内容
看護計画	圧迫、ズレ力の排除 （体位変換、体圧分散寝具、頭部挙上方法、車椅子姿勢保持等）	ベッド上	
		イス上	
	スキンケア		
	栄養状態改善		
	リハビリテーション		

（記載上の注意）

1.日常生活自立度の判定にあたっては、「『障害老人の日常生活自立度（寝たきり度）判定基準』の活用について」（平成3年11月18日厚生省大臣官房老人保健福祉部長通知 老健第102-2号）を参照のこと。

2.日常生活自立度がJ1～A2である患者については、当該計画書の作成を要しないものであること。

図3　厚生労働省褥瘡危険因子評価表より引用

①部位

家族や介護者から好発部位に褥瘡発生がないか情報を得る．便・尿失禁による発赤や，真菌感染などによる皮膚障害との鑑別のためにも，発生部位については十分な情報を得る必要がある．

仙骨部の褥瘡では，適切な体圧分散用具が選択されていないこと，踵部の褥瘡では，関節拘縮などによる踵部への強い外圧に対する除圧が不十分なことが原因として考えられる．褥瘡が発生した場合には，その部位の除圧を行わなければ，適切に外用薬や創傷被覆材を使用しても，悪化の一途を辿ることが多い．

②褥瘡局所の状態の観察

最初に，色調を確認する．通常の皮膚の色調と異なっていないか，詳細に情報収集する．また色調の変化している部分の中心だけでなく，周囲の皮膚の色調，腫脹の有無，拡大傾向の有無，出現時期などを確認する．

とくに黒色の場合には，いわゆる「かさぶた」との鑑別が必要である．「かさぶた」は，

表1 DESIGN-R 褥瘡経過評価用

カルテ番号（　　　）
患者氏名（　　　）

			月日	/	/	/	/	/	/	/	/
Depth	深さ	創内の一番深い部分で評価し、改善に伴い創底が浅くなった場合、これと相応の深さとして評価する									
d	0	皮膚損傷・発赤なし										
	1	持続する発赤										
	2	真皮までの損傷										
			D	3	皮下組織までの損傷							
				4	皮下組織を越える損傷							
				5	関節腔、体腔に至る損傷							
				U	深さ判定が不能の場合							
Exudate	滲出液										
e	0	なし										
	1	少量：毎日のドレッシング交換を要しない										
	3	中等量：1日1回のドレッシング交換を要する										
			E	6	多量：1日2回以上のドレッシング交換を要する							
Size	大きさ　皮膚損傷範囲を測定：[長径 (cm)×長径と直交する最大径 (cm)]										
s	0	皮膚損傷なし										
	3	4未満										
	6	4以上　16未満										
	8	16以上　36未満										
	9	36以上　64未満										
	12	64以上　100未満										
			S	15	100以上							
Inflammation/Infection	炎症/感染										
i	0	局所の炎症徴候なし										
	1	局所の炎症徴候あり（創周囲の発赤、腫脹、熱感、疼痛）										
			I	3	局所の明らかな感染徴候あり（炎症徴候、膿、悪臭など）							
				9	全身的影響あり（発熱など）							
Granulation	肉芽組織										
g	0	治癒あるいは創が浅いため肉芽形成の評価ができない										
	1	良性肉芽が創面の90％以上を占める										
	3	良性肉芽が創面の50％以上90％未満を占める										
			G	4	良性肉芽が、創面の10％以上50％未満を占める							
				5	良性肉芽が、創面の10％未満を占める							
				6	良性肉芽が全く形成されていない							
Necrotic tissue	壊死組織　混在している場合は全体的に多い病態をもって評価する										
n	0	壊死組織なし										
			N	3	柔らかい壊死組織あり							
				6	硬く厚い密着した壊死組織あり							
Pocket	ポケット　毎回同じ体位で、ポケット全周（潰瘍面も含め）[長径 (cm)×長径と直交する最大径 (cm)] から潰瘍の大きさを差し引いたもの										
p	0	ポケットなし										
			P	6	4未満							
				9	4以上　16未満							
				12	16以上　36未満							
				24	36以上							
					合計							

部位［仙骨部、坐骨部、大転子部、踵骨部、その他（　　　）］

※深さ（Depth：d, D）の得点は合計点には加えない。

©日本褥瘡学会／2008 より引用

滲出液の乾燥したものであるが，黒色壊死組織は皮下組織より深い組織まで損傷をきたしている場合もある．壊死組織の下に膿の貯留を認めることもあり，この感染病巣は遷延し，治癒を妨げる．周囲の皮膚の発赤を認める場合は，感染が拡大している可能性があり，速やかに外科的除去（デブリードメント）を行う必要が出てくる（図4）．

2) 緊急対応を要する褥瘡

前述の壊死組織に加えて，膿の貯留，周囲皮膚の発赤・腫脹など，局所の感染徴候を認める場合は，速やかに処置を行う必要がある．その他，以下のような所見を認める場合には，医師による診察，外科的除去（デブリードメント）切開排膿の他に，必要に応じて，抗菌薬の全身投与，体圧分散用具の使用，（訪問）看護師による頻回な処置などの緊急対応が必要となる場合がある．

①高熱や周囲皮膚の発赤を伴うとき
　特に，褥瘡部の色が黒色または赤黒い場合
②深い褥瘡（皮下組織を超える），または深さが不明な褥瘡
③明らかに膿の貯留を認めるとき
④褥瘡が多発しているとき，多発しはじめているとき
⑤褥瘡の処置や他のケアが必要であるにもかかわらず，介護スタッフが不足しているとき

(2) 治療・ケアの計画

1) 褥瘡の状態に合わせた対応とケアのポイント

前述のDESIGN-R（表1），またはその項目に則って創の状態を確認する．

①発赤

皮膚を指で軽く圧迫し発赤消退の有無を確認する．消退する発赤では，体圧分散クッションなどによる除圧により，30分ほどで消退すればそのままケアを継続しながら経過を観察することが可能である．消退しない発赤や赤黒い場合は，皮膚障害が深部まで及んでいる可能性があり，体圧分散用具による除圧を行い悪化がないか観察を継続する必要がある．

②浅い褥瘡（びらん）

表皮が破たんしている状態であり，創傷被覆材や上皮化促進作用のある外用薬の塗布とガーゼによる被覆を行う．周囲皮膚の発赤は，炎症の所見であり，圧迫やずれが取り除かれていない可能性がある．発赤の場合と同様，体圧分散用具を使用し，周囲皮膚の発赤

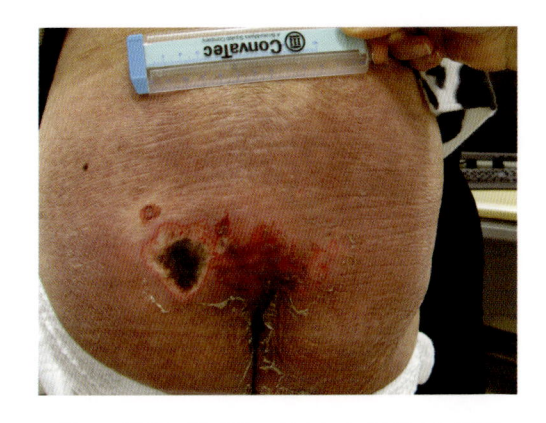

図4　早急にデブリードメントが必要な症例

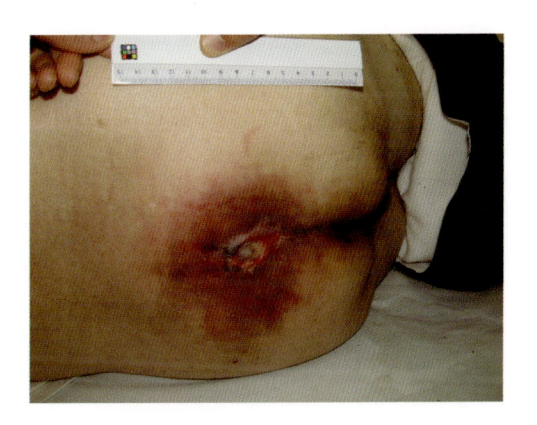

図5　早急に体圧分散用具（マットレス）の検討が必要な症例

消退が確認できるまで観察を続ける．また，失禁等による皮膚の汚染からの保護も重要である．

③深い褥瘡（皮下組織より深い損傷）

発赤やびらんは，浅い褥瘡であり，治癒も早い．一方，潰瘍を形成している場合は，深い褥瘡であり，再発を繰り返している場合や，炎症を伴う場合は，重症化する可能性が高い．介護者だけによる観察では，これらの情報がうまく得られない可能性がある．医師による診察，および適切な創傷被覆材や外用薬での処置を行う．加えて速やかに体圧分散用具を必ず使用し，治癒，周囲皮膚の発赤の消退を確認できるまで観察を続ける（図5）．また，失禁等による汚染からの保護も行う．

3. 遠隔診療の特性

（1）診察

遠隔診療における問診では，介護者や訪問看護師からの情報により，褥瘡の部位，状態，発症時期など正確な情報をし，共通の記録用紙を用いてディスカッション等を行うことが重要である．遠隔診療では，患者は在宅環境で診療を受けることができる一方，十分な問診，視診や触診を受けることは困難である（表2，3）．しかし，デジタルカメラ等による画像通信することによって，専門家による簡易的な視診が可能となる．訪問看護師や，介護者に対して，求められる情報の内容や，撮影の方法を予め指導しておくことが必要である．また，少なくとも感染徴候の有無や，他の皮膚疾患との鑑別を意識して情報収集に努めることも重要である．

（2）創傷処置

1）壊死組織の外科的除去（デブリードメント）

壊死組織のデブリードメント等の外科的処置が必要な状況では，訪問看護師では対応が困難であり，外科的切除ができる医師の診察が必要になる．

一方，訪問看護師や介護者が行うことのできる処置には，創部の洗浄がある．壊死組織や膿苔（創の表面にくっついている黄白色のゼリー状の膿の塊のこと）を除去するために，綿棒やガーゼを用い擦りながら洗浄する

表2　遠隔診療と対面診療の特性

対面診療	遠隔診療
問診 ①正確な部位，所見と合わせた褥瘡発症時期の情報収集が可能． ②正確な発症部位についての問診が可能． ③バイタルサインの収集は可能．	**問診** ①症状，発症時期，部位について，家族や訪問看護師等の協力が必要． ②症状，発症時期，部位について，情報が正確ではない可能性がある． ③バイタルサインの収集は可能．
視診 ①部位，色調が確認でき，炎症・感染所見の有無が診断できる． ②部位，所見の視診により，他の皮膚科疾患との鑑別ができる．	**視診** ①家族や訪問看護師などの協力が必要．状況により，デジタルカメラなどからの情報を得ることも可能． ②他の皮膚科疾患との鑑別は，訪問看護師の力量により困難．
触診 ①浮腫，膿の貯留の有無が確認できる．必要に応じて即座に対応ができる．	**触診** ①浮腫，腫脹，圧痛，膿の貯留の有無などについて，家族，訪問看護師などの協力が必要． ②即座に外科的処置は対応ができない可能性が高い．
患者が医療機関への受診が必要．	患者の居宅環境において，診療を受けることが可能．

表3 病院と施設・在宅のシステム, 環境の特性

		病院	施設や在宅
人	医師	主治医, 他診療科の医師が, 患者の近くにいる. 数が多い.	施設により常駐でない. かかりつけ医の往診が必要.
	看護師	患者の近くにいる. 数が多く, 受け持ち制であることも多い.	医師の指示書により訪問看護が実施. 施設, 環境により数が多くはない.
	他職種 (栄養士, 理学療法士等)	院内に配置されていれば, 連絡, 依頼, 連携は必要であるが, 患者の近くにいる.	医師の指示書が必要. 施設, 環境により不在, または訪問に制限がある. 数は多くはない.
組織・体制	組織, チームなど	院内褥瘡対策チーム, 委員会が設置されている. 施設により専門外来の設置がある. 院内の連携, 退院に向けては退院調整.	施設責任者, かかりつけ医, ケアマネージャーの認識や計画による. 地域での連携となる.
材料	創処置	医師の指示により実施, 共に実施することも多い. 時間や物品の制限が比較的少なく, 実施できる.	医師の指示が必要. 時間, 物品に制限が多い.
	外用剤の選択	医師の処方に時間がかからない. 院内採用があれば, 種類の選択が可能. 変更や種類の選択にかかる時間, 制限が少ない.	医師の処方, その変更や種類の選択に時間, 制限がある.
	創傷被覆材の選択・使用	院内採用があれば, 比較的種類が豊富で, 選択が可能, 常備があれば直ちに使用が可能.	医師の往診時のみ使用可能. その変更や種類の選択に時間, 制限がある.
	体圧分散寝具等ケア用品	施設の保有には制限があるが比較的数や種類は豊富. レンタルにより使用可能.	導入は可能. 業者によりレンタル製品に制限がある.
ケアの質		多数で経験に差がある看護師のシフトのなかで, 均一化しにくい.	家族やケアマネージャー, 訪問看護師の知識や技術は必要. 固定していることによる一定のケアの提供が可能.

文献3)より引用 一部改編

ことで, 機械的にデブリードメントが可能であり, あらかじめこの方法を指導しておくことは非常に重要である.

2) 外用薬・創傷被覆材の使用

在宅や処置をうける施設, 医療機関によっては, 必ずしも適正な外用薬や創傷被覆材が手元にない場合があり, また, 入手困難な場合もある (表3). 不適切に使用されれば, 効果的な創傷治癒が得られず, 逆に感染が悪化する場合もある. 治癒が遷延する場合には, 褥瘡に関して専門的な知識を持った医療機関の医師, 皮膚, 排泄ケア認定看護師に相談できるとよい.

(3) 体圧分散用具, ケア用品

前述のリスクアセスメントで, 褥瘡発生のリスクが高いと判断された場合には, 予防のために, 適切な体圧分散用具などが, 早期に選択されることが望ましく, 家族と相談し, ケアマネージャー, または訪問看護師と連携を行う. 褥瘡の発生後には特に厚み, 圧切替型を考慮した, 機能の高い体圧分散用具を選択する必要がある.

便失禁などへの対処方法としては, スキンケア用品を利用することができるが, その必要性について十分に理解されず, 実際には使用されないことも多い. 褥瘡部の汚染の持続は, 治癒を遷延させ, 感染のリスクとなるため, 訪問看護師, 皮膚・排泄ケア認定看護師に相談し, 評価を受けることが望ましい. 医師, 看護師は, 体圧分散用具, スキンケア用品についての使用方法について, 家族, 介護者へ指導を行い, 定期的な評価や情報交換を

行う必要がある．

(4) 専門的な知識を持った医療職との連携

褥瘡予防，発生後のケアや治療については，日本褥瘡学会が公認する教育セミナーや在宅セミナーを受講し，専門的な知識を持った医師，薬剤師，看護師，その他の医療職，またこの領域を専門とする皮膚・排泄ケア認定看護師（WOCN）が存在する．WOCNは，現在全国に約1,600名活動しており，病院だけでなく，訪問看護にも携わっている者も増えてきている．これらの人材を活用し，うまく連携を取り，チームとして褥瘡医療に携われるとよい．

まとめ

遠隔診療においては，病院とは環境が異なることを理解し，情報収集と様々な職種間連携が重要である．遠隔診療，在宅診療の限界を知った上で，患者，家族にとっての最良の医療を模索しつつ診療を進める必要があると考える．

● 文　献 ●

1）日本褥瘡学会編．在宅褥瘡予防・治療ガイドブック，2008．
2）日本褥瘡学会編．褥瘡予防・治療ガイドライン，照林社，2009．
3）塚田邦夫．在宅褥瘡管理の特性と対応，褥瘡治療・ケアトータルガイド，照林社，292-294，2009．
4）板倉洋子．在宅での褥瘡予防方法，褥瘡治療・ケアトータルガイド，照林社，295-299，2009．
5）袋秀平．在宅褥瘡管理のためのチームアプローチ，褥瘡治療・ケアトータルガイド，照林社，300-302，2009．
6）村木良一，矢口美恵子．在宅での褥瘡ケア－予防・治療・介護，新　褥瘡のすべて，310-339，永井書店，2006．

9. 視力

廣川　博之

要約

1) 日常の眼科診療で，視力低下を主訴として来院する患者は非常に多い．また，患者の経過観察には，視力の変化を把握することがきわめて重要である．
2) 視力低下の原因検索には視力検査（屈折検査），細隙灯顕微鏡検査，眼底検査などが必須である．在宅で行える検査は限られるため，遠隔診療では問診が重要である．打撲のなど外傷の有無にも注意を払う．
3) 網膜中心動脈閉塞症や急性緑内障発作など，治療開始に一刻を争う疾患がある．

1. 対象となる主な疾患

(1) 非外傷性

1) 急激な視力低下
①網膜中心動脈閉塞症
②網膜剥離
③急性緑内障
④炎症性疾患

2) 緩徐な視力低下
①白内障

(2) 外傷性

1) 穿孔性：強角膜裂傷，異物飛入
2) 非穿孔性：打撲

2. 視力低下

(1) 対面診療と遠隔診療の比較

	対面診療	遠隔診療
視力低下	**問診** 視力低下の発症時期，随伴症状の有無，前駆症状の有無，進行しているか否か，両眼性か片眼性か，全身疾患の有無，外傷の有無 **視診** 眼位，眼球運動，対光反応，結膜充血の有無 **視力検査** 矯正視力検査	**問診** 視力低下の発症時期，随伴症状の有無，前駆症状の有無，進行しているか否か，両眼性か片眼性か，全身疾患の有無，外傷の有無 **視診** 眼位，眼球運動，結膜充血の有無 対光反応は困難 **視力検査** 矯正視力検査は困難 視力表があれば裸眼視力は測定可能

視力低下	**細隙灯顕微鏡検査** 角膜浮腫・混濁，前房混濁，白内障，硝子体混濁，眼底 **眼底検査** 視神経乳頭，網膜出血，網膜剥離，網膜血管閉塞，網膜浮腫，黄斑円孔，硝子体混濁	**細隙灯顕微鏡検査** 通常は困難 遠隔操作可能な細隙灯顕微鏡なら可能 **眼底検査** 通常は困難 眼底写真が撮影できればある程度診断可能

(2) 対面診療のコツ

1) 問診

①現病歴

a. これまでの経過

　まず，どのように見えにくいのかを尋ねる．近くが見えにくいのか，遠くが見えにくいのか，あるいは遠近とも見えにくいのかを聞く．遠くは見えるが，近くが見えにくいというときは，老視の進行を疑う．また，視力低下の程度を聞く．しかし，これは主観的なものであり，ある程度見えていてもまったく見えないと訴えることがある．

　発症時期がはっきりしているか，次第に見えにくくなってきたのかを聞く．病変が突然発症したのであれば，患者は視力低下の時期を記憶していることが多い．いつの間にか見えにくくなってきたのであれば，時期が不明なことが多い．片眼性の場合，まったく見えなくても視力低下を自覚していないこともあるので，注意を要する．

　視力低下が悪化しているか，改善しているかを聞く．見えない範囲が徐々に広がるようなら，出血や網膜剥離を疑う．

b. 前駆症状，随伴症状

　見えにくくなる前に，飛蚊症や光視症がなかったかを聞く．網膜剥離発症前にこれらの症状を自覚することがある．炎症性疾患の発症前に感冒様症状が出現することがある．

　急激に眼圧が上昇する急性緑内障発作時には，眼痛，悪心，嘔吐を伴うことがある．

d. 外傷の有無

　眼球の打撲，異物の飛入がなかったかを確認する．

②既往歴

　手術歴の確認．

　糖尿病や高血圧症などがないか，確認する．これらの疾患の合併症として，網膜・硝子体出血を起こすことがある．

③家族歴

　糖尿病，白内障，緑内障，網膜剥離など．

2) 視診

①前眼部，外眼部

　糖尿病では外眼筋麻痺を合併することがあり，眼球運動障害を生じる．急激な眼圧の上昇により，角膜浮腫，角膜混濁，瞳孔不同，直接対光反応消失が生じる（図1）．結膜充血があれば炎症性疾患を疑う．進行した白内障は，瞳孔が白くなる（図2）．

3) 触診

①眼球圧

　眼瞼を軽く閉じてもらい，上眼瞼から眼球の圧力を触知する．通常より硬ければ，高眼圧を疑う．

4) 視力検査

　通常の遠方視力検査と，老視などの調節障害の有無を調べる近見視力検査がある．遠方

視力検査では5mの距離に置いた視力表を用いる．裸眼視力測定後，近視，遠視，乱視などの有無を調べる屈折検査を行い，矯正視力を測定する．近見視力検査では近距離視力表を用いる．

5）細隙灯顕微鏡検査（図3）

スリット光を用いて，角膜，前房，水晶体，硝子体などの眼球透光体を光学切片として観察する．細隙灯顕微鏡を用いると，ごく軽度の混濁や浮腫なども見える．炎症性疾患では前房中や硝子体中に炎症性細胞が見られる．水晶体が混濁する白内障は，散瞳すると初期状態でも診断が可能となる（図4）．前置レンズを使用することで，眼底も観察できる．

6）眼底検査

眼底を直接観察するために検眼鏡を用いる．検眼鏡には倒像鏡と直像鏡とがある．倒像鏡検査では，患者眼の前に集光レンズを置いて眼底に光をあて，眼底の倒像をそのレンズの焦点距離付近に作り，それを観察する（図5）．眼底の広い範囲が見えるが，やや熟練を要するため，眼科医以外が用いることはほとんどない．直像鏡検査は，検眼鏡で眼底をのぞき込むようにして用いる．眼底を約15倍拡大して観察できるが，見える範囲は狭い．

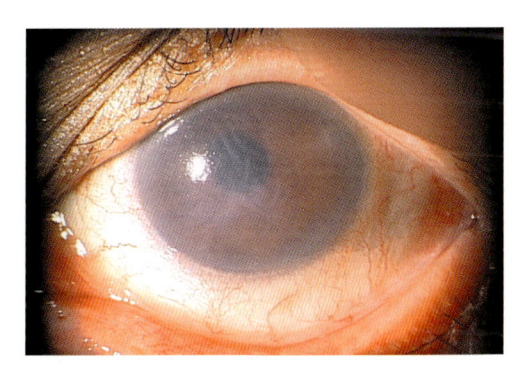

図1 緑内障眼
角膜は混濁している．
（旭川医科大学医工連携総研講座　花田一臣先生のご厚意による）

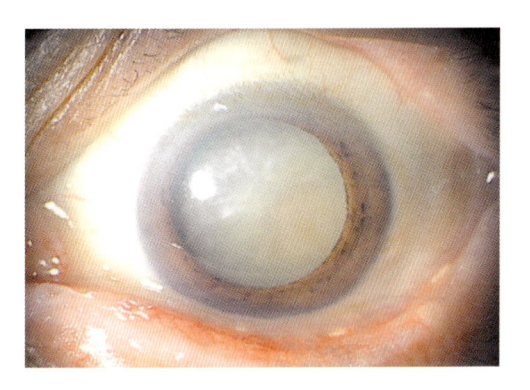

図2 進行した白内障眼
白色瞳孔となっている．散瞳薬使用．
（旭川医科大学医工連携総研講座　花田一臣先生のご厚意による）

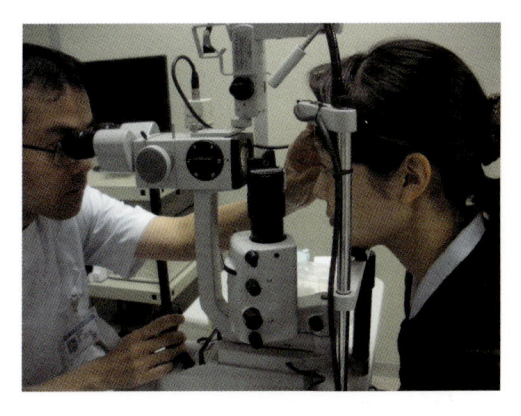

図3 細隙灯顕微鏡検査

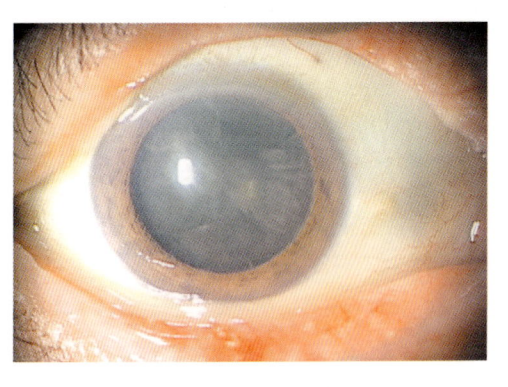

図4 中等度白内障眼
散瞳薬使用．
（旭川医科大学医工連携総研講座　花田一臣先生のご厚意による）

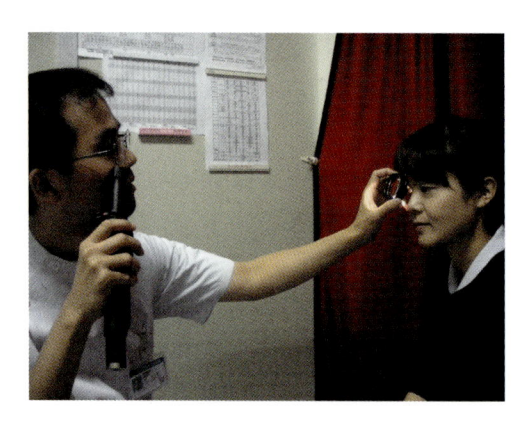

figure 5 倒像鏡による眼底検査

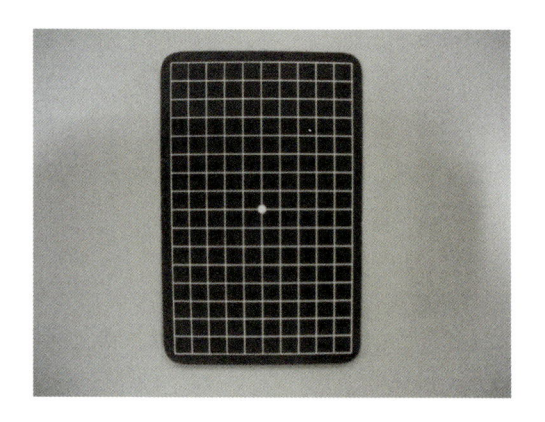

figure 6 アムスラー名刺

検診などでは眼底カメラで撮影した眼底写真を眼底検査に代えることがある．
網膜中心動脈閉塞症や網膜剝離は眼底検査によって診断する．

(3) 遠隔診察の注意点

1) 片眼が見えなくても視力低下を自覚しないことがあるので，時々片眼をふさぎ，視力の低下がないかチェックしてもらう．掛け時計やカレンダーなど，見る対象を決めておいてもらい，見え方に変わりがないかを尋ねる．
2) 視力低下を訴えた場合，これまでと比較し，どの程度見えなくなったのか尋ねる．光が見えるか，眼前にある手の動きがわかるか，指先が見えるか，カレンダーがわかるか，などと問う．片眼性で眼痛がなく，急激に視力が指数弁（眼前にかざした指の数がわかる）以下になった場合，網膜中心動脈閉塞症など緊急処置を要する疾患のことが多い．
   また，明るいところで虫や「すす」のような物が飛んでいるように見えないか（飛蚊症），まっすぐ前を見たとき，横の方に見えにくい部分が出てきていないか（視野障害），まっすぐな線がゆがんで見えないか（変視症）なども尋ねておくと，診断の参考になることがある．
3) 急性緑内障発作時に，悪心，嘔吐が前面に出て，診断が遅れることがある．

(4) 在宅で利用できる検査機器

在宅遠隔診療で利用できるような眼科検査機器はほとんどない．紙製の視力表や直線がゆがんで見える変視症，中心暗点などを検出できるアムスラーチャートの簡易表であるアムスラー名刺（図6）が市販されているので，自宅での利用が可能である．

(5) 家族や介護者，訪問看護師から得られる情報

1) 認知症

認知症があれば視力低下を訴えないことが多い．食事などの日常生活時の行動を確認してもらう．また，眼球をたたくような自傷行為がないかも尋ねる．もしあれば，網膜剝離や硝子体出血の可能性がある．

2) 視野障害，中心暗点

中心暗点計や鈴木式アイチェックチャート（図7）などを訪問看護師に用意してもらえると，簡単な視野検査，中心暗点検査ができる．

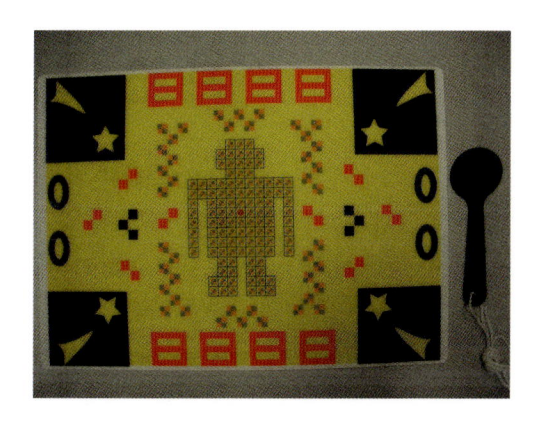

図7 鈴木式アイチェックチャート

3）前眼部

ペンライトなどを用い，瞳孔不同の有無，対光反応，角膜，結膜の異常を確認してもらう．

（6）緊急対応を要するサイン

1）高度な視力低下

急激で高度な視力低下は，網膜中心動脈閉塞症などが考えられる．黄斑部に病変が及んでいない網膜剥離では，視力低下よりも飛蚊症や視野障害を自覚する．

2）眼痛

視力低下に加え，眼痛や頭痛を伴っていれば急性緑内障発作を考える．高眼圧状態が長く続くと，永続的な視機能障害を残す．

3）眼外傷の既往と開瞼困難

眼球打撲により眼瞼が腫れ，開瞼困難となることもあるが，眼球に穿孔創や裂傷などが生じ，眼球内容が眼外に出て，低眼圧となっている可能性もある．とくに白内障などの手術後は打撲により手術創部が開きやすい．

（7）遠隔診療の限界

1）診察

細隙灯顕微鏡検査や眼底検査は現状の遠隔診療では困難である．訪問看護師や介助者の助けがあると，ある程度の情報が得られるが，診断までには至らない．

2）視力測定

自己眼鏡や2mm大ほどのピンホールを通して視力を測定し，視力改善が得られれば，近視や乱視など屈折異常による視力低下の可能性がある．しかし，屈折検査ができなければ矯正視力を知ることはできない．

10. 終末期医療（特に疼痛管理）

小笠原 文雄

要約

1) 多くの場合，病院で終末期と診断され在宅医に紹介されるので，在宅医が病態の全体像を把握することは比較的容易である．
2) 終末期の状態変化の把握には視診，問診が最も大切である．その他，バイタルサイン，聴診，打診，触診とともに在宅で使用できる測定機器があれば，自宅に設置するか，訪問時に持参して活用する．
3) 終末期の医療でも認知症・神経難病などは緩徐に進行し死に至る．心肺疾患は増悪・改善を繰り返し死に至る．がんは月単位の状況下ではADLが保たれていることが多いけれども，がん性疼痛などで苦しみQOLが低下し，急激に病態悪化で死に至ることが多い．そのような死に至るプロセスを念頭に置いた医療を行う．
4) がんの終末期はがん性疼痛を緩和することが一番大切である．在宅では疼痛管理のスキルを身に付け，訪問看護師等と連携・協働・協調すればテレビ電話などでの心のケアも可能となり看取りまで支えることができる．
5) テレビ電話での遠隔診療が上手くいくためには，訪問診療時に心の通う関係を築いておくことが肝心である．

1. 終末期医療の対象となる主な疾患

がん，非がんを問わず，すべての疾患が対象となる．紙面の関係上，本項ではがんのみを取り上げる．

2. がんの終末期

(1) 訪問診療と遠隔診療の比較

	訪問診療	遠隔診療
がん	問診 がんの治療経過，自覚症状，体重変化，食欲，排泄，睡眠状態，意識状態，人生観，死生観，希望 バイタルサイン 血圧，脈拍，体温，spO$_2$，体重 視診 表情（笑顔，苦悶状顔貌），るいそう，黄疸，貧血，浮腫，目の輝き，気の充実度，腹水	問診 自覚症状，食欲，排泄，睡眠状態，気分 訪問Nsの協力 バイタルサイン 訪問Nsの協力 視診 テレビの映像で確認 訪問Nsの協力

がん	**聴診** 心音，呼吸音 **打診** 胸水，腹水，腎，骨の叩打痛 **触診** 皮膚の湿潤，冷温，浮腫 気の充実度 **検査** 採血，心電図，腹部エコー		**聴診** 訪問 Ns の協力 **打診** 訪問 Ns の協力 **触診** 訪問 Ns の協力 **検査** 訪問 Ns や技師に依頼

(2) 訪問診療のコツ

　終末期の在宅医療で一番大切なのは患者・家族の背景を確認し，これから起こることを予測した上で患者・家族に事前説明をして対処しておくことである．また，患家に赴き，家の空気が穏やかか重いか，冷たいか，殺伐としているかを確認する．

> **Tips** 質を高めるためには訪問看護師の協力を得てテレビ電話を使い，患者の顔を見ながら診察する事で遠隔での診察は十分可能である．

1) 問診
①現病歴
a. これまでの経過
　発症時期，診断名，手術や化学療法・放射線治療の有無，その経過，告知の内容を確認し，患者自身がどこまで自分の病態を把握しているか，患者・家族が今後のことをどのように考えているかを把握する．

> **Tips** 遠隔での指示でも安心感が得られるように，事前に病気について偽りなく十分に話をしておく．

b. がん性疼痛
　痛みの程度（動作時・安静時，眠れない程痛いのかどうか）を聞き，オピオイド等が効くかどうかを判断する．

> **Tips** がん性疼痛があれば，オピオイドは除痛できるまで使う．

c. オピオイドの副作用
　オピオイドを使用した際，悪心，嘔吐，便秘，傾眠，せん妄，呼吸抑制が生じることがあるのでこれらに留意する．さらに過去に生じた副作用によって患者がオピオイドに対して拒否反応を示すことがあるため，その点も把握しておく．

> **Tips** オピオイド投与前にあらかじめ患者・家族に副作用について説明しておき，副作用が出た時に速やかに薬が使用できるよう，前もって処方して患家に置いておくことが望ましい．

②生活習慣
　飲酒，喫煙，趣味嗜好など在宅では患者は生活者であり，病気だけでなく生活全体を見て患者を支えていくことが必要である．特に終末期医療では患者の好むことをし，近い目標を持って生きることが重要になるためこれらを確認する．病院では禁止されているこれらのことも在宅では自由である．本人が笑顔になりそれを見守る家族も笑顔であればそれでよい．ただし，酸素療法をしている場合の

喫煙には注意を払う必要がある.
③家族構成

　在宅医療においては家族が重要な要因であるため，患者だけでなく家族ケアも視野に入れて在宅医療を行うことが重要である．家族間で終末期の対応に関して意見が割れていることも少なくないため，家族構成，家族内のキーパーソンを把握し意見を統一しておくことが必要.
④資産状況

　介護力の少ないケースや独居の場合では終末期に選択肢の一つとして自費ヘルパーを利用することもある．それぞれのケースに添ったケアプランを立てるためにも心が通った時に資産状況を把握しておくことが望ましい．
⑤人生観，死生観

　終末期医療において最も重要なのが，患者自身が終末期とどのように向き合い，どのように生き抜き，最期を何処でどのように迎えたいと考えているかを理解し，それを実現させることである．特にがんは急激に病態が悪化し，死に至ることの多い疾患であるため，患者の希望を叶えるためにも早い段階であらかじめ患者の人生観，死生観を確認．それを家族にも伝え，意思を統一しておくことが重要．

2）バイタルサイン
①体重減少，血圧低下，頻脈まれに除脈，SPO_2

3）視診
①顔貌

　痛みの程度を図る指標として顔貌を確認．見るからに痛い・辛い顔をしているか．激しいがん性疼痛が続くと苦悶状となり，うつ状態が続くと仮面様顔貌になることがある．目の輝きもなくなり，沈んだ，生気を失ったよ うなうつろな目となることがある．いよいよ終末期に入っているということを判断するのに気の充実度を感じることも重要である．

> **Tips** 遠隔診療においてもテレビ電話で患者の顔を見て判断する．

②貧血・黄疸
③浮腫
④腹水
⑤悪液質

　全身の痩せが目立ち，体動は緩慢である．顔はやつれ，頬骨が突出し，眼周囲の活力は低下し，眼光は乏しい．また皮膚は乾燥し，弾力を失い，蒼白色から灰黄色を呈している．

> **Tips** それぞれの症状について判断基準をあらかじめ本人・家族に指導しておく．がん性疼痛のスケールにこだわるとそれがストレスになりよくない．分からない場合は訪問看護師の協力を得る．

> **Tips** 声の大きさ，声の張り，声音で気の充実度を判断する．

4）聴診
①肺雑音

　胸水の有無を確認するため，呼吸音を聴く．湿性ラ音や喘鳴を聴取する．

②心音

　心嚢水の有無を確認するため，心音の強さを聴く．

> **Tips** 看護師の協力が必要．

③腹部内臓音

　グル音を確認する．

5) 打診

①叩打診

骨転移有無のため，骨部を叩打する．尿管狭窄による水腎症や腎盂炎の確認のため，腰背部を叩打する．

②鼓音

腸閉塞の有無を確認する．

6) 触診

①皮膚湿潤・乾燥

皮膚を手で触って確認する．

②皮膚緊張（ツルゴール）

緊張が低下していれば，脱水を考える．

③肝腫瘍や腹部腫瘍，腹水

がんの増大を確認する．腹部の緊満感で腹水の量を確認する．

> **Tips** テレビ電話でも腹の大きさで腹水は確認できる．いつ腹水穿刺すればよいかは，看護師の協力を得て緊満感の確認を合わせれば概ね判断できる．

7) 神経診察

神経性障害疼痛かどうかを考え，麻痺が伴っているかも確認する．

8) 検査

心電図をし，急に低電位になっていれば心嚢水も考える．腹部エコーで胸水，腹水の有無を確認する．

> **Tips** 臨床検査技師の協力も必要．

9) 家族ケア

『癒しを提供するものは自ら癒されていなくてはならない』というように患者を看護・介護する側にも余裕がなくてはならないため，家族ケアに力を入れる．何かあっても慌てない・騒がない・驚かないことが大切であると指導する．患者とともに死の受容ができるように死に向かうプロセス，死後のことなどをタイミングを見て話す事が重要．家族ケアを上手くするとグリーフケアも不要である．

> **Tips** 家族の存在が遠隔医療の助けになる．家族ケアがうまくいっていれば遠隔診療がスムーズに進む．直接医師が話す事で安心感を持つ．

(3) 在宅での疼痛管理のコツ

在宅の終末期医療では積極的治療よりも苦痛を取り除く疼痛管理が重要である．特にがんは経過が早く，急激に悪化することが多いため，日々の経過観察が重要である．

全人的なケアが必要ながんの終末期において，がん性疼痛には身体的・精神的・社会的・スピリチュアルな痛み・苦しみがある．入院中にはひどかった痛みも自由で癒しの空間である自宅で過ごすと軽減することが多い．状態の悪化に伴い増強していく痛みに対して苦痛を感じさせず，安らか・大らか・朗らかに生きてもらうと在宅で心豊かに看取ることができる[1]．

1) 身体的疼痛

身体的疼痛には侵害受容性，神経障害性，心因性疼痛がある．がん性疼痛の中でもこれらの身体的疼痛をどのように取り除くかがポイントとなる．定時投与が望ましいが，厳格に服用時間を管理できる入院とは違い忘れる人も多いので，在宅では1日1回の薬が望ましい．神経障害性疼痛などオピオイドが効きにくい場合には鎮痛補助薬（ステロイド，抗うつ薬，鎮静薬など）を併用する．また，常に副作用を念頭に置いた治療が重要である．

一度ひどい副作用に苦しむと，薬への拒否反応が起きることがあるため，副作用が起こる前に前もって薬で予防することが望ましい．更に夜ぐっすり眠り，朝自然に目が覚める『夜間セデーション』が独居，老老介護の患者の不安解消とともに，介護者の負担軽減にも大変有効である[2]．

> **Tips** 薬物療法に関しては痛みの程度・頻度・部位を携帯テレビ電話での問診・視診により判断し，投与量を変更する．また，オピオイドローテーションも訪問看護師と協働すれば十分可能であると同時に，訪問看護師の実践教育の場ともなる．

身体的疼痛の緩和は WHO の提唱する薬物療法に原則従う．終末期には経口投与が難しい場合も多いので，貼付薬，PCA（患者自己管理鎮痛法）の可能な注射薬が有用である[3]．

①第 1 段階（非オピオイド鎮痛薬）

ロキソニン，ボルタレン座薬などの NSAIDs が挙げられる．

②第 2 段階（弱オピオイド鎮痛薬）

がん，特に終末期にはうつ状態を合併するケースが少なくないため，少量のモルヒネと抗うつ剤の効果とを併せ持つトラマールなどがよい．

③第 3 段階（強オピオイド鎮痛薬）

a．経口薬

モルヒネでは 30 分で効果発現する速放性と，1 日効果が持続する徐放性を併せ持つパシーフが在宅では使いやすい．

オキシコンチンなどのオピオイドも血中濃度曲線を考え使用する．

b．貼付薬

1 日毎に調貼するフェントステープは効果発現に 1 日以上かかるため，血中濃度維持には 2 日程の時間を要するが在宅では使いやすい．一方，3 日毎に貼付するデュロテップ MT パッチは効果発現に半日以上かかる．

c．注射薬

持続皮下注射は医師の指示で看護師が薬の量を調節できるので終末期には大変有効である．プレペノン（1％塩酸モルヒネ 10ml）を 1 時間 0.05ml の定量流量で持続皮下注射すると 1 日量 12mg となり，1 週間に 1 回の交換で済む．持続皮下注射の PCA（患者自己調節鎮痛法）は 1 回押すと 1 時間分のモルヒネが注入できるし，15 分毎に 1 回押すことができるようにセットできるのでレスキューとしても安心・安全である．また疼痛に応じて 1 時間毎の定量流量は適宜調整が可能である．

> **Tips** 持続皮下注射の初回投与の際に，PCA の使い方を患者・家族に説明・実践指導しておく．痛ければ何回使ってもよいと指導する．

d．オピオイドローテーション

モルヒネの持続皮下注射 12mg はパシーフ 30mg を 1 日 1 回，オキシコンチン 10mg を 1 日 2 回内服した時，フェントステープ 1mg 1 日 1 回貼付した時と概ね効果は同じであるので，内服が困難になる頃を見計らって貼付薬にオピオイドローテーションしておくことが大切である．1 日 12mg のモルヒネの持続皮下注を併用すると呼吸苦が改善され，体内のエンドルフィン効果もあり笑顔になる．PCA は終末期患者の命綱となり独居でも最期まで心豊かに過ごすことができる．

> **Tips** 遠隔医療でオピオイドローションをする時には，少量ずつ薬を変更すると安心・安全である．

④副作用対策

　オピオイドは使用直後から悪心・嘔吐などで苦しむことがある．副作用を見越して，ナウゼリン坐薬をオピオイド初回投与前に使用する．ノバミン，プルゼニドは併用する．

⑤レスキュー

　オプソ，オキノームの内服薬とアンペック座薬は痛い時，ボルタレンは痛い時・熱発時，ナウゼリンは嘔気時，レシカルボン座薬は便秘時に使用する．これらは事前指示をしておく．

Tips レスキューや困った時の為に薬を患家に置いておく．

⑥鎮痛補助薬

　少量のソル・メドロール注射が有効．デパス，リリカの投与も効果がある場合がある．イレウスの痛みにはサンドスタチンを併用する．

⑦夜間セデーション

　呼吸状態に気を付け，患者の希望に沿って適宜増減．ダイアップ座薬を用いる．もしくは，サイレース注射薬とアタラックスP注射薬を生理食塩水に溶解し，持続点滴静注する．

Tips 訪問看護師を中心に，患者と密に関わりを持つことで医師のテレビ電話での遠隔診療がスムーズに進む．

2）精神的疼痛

　まずはコミュニケーションをしっかりとり，スキンシップなどで心のケアをする．嘘や隠し事をすることは患者の不信感につながるため，医療者も家族も正直に関わることが重要．そのため，告知の有無と理解度を確認し，家族との話し合いが必要である．刻一刻と変わっていく病態の中で今後について何を不安に思っているのか，今何が問題なのかをケアをしていく中で抽出し，一つ一つ解決していくことが重要．医師の力だけでは及ばない部分があるので患者・家族とより密に交流をする訪問看護師と協力し，トータルヘルスプランナー[4,5]（THP）と位置付けるケアのキーパーソンを中心に，関わる各職種すべてから情報を収集，タイムリーな対応を行っていく必要がある．

Tips 多職種連携はケアの方針を一致させるため，情報共有が大切．遠隔医療では特にコンタクトがとりにくいのでTHPの存在が重要である．

3）社会的疼痛

　病気になり，仕事ができなくなって家族に迷惑をかけている．自分がもう社会から必要とされていないような気がしてしまう．経済的に残された家族の今後が心配．など社会生活における痛み，苦しみである社会的疼痛は，社会から隔離されて闘病する入院より在宅に戻ると軽減する．在宅では例えベッド上の生活であっても家族と接する時間を多く持つことで，父親・母親の役割ができ，生きているだけで役に立つと実感できるようになる．趣味などを生かした簡単な仕事を与えることも有効である．

Tips 社会的疼痛は病院よりも在宅の方がはるかにコントロールしやすい．遠隔診療でアドバイスする事で十分に緩和することが出来る．

4）スピリチュアルな痛み，苦しみ

　人生観・死生観について患者とよく話しあうことで緩和される．死の受容をスムーズにするために，病態をよく観察し適切なタイミ

ングで死に向かうプロセス，死後残された家族の生活の在り方などを話すことが重要である．死ぬと理解してからはむしろ満面の笑顔になる．

> **Tips** 死と向かい合うことは難しいかもしれないが，死を受容できてからは遠隔診療が簡単になる．緩和ケアチームの力で信頼関係ができていれば，受容までの過程もスムーズにいく．

(4) 遠隔診療の注意点

1) 終末期の遠隔診療では問診・視診が重要だが，十分な問診すら出来ない時があるので，訪問看護師の意見を聞きながら視診での診断に重きを置く必要がある．

> **Tips** 終末期の状態把握には患者の目の輝きを確認することが大事である．

2) 終末期で患者の声は聞き取りにくくなっても，こちらの声は聞こえることが多いので落ちついた声で話しかけ，その反応を目で観察する事が大切である．
3) モルヒネの過剰投与により眠ってしまうかもしれないので，呼吸抑制には気を付け，看護師と相談し，適宜調整する．
4) 対面診療で終末期の方針がうまく伝わっていない，信頼関係が築けない，心が通じていない場合は遠隔診療でも患者の安心感が得られず，不必要な緊急入院ということになりかねないので速やかに往診することが必要である．また，接する機会の多い訪問看護師が状態を把握し，きちんと医師に報告することが大切である．

> **Tips** 対面診療により心が十分通じていれば，遠隔診療で目を見て話すことにより患者は十分な安心感を得る事ができる．

> **Tips** 心が通じていない場合は患家でケアカンファレンスを開催し，十分話し合う．

(5) 遠隔診療の限界

治療に関する最終的判断は患者，家族との対面で行わなければならない．

1) 診断

腹水貯留により腹水穿刺を施行するかどうかの診断についてはテレビ電話で概ね判断できるが，最終的には対面診療での触診が必要である．

閉塞性黄疸でステントをいれるべきかどうかの判断は対面診療での触診や腹部エコーでの診断が必要である．

2) 処置

腹水穿刺は医師の手によって行う．輸血は医師の立ち会いで始める．

3) 意思決定

看取りに関する家族間の意見がバラバラな場合の意志の統一や，閉塞性黄疸が起こった場合ステント留置をするために入院するかどうかの意志決定などは対面診療が必要である．

3. 実際の事例

【30代，女性，胃癌，卵巣転移，肝転移，がん性腹膜炎】
【家族構成：夫，子（11歳，9歳），日中独居，20km遠方】

平成23年3月，当院相談外来に来院．5月，「痛い．眠れない．食事も作れない．母として妻として何もできない．早く死にた

い」と言っていた患者に教育的在宅緩和ケア[6,7,8]を行った．7月，39.3℃に熱発した時もテレビ電話で対応し，午後から往診すると言ったが，「小笠原内科の理念は"癒しを提供する者は自ら癒されてなくてはならない"でしょう．先生が疲れちゃうから往診は来なくても大丈夫．お顔も見られたし，看護師さんが点滴してくれるから」という本人の言葉に驚いた．がん性疼痛が取れたことで家族，友達，医療者たくさんの人に支えられていることへの感謝の気持ちが，思いやりの言葉になった．子供のサッカーの試合を見に行き，夏休みに水族館のお泊りに参加するといった近い目標を持つことで活き活きと過ごせた．10月腹水が多くなった頃，子供が学校での出来事を母に訴えると，「お母さんはねぇ．今まで一度も自分が不幸だと思ったことはないのよ．」と声を絞り出した．翌日，子供は胸を張って学校へ行く事ができた．亡くなる10日前には以前から楽しみにしていた温泉旅行に行き，夫が抱きかかえて入浴し，家族4人で暖まった．旅行翌日テレビ電話で診察した際，患者の目を見て辛そうな声を聞き，腹部が一段と膨隆し緊満感が強かったので訪問看護師とも相談，翌日腹水を抜くことを決定した．腹水を抜く時，フェントステープ8mgとモルヒネ60mg内服していたので，モルヒネの持続皮下注の機器を持っていき，連携する若い医師や訪問看護師にスキルを教え，患者・家族にも説明した．2日後フェントステープ12mgとモルヒネ36mgの持続皮下注射を受け，両脇に2人の子供が添い寝し，安らかに旅立った．お別れ会（告別式）では患者の希望した花が使われた．その時，夫・二人の子供と共に多くの友人一人ひとりにも直筆のお別れの手紙がそれぞれに渡され，多くの方が涙した．

ポイント！

このケースは教育的在宅緩和ケアの一環として地元の若い医師・訪問看護ステーションと連携し，携帯テレビ電話での遠隔診療を行ったケースである．主治医は原則月1回の訪問診療と，週1回のテレビ電話の遠隔診療，緊急時に近くの医師・看護師の24時間対応する体制が安心感を与えた．35歳と若い方であったので介護保険は使えず，シルバーセンターの方に食事つくり等は依頼した．このように複数の医療機関，複数の訪問看護ステーションの連携には関わるすべての人の意志の統一が不可欠で，多職種連携のケ

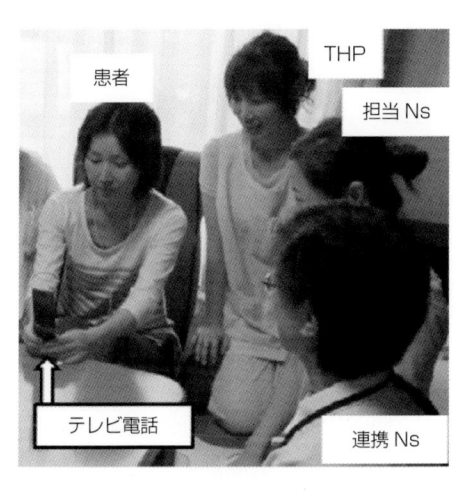

携帯テレビ電話を全員で共有

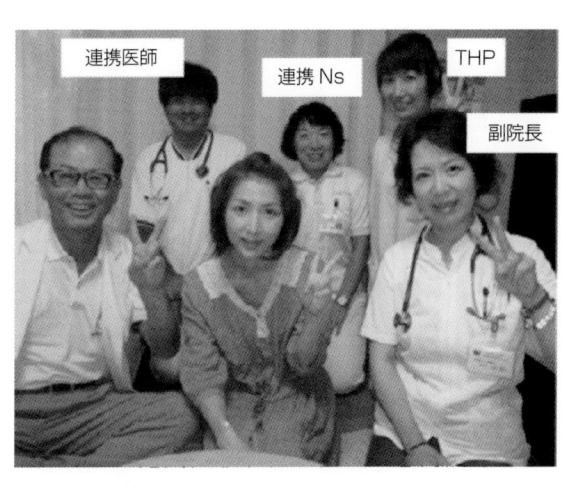

元気になりケアチームと笑顔でピース

アのキーパーソンとなるトータルヘルスプランナー（THP）の存在が重要である．THPとは多職種が関わる在宅医療の中で，一歩引いた立場で全体を見渡せる人物で，できるだけ早く生活環境を整えたり，適材適所の人材を集め，まとめていく役割を担う（図1）．名古屋大学大学院では看護師，作業療法士，理学療法士を対象に教育を行いTHPの認定をしているが，残された時間が少なく，急速に衰弱が進行していく末期がん患者に対する終末期医療の現場では訪問看護師が一番適任である．連携当初THPの呼びかけで，自宅で関係者全員がケア会議を行った．そこでの決定事項を以下に示す．

①緩和ケアチームとしての方針を説明し，事前約束指示の決定．調剤薬局の調整．
②お互いの訪問日の設定
③緊急時，状態変化時の連絡方法
④記録・報告の方法
⑤診療報酬・算定方法
⑥必要物品の受け渡し方法

　チーム全員が集まって語り合うことで"顔の見える関係"になり，その後の連携がスムーズにいく．緩和ケアチームは，情報の共有が重要で，連携（顔の見える関係），協働（スキルのわかる関係），協調（心の通う関係）していくことが大切である．そして必要な時THPが介入することでケアが上手くいく．緊急時には訪問看護ステーションがファーストコールを受け，必要時，医師へ連絡をしてもらう．そうすることにより，医師の負担は軽減し，訪問看護師の自覚，モチベーション，スキルの向上につながる．またその際，携帯テレビ電話を使用することで看護師の状態報告の裏付けにもなり看護師の精神的負担は軽減され，患者・家族は医師の顔が見られたこと，看護師が素早く対応してくれたことで安心する．携帯テレビ電話さえ持っていれば全国どこにいても遠隔診療が可能であるため，出張の際も電話で直ちに薬を変更し痛みをとることができる．

【70代，女性，乳がん，多発骨転移，老老介護，日中独居，10km遠方】

　平成7年，乳がんの手術を拒否．22年1月，末期がんとなり当院来院したが，往診を

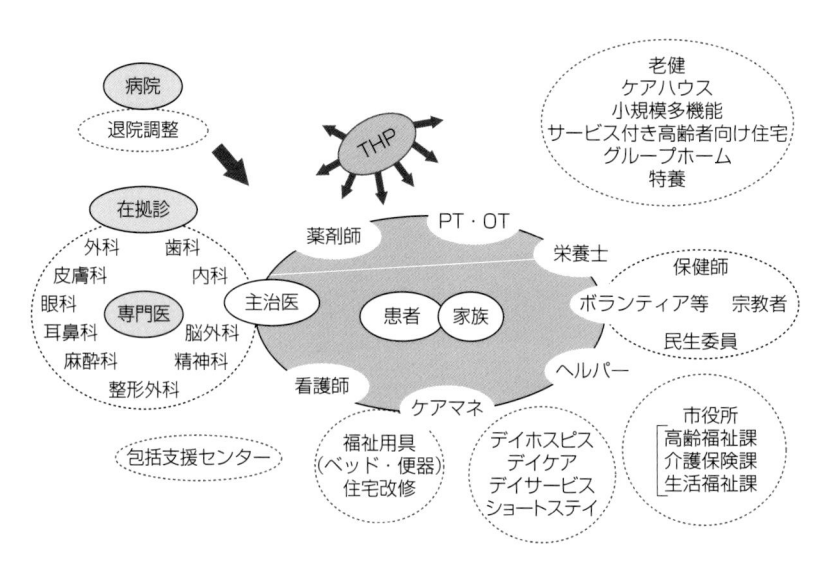

図1　THPによる地域包括ケアシステム

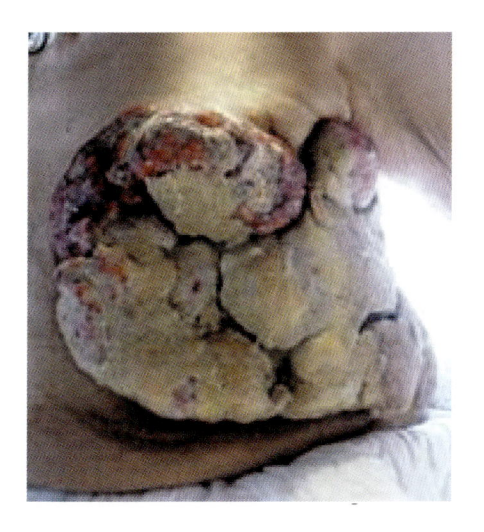

22年4月アルブミン 1.8g/dl

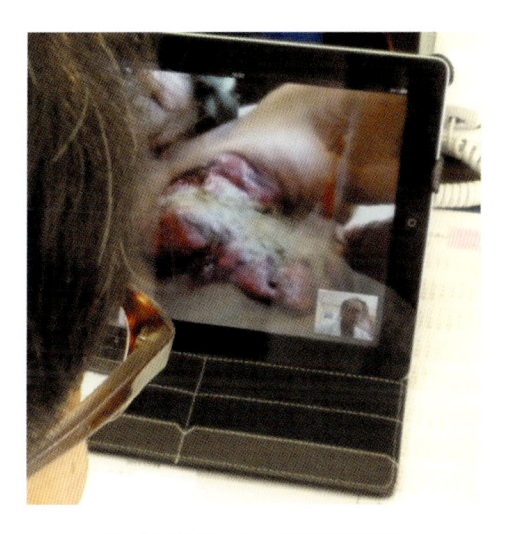

23年12月　iPadで遠隔診療

拒否．1カ月に1回訪問看護のみを受け入れた．4月，看護師が訪問した際，痛くて不眠，呼吸困難で動くことが出来なくなり緊急往診．がんからは異臭が激しく，がん性疼痛のため，苦悶状顔貌，全身浮腫で呼吸困難となっていた．この患者に対し，バルーンを挿入して①利尿剤②ソル・メドロール③オピオイド④酸素吸入を開始した．翌日には痛みや呼吸苦が取れ，笑顔になったが，アルブミン1.8g/dlであり，夫にはまもなく死ぬであろうと説明した．その後，がんは小さくなったが背部に進行する度に激痛が生じてオピオイドは増えた．しかし，最近少しずつ減量，オピオイドローテーションをしている．24年2月，アルブミン3.1g/dl，パシーフ（120）3cap，オキシコンチン（60）2T，フェントステープ（1）1枚の併用療法で痛みはない．夫が高齢で介護ができないという理由から本人はバルーンを抜去せずにいるが，ベッドサイドを歩くことはできている．3月安らかに旅立ち．

ポイント！

ADLが落ちてもQOLが高まる在宅緩和ケアをすると予後がよいという事例で"今が一番幸せ"と喜んでいる笑顔をテレビ電話で見れば，1カ月に1回の訪問診察でも十分である．

まとめ

終末期においてテレビ電話は有用であり，直接顔を見て話すことで患者・家族は安心でき，ほとんどのケースで看取りまで支えることができる．また，訪問看護師と連携することで直接診察した時と同じように状態把握ができ，迅速に対応できるので在宅患者・家族の不安は解消され，状態が悪化しADLが低下してもQOLが向上する．

● 文　献 ●

1）日本在宅医学会テキスト編集委員会著．在宅医療，メディカルレビュー社，東京，2008, p.16-7.
2）小笠原文雄．在宅での疼痛ケア，今日の治療指針，2012, 1320-2.
3）小笠原文雄．在宅緩和ケアの実際，*Pharmacoanesthesiology* 2008；**20**：42-6.
4）小笠原文雄．多職種連携におけるトータルヘルスプランナー（THP），治療 2009；

91：1541-6.
5）室井一男，丹波嘉一郎．治癒を望めない造血器腫瘍患者への医療と看護，医薬ジャーナル社，p.156-158, 168.
6）小笠原文雄．教育的在宅緩和ケア〜実践教育の試み〜，第12回日本在宅医学会大会抄録集，2010；1：110.
7）小笠原文雄．教育的在宅緩和ケア，第16回日本緩和医療学会抄録集 2011；1：381.
8）小笠原文雄．看護力が在宅医療の鍵－THPの視点が日本を救う，医学のあゆみ 2011；239：524-30.

11. うつ状態・認知症など精神疾患

岡田　宏基

要約

1) 遠隔医療の場で精神症状を捉えることは，ある精神症状（時には身体症状）で精神科を初めて受診するのとはかなり趣を異にしている．
2) 多くの場合は，それまで何らかの慢性疾患で診療していた患者さんに新たな精神症状が現れた際に，その評価とその後の対応が求められる．
3) その変化は，患者本人が自覚して訴える場合，家族が変化に気づく場合，あるいは，医師が気付く場合があると思われる．それによって，その後の患者への対応はある程度変わるが，精神状態の把握という意味では，いずれの場合も同一の手法でよいと思われる．

ここではまず精神状態の把握について説明し，その後で個々の疾患の概説を行う．

1．精神状態の把握

(1) 意識の障害

〈意識レベルの低下〉

意識は清明な状態から深い意識障害である昏睡まで，さまざまなレベルが見られるが，その評価には太田らのⅢ-3-9度方式がよく用いられる[1]．

これらの中で，軽い意識障害の判断が難しいことがある．診察中に家族と話していても，その内容に関心を示さなかったり，居眠りをしだしたり，あるいは家族との会話の途中に患者に話しかけると，ちょっと間がある状態などが，軽い意識障害の目安となる．

> **Tips** 軽度の意識障害の判断は家族等と話している時の患者の様子を参考にする．

```
Ⅲ．刺激をしても覚醒しない状態（3桁で表現）
   （deep coma, coma, semicoma）
   3．痛み刺激に反応しない．                                    (300)
   2．痛み刺激で少し手足を動かしたり，顔をしかめる．              (200)
   1．痛み刺激に対し，払いのけるような動作をする．                (100)
Ⅱ．刺激すると覚醒する状態（刺激をやめると眠り込む）（2桁で表現）
   （stupor lethargy, hypersomnia, somnolence, drowsiness）
   3．呼びかけを繰り返すとかろうじて開眼する．                    (30)
   2．簡単な命令に応ずる．例えば離握手．                          (20)
   1．合目的な運動（例えば，右手を握れ，離せ）をするし言葉も出るが間違いが多い．(10)
Ⅰ．刺激しないでも覚醒している状態（1桁で表現）
   （delirium, confusion, senselessness）
   3．自分の名前，生年月日が言えない．                             (3)
   2．見当識障害がある．                                          (2)
   1．意識清明とはいえない．                                      (1)
```

〈意識の変容〉

これは意識の質の変化をさし，**せん妄**がよく見られるものである．せん妄とは，意識障害の程度はそれほど深くなく，外界との接触が保たれたりとぎれたり動揺し，それに幻覚（錯視，幻視が多い）を伴い，何かをまさぐるような手つきが見られ，落ち着かない状態である[2]．夜間せん妄，振戦せん妄（アルコール中毒）などがよく見られる．

> **Tips** せん妄は意識の変容状態の1つである．

（2）気分の障害

気分の障害には，抑うつと躁とが含まれる．

抑うつは，文字通り抑うつ気分を主とする症状であるが，気力の低下を自覚したり，頭が回らない・注意力や判断力の低下（思考制止）として自覚したりすることもある．また，それまで持てていた興味や関心が低下したり，身体的な易疲労感として自覚したりすることも多い．さらに進むと，自己評価が低下したり，罪責感に苛まれたり，将来に対する悲観的な見方に囚われたりするようになる．随伴症状としては，睡眠障害（入眠障害，早朝覚醒），食欲不振などが見られる．

> **Tips** うつは興味関心の低下や身体的疲労感に注意する．

躁状態は気分の高揚を呈する状態であり，むやみに多弁になったり，人との関わりを持ちたがったり（電話，手紙等の増加），睡眠時間が減少したり（寝るのが惜しいという感覚）することで気づかれる．

（3）不安障害

不安は誰にでも経験されるものであるが，その多くは自分の置かれた環境や状況などに対する現実的な不安である．それに対して，対象のはっきりしない漠然とした不安を持続的に，あるいは断続的に自覚して，それに対処できないために，日常生活に支障を生じるようになると病的となり，「障害」と称する．不安には，動悸，息切れ，胸部圧迫感，めまい感，振戦などの自律神経症状を伴うことが多いことが特徴である．

> **Tips** 不安は種々の自律神経症状を伴いやすい．

（4）認知の障害

自己，および自己と周囲との関係の認識に障害が生じるもの．最も目立つのは記憶の障害である．認知症においては，昔のことは覚えているが，最近のことは覚えられない（記銘障害）ことはよく知られている．この他に，見当識の障害や，失語・失行を伴うこともある．更に，知的機能が低下し，自身の姿にも関心を抱かなくなり，身なりがだらしなくなることも特徴である．

> **Tips** 記銘障害以外に見当識障害も認知障害の症状である．

（5）思考の障害

1）思考の流れ（思路）の障害

- 思考制止：考えの進み方が遅くなり，考えが浮かんでこないために会話もゆっくりになる．
- 観念奔逸：考えが速く進み，思いついたことを次から次へと早口で話すが，まとまりにかけることが多い．
- 思考途絶：思考の流れが突然一時的に止まること．話が急に止まるが短時間後にまた前のように話し始めることを特徴とする．

2）思考体験様式の障害

- 支配観念：強い感情を伴った考えが頭の中を占有して，他のことが考えられない状態が長期間続く場合をいう．最愛の肉親を急に失った際などに見られる．
- 強迫観念：自分自身でも不合理だとわかっている考えが繰り返し頭に浮かんできて，他のことが考えられなくなる．しかし，その不合理な考えをやめようとすると不安になる状態をいう．
- させられ思考：他人の考えが吹き込まれたり，自分の考えが他人に伝わったり，自分の考えを奪い取られたり，という症状で，主として統合失調症で見られる．

> **Tips** 人に何かをさせられているという思考・感覚は統合失調症に注意．

3）妄想

主として自己に関係づけがある不合理な内容を，訂正不能なまでに強固に確信することをいう[3]．一次性の真性妄想は，その発生の心理的要因をそれ以上にはさかのぼって追求しがたいもので，統合失調症にみられる．二次性の妄想様観念は，強い感情や強い願望から生じたり，特有の性格に状況要因が加わったりして生じる妄想で，その心理的成因を理解できるものをいう[3]．

妄想には，被害妄想，微小妄想（事故に対する否定的内容），誇大妄想などが分類される．

> **Tips** 妄想には発生の心理的要因を追求しがたいものとその成因を理解できるものとがある．

（6）知覚の障害

幻覚が代表的なものであるが，知覚の対象は実在しないのに明確な知覚を実感する現象である[4]．幻視は実際には存在しないものが見える現象であり，精神作用物質による中毒症や，脳器質性精神障害などによく見られる．幻聴は統合失調症の特徴的な症状で，意識清明であるにもかかわらず，人の声が聞こえること（幻声）が多く生じる．患者と話をしている途中に，何かに耳をそばだてるような仕草や，特に物音がしないにも関わらず，横や後ろを向いたりするような動作が見られたら，幻聴を疑ってみる．このような時は，「何か聞こえるのですか？」とか，「人の声が聞こえるのですか？」などと，直接に尋ねてもよい．

> **Tips** 幻聴は統合失調症にかなり特徴的な症状で，幻聴を疑ったら患者に直接何か聞こえるのか尋ねてみる．

2. 精神状態の評価方法

（1）不安の評価

患者が意識している不安については自ら「～が不安だ」と話してくれることが多いので，不安の有無については判断にそれほど困らない．しかし，不安には動悸，息苦しさ，発汗，めまい感などの自律神経症状を主とした身体症状を伴うことが多く，不安とは意識していなくても，身体症状から不安の存在に気づくこともある．

不安を数量化して評価するには，MAS（manifest anxiety scale），STAI（state trait anxiety inventory）などの質問紙法がよく用いられる．遠隔診療の場では直接は用いにくいと思われるが，訪問した際に渡して記載していただき，次回の訪問時に回収することは可能であろう．

(2) 抑うつの評価

うつも軽症であれば身体症状が前景に出ることが少なくない．全身倦怠，食欲不振，不眠（時に過眠），便秘，痛みの増強などがよく見られる症状である．

うつであるか否かを判断する鋭敏な症状は，「物事に対する興味・関心の低下」である．抑うつ気分がはっきりしなくても，これが見られるとうつの可能性は高くなる．ただし，これについては，自分から訴えることは少ないので，うつの匂いがしたら，こちらから聞き出す必要がある．

うつの数値的な評価には，SDS（self-rating depression scale）が簡易で用いやすい．

> **Tips** 不安やうつの程度は，可能であれば質問紙法を用いて数値化しておくと後の状態と比較しやすい．

(3) 認知症の評価

これには次の改定長谷川式簡易知能評価スケール[5]がよく用いられる．

3. 疾患各論

(1) せん妄状態

意識の変容の所でも述べたように，軽度ないし中等度の意識混濁が基底にあり，認知の障害，精神運動活動の変化を主徴とする状態である．その特徴は，

1) 注意障害；集中・持続障害
2) 睡眠−覚醒のリズム；概日リズムが乱れて，昼夜逆転する．
3) 認知障害；見当識障害，錯視，幻視，幻聴が見られることがある．思考はまとまりを欠き断片的．

改訂長谷川式簡易知能評価スケール（HDS-R）

質問1	お年はいくつですか（2年までの誤差は正解）．		0 1
質問2	今日は何年の何月何日ですか．何曜日ですか．	年	0 1
		月	0 1
		日	0 1
		曜日	0 1
質問3	私たちが今いるところはどこですか． （自発的に出れば2点，5秒おいて家ですか．病院ですか． 施設ですか．のなかから正しい選択をすれば1点）		0 1 2
質問4	これから言う3つの言葉を言ってみてください．あとでまた 聞きますのでよく覚えておいてください． （以下の系列のいずれか1つで，採用した系列に○印をつけておく） 1：ⓐ桜 ⓑ猫 ⓒ電車　2：ⓐ梅 ⓑ犬 ⓒ自動車		0 1 0 1 0 1
質問5	100から7を順番に引いてください（100−7は？　それから また7を引くと？　と質問する．最初の答えが不正解の場合， 打ち切る）．	(93) (86)	0 1 0 1
質問6	私がこれから言う数字を逆に言ってください． （6-8-2，3-5-2-9を逆に言ってもらう． 3桁逆唱に失敗したら，打ち切る）	2-8-6 9-2-5-3	0 1 0 1
質問7	先ほど覚えてもらった言葉をもう一度言ってみてください． （自発的に回答があれば各2点，もし回答がない場合以下のヒント を与え，正解であれば1点）ⓐ植物 ⓑ動物 ⓒ乗り物	a： b： c：	0 1 2 0 1 2 0 1 2
質問8	これから5つの品物を見せます．それを隠しますので何が あったか言ってください． （時計，鍵，タバコ，ペン，硬貨など必ず相互に無関係なもの）		0 1 2 3 4 5
質問9	知っている野菜の名前をできるだけ多く言って ください（答えた野菜の名前を右欄に記入する． 途中で詰まり，約10秒間待ってもない場合 にはそこで打ち切る）0〜5=0点，6=1点， 7=2点，8=3点，9=4点，10=5点		0 1 2 3 4 5
		合計得点	

4) 精神運動活動の変化；過活動を呈するもの，活動減少を呈するもの，およびそれらの混合型がある．

(2) 不安障害

心理的な，あるいは環境的な原因によって惹き起こされる心因性の精神障害で，欧米の近年の診断分類（DSMやICD）では「不安障害（anxiety disorders）」とされている．

> **Tips** 不安は「生きたい」という生存への強い欲求が根底にあり，自己の生存を脅かす存在に対して不安や恐怖を自覚する．

1) 全般性不安障害（generalized anxiety disorder ; GAD）

これが広い意味の不安神経症に相当する．さほど強くはないが，漠然とした不安感が長期間にわたって続く状態で，いらいらや落ち着きのなさ，注意集中困難が持続し，身体症状として易疲労感，発汗，動悸，不眠などを伴いやすい．

2) パニック障害（panic disorder）

このままでは死んでしまうのではないかという強い不安感に急に襲われるもので，はっきりした理由がないことが多い．身体症状として，動悸，頻脈，呼吸困難感，胸苦しさ，めまい（感），手足のふるえやしびれなどを伴い，多くは救急外来や循環器科を受診する疾患である．何回か発作が起こると，また次も起こるのではないかという不安が生じるようになるが，これを「予期不安」という．また，パニック障害には，広い空間の中で不安感が増大する「広場恐怖」を伴うものがある．

> **Tips** パニック障害は，救急外来や循環器科を訪れることが多く，次の症状を怖れる「予期不安」が特徴的．

3) 社会恐怖（social phobia）

日本では以前から「対人恐怖」と表現されてきた，対人関係状況への恐怖であり，社会不安障害（social anxiety disorder ; SAD）ともいわれる．「あがり症」の重症なものと考えてよく，人の注目を浴びることを恐れ，人の視線が気になり，人前で話をしたり，食事をしたり，字を書いたりすることが苦手〜困難となる．

4) 強迫性障害（obsessive-compulsive disorder ; OCD）

ある種の決まった考え（強迫観念）が繰り返して生じ，それを確認するためにさまざまな行為（強迫行為）をしてしまう状態である．たとえば，戸締りが気になって，何度も鍵が閉まっていることを確認したり，手にしていたものをどこかに置き忘れたのではないかと何度も探しに行ったりする．不潔な状態が気になり，執拗に手洗いを続けるのもこの障害の1つである．本人もそのような思考や行為はばかばかしいと感じているが，どうしてもこだわりが消えないのが特徴である．

> **Tips** 自分でも馬鹿な繰り返し行為をしていると思いながらやめられないのが強迫性障害．

5) 心気症

自分の健康状態が絶えず気になり，わずかな身体の変調を重大な病気であると思い込み，すぐに医療機関を受診し，検査の結果異常がないと言われても安心できず，医療機関

を転々とする．誰でも自分の体調は気になるものだが，異常がないと言われても，患者の訴えを認めない限り頻回に医療機関を受診するのがこの障害の特徴である．その結果，医療者に無力感を感じさせることも少なくない．

Tips 心気症は薬剤の効果が短期間．薬剤を変更して一時は効くが，すぐに効果がなくなる．

6) 身体化障害

多彩な身体症状がくり返し出現するが，症状の原因となる身体疾患が見いだせないものをいう．出現しやすい症状としては，頭痛，腹痛，関節痛，吐き気，月経痛などが挙げられる．心気症のように病気に罹患しているという思い込みは少なく，身体症状の訴えに終始するという特徴が見られる．

(3) うつ病・うつ状態

うつは，種々の原因（心理的・身体的）によって，精神的および身体的エネルギーが著しく低下している状態ということができる．このために，心身にさまざまな症状が現れる．先にも述べたように，初期や中等症までの場合は，身体症状が前景に出ることが多く，身体的検索をしても症状を説明できるような異常所見がないため，「異常なし」とされ，うつが見落とされることも少なくない．

Tips うつは精神的・身体的エネルギーが低下した状態と考えると理解しやすい．うつに陥りやすい人は，取り越し苦労などでこのエネルギーを浪費しやすい．

うつの症状は以下に示すように，「中核症状」と「二次症状」とから成り立っている．

1) 中核症状

〔身体症状〕

・睡眠障害：寝付きが悪い入眠困難，途中で目覚める中途覚醒，朝早く目覚める早朝覚醒のいずれか，あるいは幾つかが見られる．
・食欲障害：通常は減退する
・排便障害
・身体のだるさ（全身倦怠感）
・症状の日内変動：朝調子が悪く，夕方以降に回復

〔精神症状〕

・興味関心の低下
・気力の低下
・知的活動の低下

これらの精神症状は，特に身体科を受診した際は，自ら訴えることは少ないため，うつを念頭に置いて，医療者側から尋ねることが必要である．

Tips 症状を説明できる検査所見がない場合は，うつも診断の候補の１つに挙げる．

2) 二次症状

中核症状から派生した症状という意味であるが，通常「うつ病」というと，これらの症状を思い浮かべることが多いであろう．これらの症状が一過性でなく，繰り返し生じたり，持続したりする場合は，治療の対象と判断し，速やかに精神科に受診することが望ましい．

・無力感，劣等感，自信喪失
・自責感，罪悪感
・不安焦燥感
・悲哀感，寂寥感
・自殺念慮（死にたいと考えること），自殺企図

> **Tips** 二次症状が強く，持続するようであれば，精神科専門医に相談することが望ましい．

■TOPICS：うつ病についての最近の話題■

①新型うつ病

近年，従来のうつ病とはタイプが異なるうつ病が増加しているとされる．その特徴を貝谷[6]は次のようにまとめている．

- 夕方に出現することが多く，他責的で，過眠や過食が特徴．
- 会社に出勤している間は憂うつで仕事が手につかないが，家に帰れば趣味に熱中できる．
- 他人の言動に傷つきやすく，何かを注意されただけで全人格を否定されたかのように感じる．
- 不安，焦燥感，孤独感が先に立ち，攻撃性が外に向かい，反社会的行動を起こすこともある．
- 周囲からは気まぐれ病のように見えることがある．

これはおおむね，DSM では非定型うつ，あるいは気分変調症とされてきたものに相当する．従来型のうつ病との比較を次表に示す[7]．

	従来型	新型
いらだちの矛先	自分を責める	他人のせいにする
気分の浮き沈み	継続して沈む	浮き沈みが激しい
辛い時間帯	午前中	夕方
悪化する場所	特に関係ない	会社等に行くと
休日の気分	関係ない	元気になる
食事や睡眠	食欲不振，不眠	過食，過眠傾向

新型うつ病の治療について

新型うつ病は，抗うつ薬は効果に乏しく，カウンセリングが有効な場合があるとされる．しかし，上に挙げたような特徴から，一見わがまま病のようにも見えるため，周囲の理解が難しいと思われる．この疾患のもう1つの特徴は，ある時期までは一定程度社会に適応して生活できていて，その後にこのような状態に至るということである．

会社等の中での理解を得るためには，一度専門医に受診させ，その「お墨付き」をもらうことから始める必要がある．その後に，会社として，病気を安易に特権化せず，仕事の評価はきっちり行い，社会人としての立場を明確化するような対策を執って行うことが望ましい．

②双極性Ⅱ型

双極性障害とは，いわゆる躁うつ病のことであるが，躁の病像がはっきり現れるものをⅠ型と呼ぶ．これに対して，Ⅱ型は，「軽い躁状態」であるため，本人の認識がなく（調子がいい程度との自覚），周囲もまた躁であると気づきにくいとされる．

このタイプの患者に，抗うつ薬のみを投与し続けると，抗うつ薬への耐性が産まれやすく，また，軽躁病を導いて，さらに急速交代型の双極性障害に至ることが多いとされている．

従って，治療は「気分安定薬」が中心となり，リチウム，テグレトール®，デパケン®，ラミクタール®などが使用される．躁状態に対しては，非定型抗精神病薬が用いられる．

対応した経験が少ないと判断が難しい場合が多いので，このタイプの疑いを持った場合は，やはり早期に専門医への受診を勧めることが望ましいであろう．

(4) 不眠症

不眠は，大きく3つのタイプに分類することができる．

1) 入眠困難

いわゆる「寝つき」が悪いタイプ．寝よう

【各論】 Ⅵ 遠隔診療の実際

として実際に入眠するまでの時間を睡眠潜時と呼ぶが，これが数時間にも及ぶことがある．

2) 中途覚醒

睡眠途中で目覚めること．排尿のために目覚めることはよくあるが，その後困難なく再入眠できるものは障害とはしない．

3) 早朝覚醒

文字通り朝早く目覚めて，それからはもう眠ることができない．多くの場合，目覚めた後で色々と考えが浮かんで不安になったり，ゆううつになったりする．

誰でもちょっとした心配事や悩み事があれば寝付けなくなるが，心配事が解決すれば再び眠れるようになる．このような一過性の不眠を精神生理学的不眠と呼ぶ．

> **Tips** 不眠のタイプからある程度精神障害を類推できる．

精神障害との関連では，不安障害の際は，入眠困難が多い．不安なことが次から次へと浮かんできて，なかなか寝付けない．うつでも入眠障害はみられるが，これはあの嫌な気分の朝（気分の日内変動）を迎えたくないという不眠である．うつでは早朝覚醒がより特徴的で，早く目覚めるだけでなく，何とも嫌なゆううつ気分に襲われて，一日のスタートをなかなか切ることができない．躁状態でも不眠が見られるが，これは気分の高揚に伴って，寝る時間が惜しいという睡眠時間の短縮である．

この他の睡眠障害としては，睡眠位相のずれが挙げられる．就寝時刻と覚醒時刻が早まるものを睡眠相前進症候群といい，高齢者の早朝覚醒の多くはこれに相当する．睡眠時刻と覚醒時刻が遅くなるものを睡眠相後退症候群と呼び，病的な場合もあるが，若者の朝起き困難はこれによることも多い．

> **Tips** 高齢者では睡眠の位相が前進することが多い．早く寝付くと当然夜間に目覚めるようになるが，これを不眠として訴えることがある．早朝覚醒や夜間覚醒を訴える場合は，就寝時刻を必ず確認する．

(5) 認知症

比較的よく見られる認知症には次のようなものがある．

1) 神経変性疾患
・アルツハイマー型認知症
・レビー小体型認知症（DLB）
・前頭側頭葉型認知症（ピック病を含む）

2) 脳血管性疾患
・多発梗塞型認知症（血管性認知症）

3) 感染性疾患
・クロイツフェルト・ヤコブ病
・エイズ脳症

4) その他
・正常圧水頭症

ここでは，これらの中から代表的な疾患を概説する．

〈アルツハイマー型認知症〉

経過に沿って，前期，中期，および後期に分けてその症状を記す．

① 前期：近時記憶の障害が目立つ時期．時間的見当識障害や自発性の低下を伴い，新しく体験したことや情報の記憶が困難となる．

② 中期：遠隔記憶，すなわち，自己および社会における古い情報についての記憶が障害される．時間だけでなく，場所に関する見

当識障害も見られるようになり，外出して自分の家に帰れなくなったりする．判断力も低下し，また，日常生活上の基本的な事柄（着衣・摂食・排泄など）にも介護が必要になることがある．多動や徘徊がみられたり，常同行為があったりする．さらに，失語・失行・失認などの症状なども認められる．

③後期：記憶障害がさらに進行し，自分の配偶者や親兄弟の名前を忘れたりする．また，人物に対する見当識障害も出現し，目の前の家族の識別ができなくなる．さらに，基本的行為に対して常時介護が必要になる．問題行動も見られるが，障害が高度になると，活動性も減少するため，そのような行動はむしろ減少する．一方，疎通性も低下し，意味不明の言葉を発したり，しぐさを行ったりする．最終的には寝たきりの状態となる．

〈レビー小体型認知症〉

アルツハイマー型認知症についで多い認知症とされる．

臨床像の特徴は，①進行性に皮質性認知症（注意や明晰さの著明な変化を伴う認知機能の変動），②生々しい具体性を帯びた幻視体験，③パーキンソニズム，とされる．したがって，その特徴としては，繰り返す転倒，失神，一過性の意識障害，系統的な妄想，その他の幻覚となり，また，抗精神病薬への過敏性を示すとされる．

Tips レビー小体型認知症は数が多い割には十分に認識されていない．

〈血管性認知症〉

種々の要因で大脳に虚血性変化が生じ，その結果として知的機能の低下を来した状態である．大脳の多発脳梗塞などが，進行性認知障害や記憶障害の原因となることが多いため，多発梗塞認知症（MID；multi-infarct dementia）と称されることもある．高血圧や心臓病の有病率が高い男性に多いことが特徴である．

(6) 統合失調症

1) 好発年齢と頻度

過半数は20歳前後に発症するが，まれに小児期（10歳前後）や退行期（初老期）に発症する場合もある．男性の発症年齢は女性より3歳程若い．一般人口の罹病危険率は0.7〜0.8％とされており，ほぼ100人に1人弱が発症する危険性がある．

Tips 統合失調症は若年発症が多いが，時に退行期に発症することもあるので注意を要する．

2) 症状

症状は大きく次の4つに分けられる．

①陽性症状

健常者にはこれらの症状はなく，統合失調症を発症すると出現する症状という意味である．発症の急性期に見られることが多く，抗精神病薬が比較的効きやすいという特徴がある．1.の(5)で述べた，幻覚（特に幻聴），思考障害（妄想など）を特徴とする．

②陰性症状

慢性期に目立つようになり，薬剤の効果が乏しいもので，次のようなものがある．

・感情の鈍麻（平板化）：生き生きした感情の発露がなくなることで，ひどくなると痛みなどの感覚も鈍麻するので，身体疾患の発見が遅れることがある．
・思考の貧困
・意欲・発動性の低下
・社会的引きこもり

③抑うつ・不安

　後に述べる感情障害のみならず，統合失調症でもこれらが見られることがある．特に急性期の症状が落ち着いた後に見られる抑うつ状態を精神病後抑うつといい，自殺への配慮が必要となる．

Tips 統合失調症でも自殺の危険性があり注意を要する．

④認知機能障害

　かつては，統合失調症では知的能力の粗大な障害は来さないとされていたが，現代では，注意障害，実行機能障害，および記憶障害が見られると考えられている．

3）病型

①妄想型

　文字通り妄想・幻覚を主体とし，意欲・感情の障害や，行動の乱れなどはなく，薬物療法が有効で，比較的予後が良いタイプである．

②破瓜型

　思春期に徐々に発症し，感情鈍麻・平板化や自発性減退などの陰性症状が中心をなすタイプである．薬剤の効果に乏しく，無為，自閉に至り，予後が不良なタイプとされる．

③緊張型

　急性発症し，精神運動興奮や緊張病性昏迷が症状の中心となる．昏迷とは意欲が落ちて寝たきりとなり，刺激しても反応しなくなる状態を指すが，意識障害はなく，周りで何が起こっているかは把握できる状態である．このタイプは近年では少なくなっている．

(7) 非定型精神病(atypical psychosis)

　急性に発症して，統合失調症症状を生じて繰り返すが，予後が良好で人格欠陥を残さない病態．躁うつ病の色彩を帯びることもある．病状が短期間に変動しやすい傾向を特徴としている．

4. 治療法

(1) 精神療法

　基本的には，患者の訴えを受け入れ，患者の気持ちに共感を示し，患者を継続的に支持して行くという，支持的精神療法が中心となる．治療の場を重要視する専門的な精神療法は，遠隔医療での適応は困難と思われる．

(2) 薬物療法

　抗不安薬，抗うつ薬，抗精神病薬などの使い分けについては成書を参照されたい．抗うつ薬については，副作用の発現頻度が少ないSSRIやSNRIが出現したため，高齢者でも比較的安全に治療できるようになったことは特記すべきことである．

(3) 家族など周囲の対応の仕方

　疾患や状態により家族の対応方法も異なってくるが，基本的には患者には受容的に接し，患者の観察を継続的に行い，何か変化があれば早めに担当医に相談するという姿勢が望ましい．

5. 精神科領域の遠隔医療

　筆者の経験からは，2種類の遠隔医療の可能性がある．

　1つは，テレビ会議（電話）システムを用いるものである．種々の要因・疾患で昼夜が逆転しているような場合，通常の診療時間に受診することが困難であることが少なくない．診療時間に本人の生活リズムが合うのが数ヶ月に1回ということもあり得る．このよ

うな場合に，午後の遅めの時間帯などに，テレビ電話を用いて，患者の表情や仕草等を観察しながら対話することは大きな意義がある．筆者も実際に，食行動異常で深夜に過食し，朝方寝付き，昼過ぎに起きるという生活が続いていた患者に対して，夕方の時刻を設定して，対面診療の補完をする目的で遠隔診療を行った経験がある．また，同様に摂食障害で，心療内科などの専門医が常駐していない医療機関に身体管理目的で入院した際に，精神面のケア目的でテレビ電話機能付き携帯電話機を用いて遠隔診療を行ったことがある．摂食障害を専門的に入院診療できる施設はごく限られているため，専門医のこのようなテレビ電話を通じての関わりは1つの方策であると考える．

もう1つは，5．呼吸器疾患の項で紹介した，携帯電話機を用いたリアルタイム情報収集システムである（E．気管支喘息，3．管理参照）．このシステムは汎用システムであるので，収集する情報は数値のみならず，体調や気分などを何段階かに数値化するなど，任意に設定できる．登校拒否や，出社拒否などの引きこもり患者も，全く学校や会社等との関わりを求めていないわけではない．このような場合に，例えば学校の先生等が学校に行けない生徒に日々の気分等を尋ねるように設定したメールを送り，その変化を見ながら，時にメールで生徒のケアを行う，といった方法も考えられる．引きこもりでなくとも，例えば，うつ病患者で，毎日の気分を入力してもらい，心理療法や，薬物療法の効果の参考にすることも可能である．

このように，精神科，心療内科領域でもツールと対象とを選ぶことにより，遠隔医療を行う事例・場面は十分にあると思われる．

● 文　献 ●

1）太田富雄，和賀志郎，半田肇・他．意識障害の新しい分類法試案，数量的表現（Ⅲ群3段階方式）の可能性について．脳神経外科 1974；**2**：623-7.
2）浜田晋．一般外来における精神症状のみかた，医学書院，東京，1991.
3）精神医学講座担当者会議監修．専門医をめざす人の精神医学，第2版，p148，医学書院，東京，2004年．
4）同上，p147．
5）加藤伸司，長谷川和夫・他．改定長谷川式簡易知能スケール（HDS-R）の作成．老年精神医学雑誌 1991；**2**：1339-47.
6）貝谷久宜．現代人に影を落とす「新型うつ病」とは，より一部改変
http://www.fuanclinic.com/byouki/imidas.htm
7）http://news.zeroup1.com/shakai/shingata-utsu.html
8）David H Hareva, Hiroki Okada, Tomoki Kitawaki, Hisao Oka, Supportive Intervention Using a Mobile Phone in Behavior Modification, *Acta Med Okayama* 2009; **63**: 113-20.

Ⅶ 遠隔モニタリング

1. ペースメーカー

斎藤 勇一郎

要約

植込み型除細動器(Implantable Cardioverter Defibrillator：ICD)や両室ペースメーカーは，致死性不整脈・重症心不全の治療に不可欠の医療機器である．これらの医療機器は，不整脈のほか患者の状態も随時記録できる機能がある．最近，医療機器および患者の状態に関する情報をインターネットを介して医師に届けることが可能となった．この新しいシステムが心臓ペースメーカーの遠隔モニタリングである．この遠隔モニタリングを利用することにより，患者・医師の負担軽減や不整脈・心不全の早期発見・早期治療が可能となった．

ペースメーカーの種類と役割

徐脈性不整脈に対する非薬物療法の代表であるペースメーカー植え込みは，1950年代から房室ブロックや洞不全などに対する有効な治療法として盛んに行われるようになった．

1980年になると，心臓突然死の原因となる心室頻拍や心室細動などの致死性心室不整脈の新たな治療法として植込み型除細動器（Implantable Cardioverter Defibrillator：ICD）が登場した．心臓突然死は日本では年間5～7万人で，その原因の約8割が心室細動であるといわれている．ICDを植え込むと，心室細動や心室頻拍が起こった時にリードが不整脈を感知し，ペーシング機能や電気ショックを作動して正常な脈に戻す．臨床試験で，ICDは突然死に関して薬物療法より高い予防効果が得られることが示された．

1996年には心不全に対する新しい治療法として両室ペースメーカーを用いた心臓再同期療法（Cardiac Resynchronization Therapy：CRT）が導入された．重症心不全になると心臓の左室の動きが右室より遅れ，両心室の同期性が悪くなって心不全が悪化する．CRTは右室と左室の両方をペーシングすることで心室の同期性を改善し，心不全患者の予後を改善する．

重症心不全患者では心室頻拍や心室細動などの致死性心室不整脈がしばしば認められることから，2000年にはCRTにICD機能も付けた両室ペースメーカー（CRT-D）が登場した．これら各種の生命維持装置は小型化が進み，ペースメーカー・ICD・CRT・CRT-Dが植え込まれた患者は増え続けている．

ペースメーカー・ICD・CRT・CRT-D植え込み患者は不整脈を疑わせる症状や心不全悪化の徴候があった場合，不安を感じ，外来を受診する．外来へ頻回に通院することは，高齢者や遠方の患者には大きな負担となるほか，QOLを損なう．また，ペースメーカー・ICD・CRT・CRT-Dの装置は，電極リードを含めた植え込み機器の状態や不整脈の発生を定期的に確認する必要がある．これまでは，医師・看護師・臨床工学士が外来におい

て植え込み機器から直接プログラマーを用いて読み取っていた．ペースメーカー・ICD・CRT・CRT-D 植え込み患者は増え続けているため，スタッフの業務増大や患者の待ち時間の延長につながっていた．

最近，ペースメーカー・ICD・CRT・CRT-D の植え込み機器の状態や不整脈の発生を記録し，電話回線を通じて送信するシステムが運用されるようになった．これらの情報は，患者の自宅から専用サーバーに送信され，病院で主治医が各種情報を確認することができる（図1）．わが国では，Medtronic による CareLink，Biotronik による Home Monitoring，St.Jude Medical による Merlin.net，Boston Scientific による Latitude が運用されている（図2）．遠隔モニタリングにより確認できる情報は，植え込み機器の状態（心内電位波高，閾値，感度，電極リードの抵抗値，ペーシング率，電池，充電時間など）と生体情報（不整脈発生時の心内心電図，ICD 作動時の抗頻拍ペーシングや電気ショック作動の記録，心房細動の持続時間や頻度，ST 変化）が挙げられる．機種によっては，心不全の指標となる肺胸郭インピーダンスの変化や血圧や体重の情報も収集して，サーバーに送信できるシステムもある（表1）[1]．

2010 年になり，遠隔モニタリングの安全性と有効性を示す大規模臨床試験の結果が発表となった．まず，ICD 植え込み患者 1450 名を対象とした TRUST 研究がある[2]．遠隔

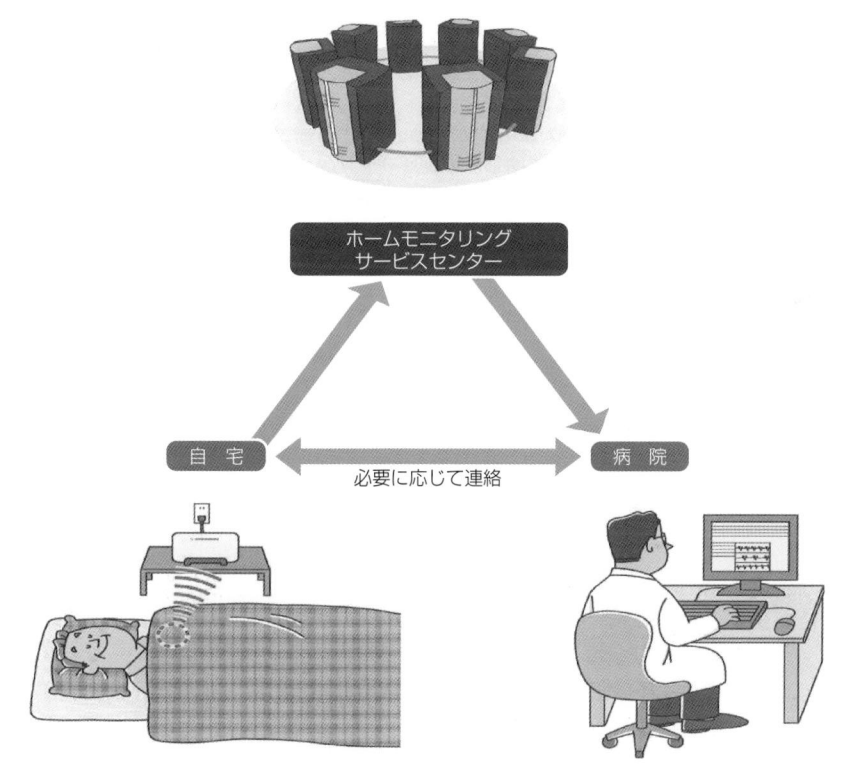

図1　遠隔モニタリングのイメージ
患者が睡眠中に，データ送信装置が情報を収集し，定期的にサーバーにデータを送信する．患者が手動で操作してデータが随時送信できる手動型もある．送信されたデータは，医療スタッフが確認することができる．致死性不整脈に関しては緊急送信し，主治医にSMS・e-mail・ファックス・電話で連絡する機能もある．

【各論】 VII 遠隔モニタリング

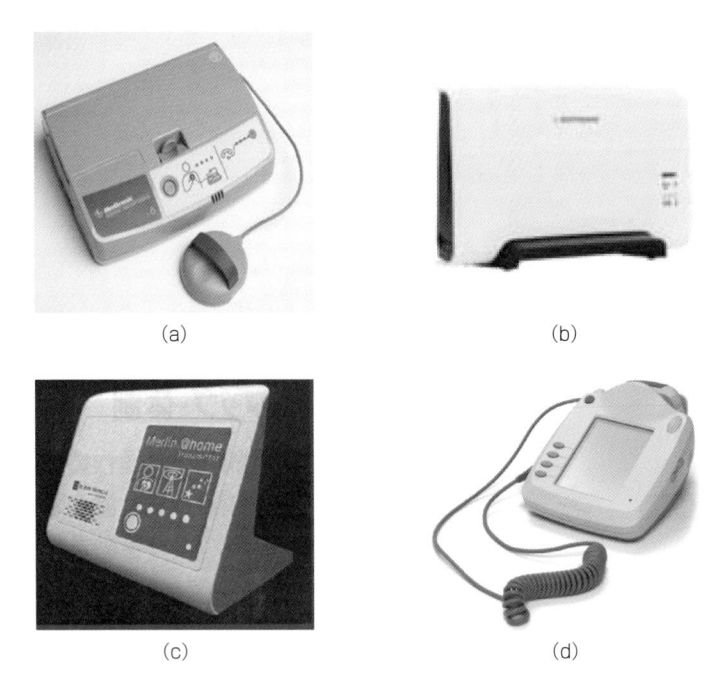

図2
Medtronic が運用する CareLink（a），Biotronik が運用する HomeMonitoring（b），St.Jude Medical が運用する Merlin（c），Boston Scientific が運用する Latitude（d）のデータ送信機．ワンドまたは無線回線を利用したデータ送信機がある．

表1

会社名	Biotronic	Medtronic	Boston Scientific	St.Jude Medical
システム名	HomeMonitoring	CareLink	Latitude	Merlin.net
植え込み機器との通信方法	無線通信	無線通信 ワンドを使用	無線通信 ワンドを使用	無線通信
データ送信方法	固定電話	固定電話回線	固定電話回線	デジタル携帯電話
送信機	固定式	固定式	固定式	固定式
データ送信の頻度	毎日，イベント時	定期的，イベント時	定期的，イベント時	定期的，イベント時
遠隔での経過観察	可能	可能	可能	可能
遠隔での即時監視	可能	可能	可能	可能
医師への緊急連絡方法	メール，ファックス	メール	メール	メール，ファックス
患者への緊急連絡方法	アラームが点灯	アラームが点灯	アラームが点灯	アラームが点灯 自動電話連絡
遠隔で心電図の即時観察	30秒	10秒	30秒	30秒
不整脈発生時の記録	すべてのイベントを記録	すべてのイベントを記録	すべてのイベントを記録	すべてのイベントを記録
その他の特徴	自動で閾値変更可能 ペースメーカーにも対応 アラーム設定変更可能	自動で閾値変更可能 Optivol （肺水腫の予測機能） アラーム設定変更可能	血圧・体重データも送信 自覚症状の記録送信 アラーム設定変更可能	自動で閾値変更可能 自動電話連絡

Medtronic が運用する CareLink，Biotronik が運用する HomeMonitoring，St.Jude Medical が運用する Merlin，Boston Scientific が運用する Latitude の比較．各社がそれぞれの特徴を持っている．文献1）より引用，一部改編．

モニタリング群（植込みから3カ月後と15カ月後に病院で診察．6, 9, 12カ月は遠隔モニターだけで確認する．病院に来院が必要ならその都度来院する）977名と病院に定期的に通院した群（3, 6, 9, 12, 15カ月後，すべて病院にて診察）473名を比較している．両群において，死亡率を含む有害事象に有意差はなかった（図3）．遠隔モニタリング群は，死亡率に影響することなく，通院の回数が45％減少した．すべての不整脈イベント検出において，定期的に通院した群では36日かかったのに対して，遠隔モニタリング群は2日以内に検出できた（P<0.001）．さらに，ALTITUDE研究は19万人以上を対象としたメガトライアルである[3]．遠隔モニタリング群（ICD植え込み患者39,546人，CRT-D植え込み患者30,010人）と病院に定期的に通院した群（ICD植え込み患者68,481人，CRT-D植え込み患者47,741人，CRT-P植え込み患者8,228人）において平均観察期間28±17カ月の総死亡率を比較している．驚くべきことに，遠隔モニタリング群において総死亡が有意に減少していた（図4）．総死亡が減少した理由は，遠隔モニタリング群は，不整脈の早期発見や心不全の予測が可能なため，早期に適切な治療が行われていた可能性がある．

遠隔モニタリングの導入は，患者にとっては外来通院回数や待ち時間の減少，安全性とQOLの向上につながることが期待できる．2010年4月より遠隔モニタリングを用いた心臓ペースメーカー指導管理料を4カ月に1回限り460点（従来は320点）を請求できるようになった．さらに，医療機関にとっては，不整脈の早期発見・治療，心不全重症化の回避や来院時の的確な治療，外来診療の効率化，病診連携促進などのメリットが考えられる．今後，遠隔モニタリングの利用が一層進むことが期待される．

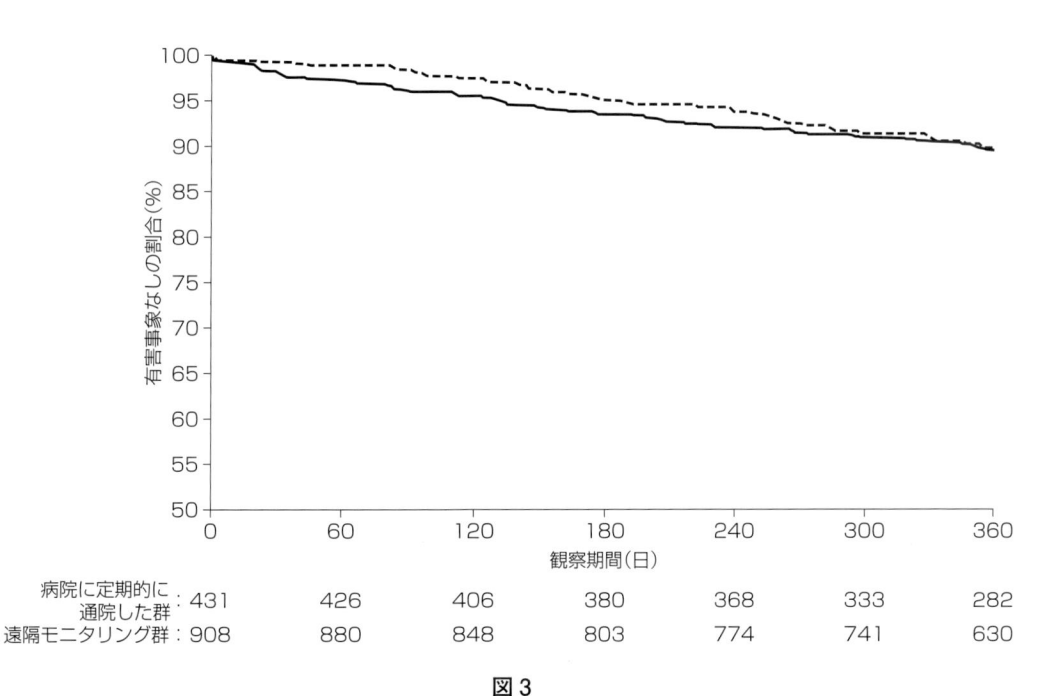

図3
病院に定期的に通院した群（点線）と遠隔モニタリング群（実線）を比較した．ICD植え込み後1年間の経過観察中の有害事象（死亡，脳卒中，ICD・リード交換）について比較した．2群間に差はなく，遠隔モニタリングの安全性が示された．文献2）より引用．

【各論】 Ⅶ 遠隔モニタリング

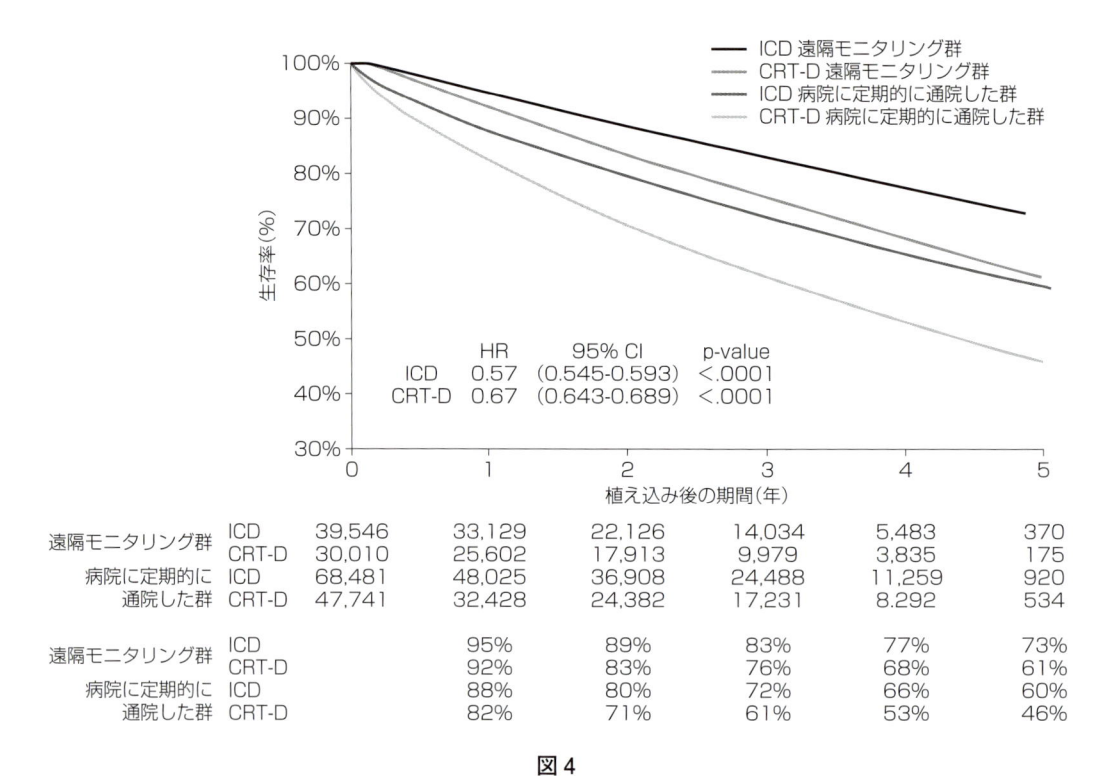

		0	1	2	3	4	5
遠隔モニタリング群	ICD	39,546	33,129	22,126	14,034	5,483	370
	CRT-D	30,010	25,602	17,913	9,979	3,835	175
病院に定期的に通院した群	ICD	68,481	48,025	36,908	24,488	11,259	920
	CRT-D	47,741	32,428	24,382	17,231	8,292	534
遠隔モニタリング群	ICD		95%	89%	83%	77%	73%
	CRT-D		92%	83%	76%	68%	61%
病院に定期的に通院した群	ICD		88%	80%	72%	66%	60%
	CRT-D		82%	71%	61%	53%	46%

図4
ICD, CRT-D植え込み後5年間の総死亡について観察した. 病院に定期的に通院した群より遠隔モニタリング群における総死亡が有意に少なかった. 文献3)より引用.

● 文 献 ●

1) Burri H, Senouf D. Remote monitoring and follow-up of pacemakers and implantable cardioverter defibrillators. *Europace* 2009; **11**: 701-9.
2) Varma N, Epstein AE, Irimpen A, et al. Efficacy and safety of automatic remote monitoring for implantable cardioverter-defibrillator follow-up: the Lumos-T Safely Reduces Routine Office Device Follow-up (TRUST) trial. *Circulation* 2010; **122**: 325-32.
3) Saxon LA, Hayes DL, Gilliam FR, et al. Long-term outcome after ICD and CRT implantation and influence of remote device follow-up: the ALTITUDE survival study. *Circulation* 2010; **122**: 2359-67.

2. 計測機器によるもの

本間　聡起

要約

1) 遠隔モニタリングに供用できる市販の生体モニタについて，その実用実験の結果から適用となる疾患や病態を提示した．
2) 市販されている生体モニタからのデータ伝送はBluetoothなどの無線やUSBなどの接続により，一旦，家庭内の中継器，すなわちホームゲートウェイ（専用中継器の他，パソコンや携帯電話のキャリアなど）を介して，家庭外へ伝送されるのが一般的だが，現段階ではさまざまな方式が採用されている．
3) 遠隔モニタリングで得られる時系列データを基に，適切かつ早期の治療を行うことで重症化や高齢者の身体機能の低下防止に有効で，入院回数の減少，医療負担の軽減につながる．
4) 遠隔モニタリングによる電子化された客観的なデータの蓄積は，高血圧症の例にみられるように，エビデンスに基づいた診療を行うのに有用で医療の質の向上に貢献し得る．また多職種間での情報共有にも適用されやすい．

1. データ出力機能をもつ生体センサーによる遠隔モニタリングの基本システム（図1）

家庭で測定されたモニタリングデータを医療機関に伝送するには，まず測定機器である生体センサーにデータ出力機能が備わっていることが前提となる．出力されたデータは，種々の中継器（ホームゲートウェイ）を経て，何らかの回線網（光回線，携帯電話網など）を通じて，医療機関内外にあるサーバを経るか，または直接に医療機関内のPC等に伝送される．また心電計のように測定器からパソコン内にインストールされたソフトウェアによって心電波形が表出され，これを電子メールなどで医療者側に送信する場合もある．末端の家庭内の測定機器からの出力方法は，Bluetooth，赤外線などの無線方式とUSBによる接続方式などがある．

> **Tips**　ホームゲートウェイには無線，有線に限らず，パソコンや携帯電話のキャリアや，専用の中継器などの選択肢がある．

2. 市販の生体センサーによる遠隔モニタリングが有効な疾患・症候（表1）

日常診療に使用される数多くの測定機器のうち，ここでは，対面診療で高頻度に使用され，かつデータの出力機能を備えた市販のセンサーを用いて，遠隔地からどのような症候を診療し得るか，実際にシステムを構築して接続試験を実施した経験からコンセンサスを得て作成した表を提示する[1,2]．

> **Tips**　対面診察と遠隔からの診察所見の対比という観点からの知見は，紙数の関係で自験例の報告も参照されたい．（医療情報学会 1998；18：39-47. http://www.telecare-research.com）

センサーの中で歩数計については，中壮年対象者には生活習慣の改善に有効な活動指標

【各論】 Ⅶ 遠隔モニタリング

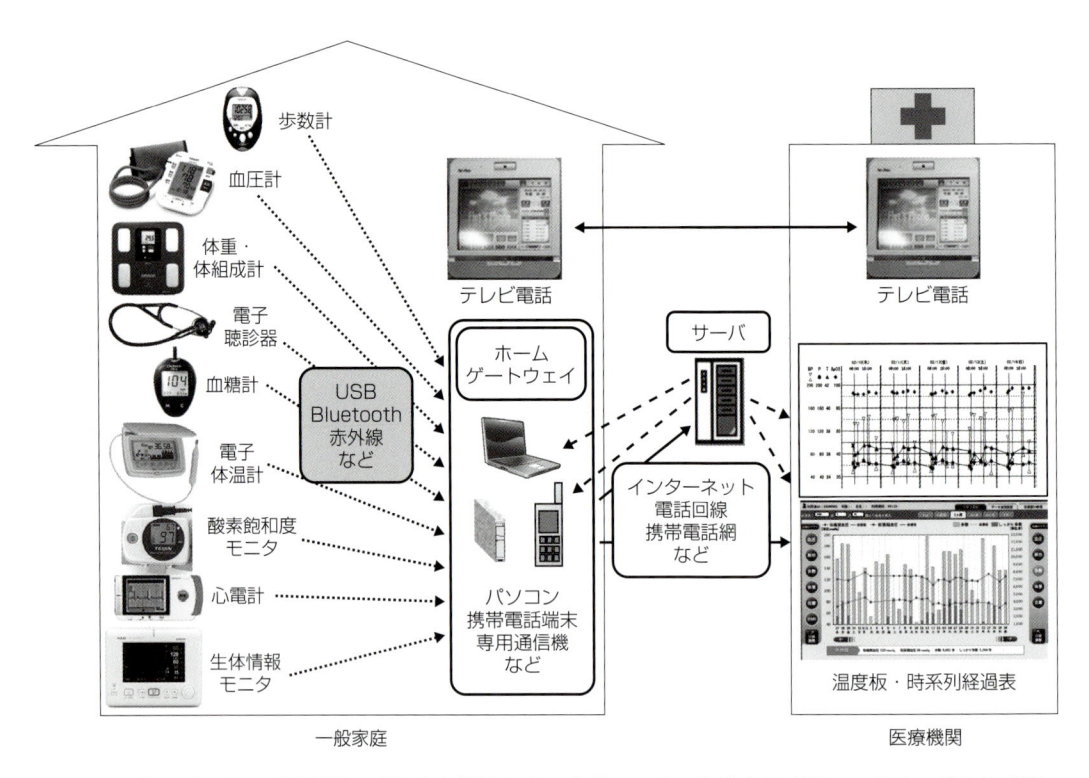

図1　現在入手可能な測定結果の外部出力機能をもつ生体センサーを備えた遠隔モニタリングの模式図
システム構成にはさまざまな選択肢がある．左から対象患者の疾病や病態に応じたセンサ類の選択，これらのデータをサーバまで伝送する際の中継となるホームゲートウェイまでの通信手段の選択，そして，ゲートウェイそのものの種類と選択，さらにサーバまでの通信インフラの選択，そして最後に，これらのデータをダウンロードして医療機関や測定者自身が閲覧するための表現法の選択などである．

となる（図2）．また慢性疾患患者に適用すると，活動度の増減が病状の進行を反映する場合が多く，さらに，高齢者では身体活動度の低下や体重の減少が，隠れた認知症や仮面うつ病のような，外見上，気が付きにくい高齢者特有の病態の早期発見に有効とされている．今後，歩数計でのモニタリングは，見守り機能としての応用が拡がると考えられる．

Tips 最近の歩数計は加速度センサー付きで運動によるカロリー消費量についても目安程度の精度だが表示されるものが多い．

高血圧症については，家庭血圧値が診断と治療開始後のコントロールの両者で重視されている．血圧計にメモリされた値と比べると，患者が手帳などに記した測定値は低めの測定結果のみを記載する傾向があるという米国の研究結果もあり，データの客観性の確保は遠隔モニタリングの大きなメリットである．既に遠隔モニタリングの臨床的有用性は，日本高血圧学会の指針にも掲載されており，家庭血圧を指標とした治験では必須のアイテムとなっている．

Tips 日本高血圧学会編．家庭血圧測定の指針 第2版，2011, p.12.「テレメディシンと家庭血圧」

在宅腹膜透析患者に対するテレケアは，中元らが血圧計，体重計のモニタリングを含めたシステムを構築した長期的な実績を参考にしているが，体温計は腹膜炎の検知に有効と

表1 外部出力機能をもつ市販の生体センサーによる遠隔モニタリングが有効と考えられる疾患・症候のリスト

適用疾患・病態 \ 生体センサ（測定器）	歩数計	血圧計	体重計	(脈拍)	聴診器	SaO₂	体温計	血糖計	心電計
	\multicolumn{6}{c|}{無線による外部出力}	\multicolumn{3}{c}{USBのみの外部出力}		
メタボリック・シンドローム	○	○	○						
高血圧症（高血圧緊急症を除く）		○							
便秘					○				
高齢者機能評価（再評価）	○		○						
認知症	○		○						
うつ病	○		○						
慢性腎不全（腹膜透析中）		○	○	○			(○)		
慢性閉塞性肺疾患	○		○		○	○			
急性上気道炎（含、インフルエンザ感染）					○	○			
うっ血性心不全		○	○	○					
虚血性心疾患（慢性期、含リハビリ）		○							○
不整脈（致死性不整脈を除く）					○				○
急性消化管感染症（急性胃腸炎）		○		○			○		
褥瘡							○		
糖尿病			○					○	
在宅酸素療法を行っている患者	○				○	○			
在宅難病患者		○	○	○			○		
在宅喘息患者					○	○	○		
ターミナルケア全般		○	○	○*	○				

3人の総合内科専門医または老年医学会専門医のコンセンサス・カンファレンスの結果（文献[1]及び，www.telecare-research.com）や自験例[2]からまとめた．各疾患・症候ごとに遠隔モニタリングが有効と考えられるセンサに○を付けた．脈拍数は，血圧計，SaO₂（酸素飽和度モニタ；パルスオキシメータ），心電計のいずれかで測定．8種類のセンサは，すべて現在，市販品で外部へのデータ出力機能があるものが販売されているものを選択し，さらに市販品の中で，「無線による外部出力」方式をもつものと「USBのみの外部出力」方式のセンサに分けて表示した．ここに掲載した「無線による外部出力」のあるセンサについては，いずれもBluetoothや赤外線などの無線方式によるデータ出力の他にUSB接続の市販品も存在する．

考えられるため追加した．

慢性閉塞性肺疾患や在宅酸素療法患者は，経皮的酸素飽和度（SpO₂）を含めた遠隔モニタリングが，早期退院や急性感染増悪への早期介入を促すことで入院回数を減少させる効果が経験されている．気管支喘息については自験例ではないため表には記載しなかったが，ピークフローメータが発作の予知に有効とされており，データ送信システムも市販されている．

在宅難病患者には種々の疾患が含まれるが，ここでは筋萎縮性側索硬化症（ALS）を想定しながらコンセンサスを得た．しかし，病状によって選択すべきテレケアシステムの構成要素も様々で，我々もALS末期の在宅患者に対して，介護者への心のケアを目的としたテレビ電話を中心としたテレケアを行った経験がある[3]．この多様性に対する臨機応変の対応はターミナルケアについても求められる．

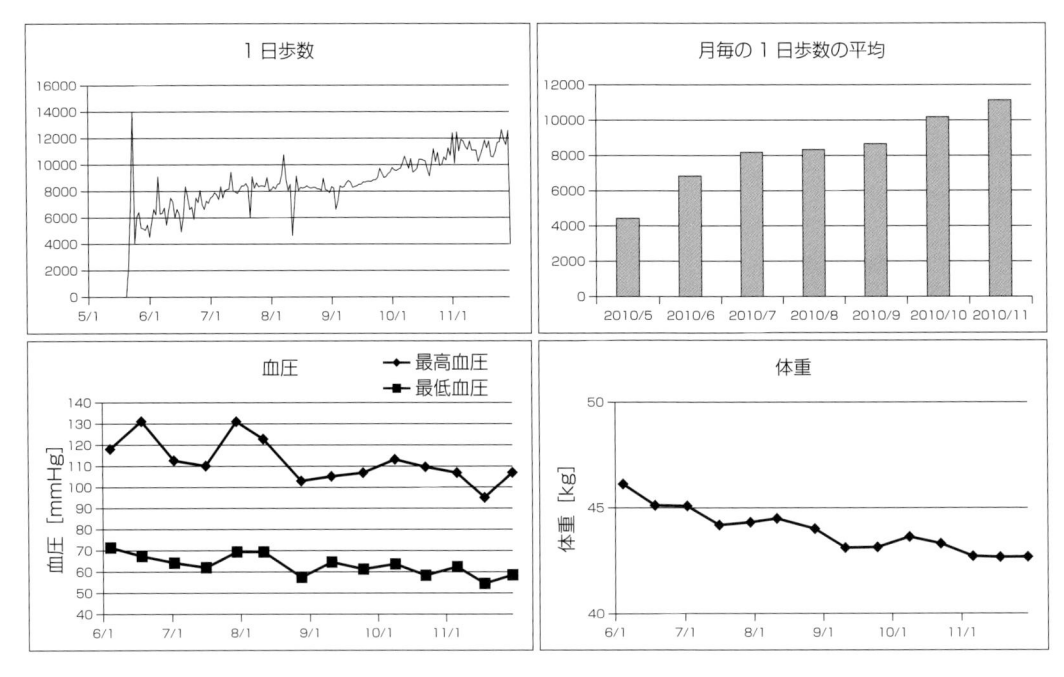

図2 サーバに伝送された遠隔モニタリングデータの時系列グラフの表示例
種々の測定器とゲートウェイサーバを経て伝送されたデータを共通の表現形式で提示し得る汎用性の高いソフトウェアによる表示画面．グラフはメタボリック・シンドローム対策としての6カ月間の遠隔モニタリングを行った69歳女性例を例示している．上段左の毎日の1日歩数をプロットしたグラフと，上段右の毎月の平均歩数を表したグラフが示すような歩数の増加と連動して，下段左に示す血圧値は低下し，下段右の体重も減少する相関がみられた．

3. 高齢者にも使用可能なシステム選択と標準化

図1に示す各疾病や症候に対応する生体センサーは，個人の身体状況の変化に伴って，必要な生体センサーも変化する．例えば，メタボリック・シンドローム対策として中年期には，生活習慣の改善を目的として，歩数計，体重計，血圧計のセットを利用していたのが，高齢になるにつれて，例えば糖尿病を発症すれば血糖計を導入し，肺気腫になれば動脈血酸素飽和度モニタが適用となる．このため，すべての種類のセンサー・データについて，ホームゲートウェイから医療者側でのデータ閲覧に至るまでの一連の伝送が共通の情報基盤を経て行われることが望ましい．

筆者らは，各測定器をUSBにて専用の送信器に接続し，携帯電話網を経てデータ送信を行うシステムを高齢者に試用したところ，血圧や体重の測定，歩数計の常時装着などのセンサー機器による測定は，80歳以上平均の高齢者でも，ほぼ問題なく実施できた．しかし，その後の送信操作では6～7割の対象者が自分で行うことができなかったため，データの自動送信化は高齢者では必須と思われた．

この知見を踏まえてBluetoothによる無線でゲートウェイサーバまで自動的にデータを伝送するシステムを一般住宅で試したが，バスルームに置かれた体重計のデータは，大型の鏡や冷蔵庫などの電化製品に阻まれてリビングにあるゲートウェイまで電波が届かなかった．Bluetoothはコンティニュアの標準方式の1つで，電子聴診器を始め多くの機器への採用が相次いでいる．データ伝送方式はわが国では，フェリカを用いたシステムも市

販されており，安全性の高さや比較的安価であるうえに劣化も少ないなどメリットも多いため，今後，国際標準となれば使用される範囲も広がる可能性がある．

> **Tips** コンティニュア・ヘルス・アライアンス；米国を中心に主な日本企業も参加して，健康管理機器の相互接続や運用を可能にする標準規格の技術検討や設計ガイドラインの策定を推進している企業アライアンス．

家庭から送信されたデータをグラフ等に自動的に展開してディスプレイする方法については，我々は様々な測定器や伝達方式に共通の汎用性の高いシステムを自主開発したが（図2），最近はコンティニュアに準拠した測定器からのデータを自動記録してグラフで提示するgooからだログ（http://karada.goo.ne.jp/）などの無料サービスも利用可能になった．

このようにシステムの標準化は，どこに収束するか現段階では未知数だが，その議論はエンドユーザーとなる患者自身の病態を考慮すべきもので，技術系専門家と現場の医療従事者との連携により標準化を推し進める必要がある．

● 文　献 ●

1) 本間聡起, 溝口環, 木下博之. 遠隔診察（テレケア）において適用可能な疾患の抽出と疾患別に必要なシステムの構成要素－慢性疾患と急性発症の疾患への対応の可否. 医療情報学　2012；**32**：175-87.

2) 本間聡起. テレケアシステムの構成要素に関する研究－医学的観察対象による生体センサと情報基盤の選択－. 日本遠隔医療学会誌　2009；**5**：133-6.

3) 本間聡起, 昆野順子, 貝沼裕美子ら. 遠隔医療システムを用いた在宅での擬似入院形態の提案. 第3回遠隔医療研究会論文集　1999；73-4.

3. 自覚症状のスコア化と遠隔モニタリング

亀井　智子

要約

　遠隔医療を必要とする慢性疾患をもつ在宅療養者の多くは高齢者であり，通院困難や，独居，あるいは老老介護など介護力に課題をもつことが多い．対象者のもつ慢性疾患の種類によって，モニタリングする臨床指標は異なるが，主観的な症状や療養者が経験している状態を客観化して的確に把握し，疾病に応じた臨床指標を継続的にモニタリングすることは重要である．そのため，症状を段階ごとにスケール化するなど，客観化，標準化することが必要となる．症状スケールによって，在宅療養者の症状をモニタリングすることで，日々の体調の変化や推移を理解することができる．

1. 慢性疾患在宅療養患者に多い症状と評価の方法

　症状は疾患やけがの状態を表す対象者の身体的，精神的状態や体験であり，他者が正確にその程度を把握することは難しい．痛みをとりあげてみても，「とても痛い」「少し痛い」などその程度を表現することもあれば，「きりきりした痛み」「ずきずきした痛み」など，その性質を表現することもあろう．

　遠隔医療・遠隔看護の対象者にとっても同様であるが，テレメンタリングの貴重な時間を症状聴取のためだけに費やすことは避けなければならない．そのため，対象者自身の自覚症状を客観的，正確に把握する上での工夫が必要となる．

　例えば，症状の程度を客観化し，評価するための症状スケールを作成し，その中から最も近い状態を対象者自身が選び，通信手段によって，医師や看護師に情報を送信し，その情報に基づいて遠隔診療や遠隔看護を行うことで，予め提示したすべての症状のスクリーニング，および前日と比較して症状に変化がないか医師や看護師が把握することが可能となる．

　筆者は慢性閉塞性肺疾患(Chronic Obstructive Pulmonary Disease；COPD) 患者を対象としたテレナーシングの実践において，COPDの増悪期に見られる症状を文献，および患者へのインタビュー調査から明確化し[1]，それらの症状の程度を4～5段階に段階づけし，各症状の段階をわかりやすい絵柄で示すVisual scaleを作成している．これにより，1日1回，対象者自身が心身の症状を自己評価し，その結果を看護モニターセンターで受信し，看護師が日々モニタリングを行い，COPDの増悪期に呈する症状やその程度をトリガーポイントとして，対象者の微細な病状変化を捉え，テレメンタリングや早期の看護指導に生かしている[2]（図1）．

　COPDなど慢性呼吸不全では，換気血流不均等分布による低酸素血症，肺胞低換気による高二酸化炭素血症などが生じるため，低酸素による症状，および高炭酸ガス血症による症状の両者をモニタリングする必要がある．そのため，経皮的酸素飽和度（SpO_2），体温，血圧，脈拍などのバイタルデータと臨床症状を収集することが必要である．

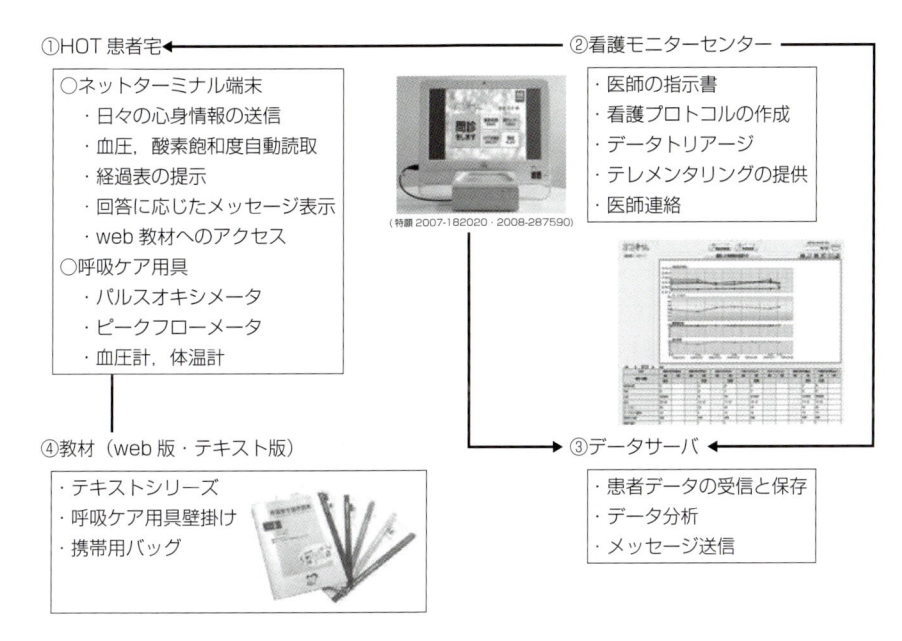

図1　HOTテレナーシングシステムの構成

　また，糖尿病患者を対象とする場合は，高血糖などの代謝異常による症状（口渇，多飲，多尿，体重減少，易疲労感）を中心として，合併症が疑われる症状（視力低下，足のしびれ感，歩行時下肢痛，発汗異常，便秘，下痢等）も定期的にモニタリングする必要があろう．血糖の自己測定手技がおぼつかない高齢者，視力低下者，認知機能低下者，上肢の機能障害者や血糖測定を本人に変わって行う介護者等がいない者では，血糖測定に変わり，尿糖を指標として，自己測定し，（−），（＋），（＋＋），（＋＋＋）などのデータを在宅でのモニタリング指標に用いるといった対応が必要である．

2. 慢性疾患の症状管理と遠隔モニタリング

(1) 疾病管理(Disease management)とは

　疾病管理とは，米国で1994年頃提唱された概念で，慢性疾患をもつ人を対象とした継続性のある包括的な医療アプローチであり，継続的なケア介入，予防的な介入，適正な臨床評価，EMBに基づくガイドラインによる介入などにより，医療費抑制，効果的な処方などを狙いとし，1995年～1997年にかけて英国はじめ欧州に広がった[3]．糖尿病，心不全，COPDなどの対象者に対し，最近では家庭用モニターと遠隔モニター用の機器を設置して，薬物投与の管理，24時間コールセンターで対応などが行われ，保健指導の効果を高め，急性増悪を防ぎ，再入院を抑えて医療費の抑制を図ろうとしている．

　米国の場合，これらのプログラムの開発と実施者は企業（疾患管理会社，製薬会社等）である点がわが国の特定健診・保健指導とは異なるものであるが，最近の介入方法としては遠隔モニター機器を取り入れ，多様なサービスを組み合わせて，ケアを提供している．

(2) 遠隔モニタリング可能な症状とモニタリングの方法

　患者宅とモニターセンター等の間でデータ通信や遠隔モニタリングが可能となっているバイタルサインデータには，体温，血圧，脈拍，心電図，体重，経皮的動脈血酸素飽和度，ピークフローなどがあり，情報機器間をケーブルを使わずに短距離（10 m 以内）無線通信する Bluetooth®，あるいは，RFID（Radio Frequency IDentification）（ID 情報を埋め込んだ RF タグから，電磁界や電波等を用い，数 cm から数 m の近距離通信）による通信，あるいは端末機器からの直接の数値入力などによって，在宅療養者等のバイタルデータを送信してモニタリングすることができる．在宅患者の主疾患や症状によってモニタリングすべきデータは異なるため，必要な項目について収集していく．

　一般に，自覚症状は主観的体験であるため，他者が客観的に把握するための手段を講ずる必要がある．自覚症状をその程度により段階付けし，スケール化することも 1 つの方法である．在宅療養者に高齢者が多いことを考えると，症状の程度をビジュアルアナログスケール（絵柄）化することで，異なる患者の症状の程度を標準化して把握することができる．

　筆者らの COPD 患者を対象としたテレナーシングでは，増悪の徴候となる症状を日々問診しているが，「歩行・移動」「睡眠」「食欲」など，COPD の増悪時に出現しやすい症状 21 項目のビジュアルアナログスケールを作成して活用している．このようにすることで，患者の前日の症状の程度や状態との比較が可能となり，増悪徴候の有無を判断することができる．各問診項目に対して，回答の選択肢は「とても○○がある」「少し○○がある」「あまり○○がない」「まったく○○がない」など，3～5 段階を予め用意している．各段階毎にこれらをビジュアルアナログスケールで示し，高齢者でも選択・回答しやすく工夫している．これらのスケールには，同時にトリガーポイントを予め設定してあり，COPD で在宅酸素療法を受ける患者がある一定以上のトリガーポイントに該当した症状を受信した場合，直ちにテレナースが対応し，テレメンタリングや看護相談を提供することで，COPD の急性増悪の予防効果を認めている[4]．トリガーポイントの設定は，患者毎の主治医と看護プロトコルを決める際に，患者毎に域値の設定を決めていく．例えば，ある患者には「酸素飽和度 95％以下」の場合トリガーポイントとするが，常時それよりも酸素飽和度値が低い患者では，より危険性が生じる「90％以下」をトリガーポイントに設定している．また，ピークフロー値の測定を必要とする患者とそうでない患者では，トリガー項目それ自体が変化する場合もある．在宅患者の何をモニタリングする必要があるのかによって，ある程度柔軟に，収集すべき症状項目を変えることで，患者に不要な負担を強いないことも必要であろう．

　また，テレナーシングの開始前には，患者の主治医とトリガーの設定，対応のための看護プロトコル，その他の指示について予め決定しておく必要がある．対象者の心身状態がトリガーポイントに該当した場合，直ちに患者の状態をテレビ電話などで確認し，プロトコルにもとづく対応を行い，医師には速やかに患者の状態，および対応について報告し，指示に応じて受診等に結び付ける．医師への報告については，主治医と患者個別の看護プロトコルを決める際に，該当項目数が 1 項目以上あった場合に必ず報告を行うか，複数が重なった場合にのみ報告を行うかについて検

討しておく．1項目の変化が緊急性のある場合もあるため，項目数にとらわれ過ぎず，患者の心身状態に応じて柔軟に看護・保健相談を行い，行った内容は主治医に報告を行うことが望ましい．報告の方法は，電子メール，FAX，電話など，どの方法が最も良いかを主治医と決めておく．

3. 自覚症状のビジュアルスコア化の工夫

(1) 食欲

食欲は在宅療養者の体調を反映しやすい．一般に，急性増悪期，発熱期などでは食欲が低下し，「食べられない」「食べたくない」「お腹がすかない」などと訴えることが多い．「いつも通り食欲がある」「あまり食欲がない」「食欲はないが食べている」「食欲がなく食べられない」など，食欲を段階付けしてその程度を自己評価する方法により，本人の食欲の程度を客観化できる（図2）．

(2) 睡眠

夜間の十分な睡眠は，在宅療養者や特に高齢者にとっては，生活の質を左右する．慢性疾患を持たない高齢者でも，加齢に伴う睡眠パターンの変化から，不眠となることが多い．また入眠後にも夜間のトイレ移動のために数回の覚醒があり，十分な深さの睡眠の確保は難しくなる．「ぐっすり眠れた」「まあまあ眠れた」「ときどき目覚めた」「あまり眠れなかった」「眠れなかった」など，睡眠の質を段階付けして，睡眠の程度や質を評価する（図3）．

(3) 動くこと（歩行／移動）

室内での歩行や移動は，疾患の増悪を反映しやすく，動悸や息切れの増悪により，歩きたくない感覚や，動けないといった状態を引き起こす．「いつも通り動くことができる／歩くことができる」「いつもよりゆっくりなら動くことができる／歩くことができる」「あまり動きたくない／歩きたくない」「まったく動けない／歩けない」といった段階付けなどにより，疾患の悪化を把握することができる（図4）．

(4) 排便

排便は，食事摂取量，水分摂取量等とも関連し，慢性呼吸不全患者では，息切れにより怒責が困難となる者もあり，便秘しやすい．そのため，排便の状況を把握することが望ましい．「いつも通り排便あり」「やや硬いが排

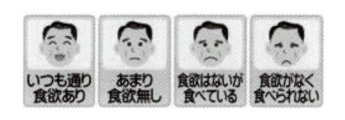

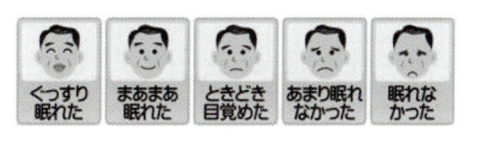

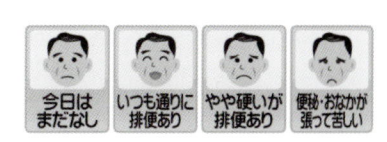

図2

図3

図4

図5

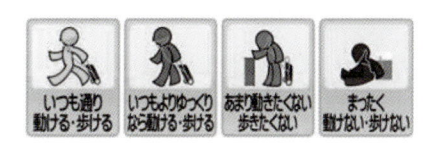

便あり」「便秘でお腹が張って苦しい」などで把握する（図5）．

(5) 尿量

膀胱留置カテーテルを使用している在宅療養者以外では，日々の尿量を正確に把握することはできない．正確な尿量よりも，およその排尿量を把握することで，浮腫発生との関連などを推測することができるため，「いつもと同じ」「いつもよりやや少ない」「あまりでない／減った」などで把握する（図6）．

(6) 浮腫

慢性呼吸不全患者や心不全患者の合併症の増悪，低蛋白血症の患者等では，浮腫の程度をモニタリングする必要がある．人体図を提示して，浮腫のある部位を選択する方法で，把握することができる．また，複数の部位を選択可能にしておくことが必要である（図7）．

(7) 体の痛み

疼痛評価には，WHOによるフェーススケールを利用できる（図8）．痛みがなく「非常に良い」から「非常に悪い」の6段階のスケールである．これに加え，人体図を用いて，疼痛部位を示してもらうと良い．

(8) 呼吸困難

修正版BorgスケールCR10は，0（息切れを感じない）〜10（非常に強い）の数値で呼吸困難の程度を把握するもので，0と1の間のみ0.5（非常に弱い）が設けられている．その日の呼吸困難の程度を数値で把握することで，増悪がないか，また酸素吸入や体動時の酸素不足がないかの目安ともなる（図9）．

(9) 痰

COPDや喘息等の呼吸器疾患患者では，痰の量，痰の切れやすさ，痰の出しやすさはモニタリングの指標となる．色の変化（クリーム色，黄色，緑色，赤）は，呼吸器感染，炎症，出血等を反映するため，色を把握することも大切であるが，色を言葉で説明することも困難であるため，端末画面上に色を提示して，該当する痰の色を回答する方法をとる（図10）．

(10) その他の症状（チアノーゼ，悪寒，意識障害，咳など）

各疾患の増悪時に見落としてはいけないその他の症状について予め挙げておき，該当す

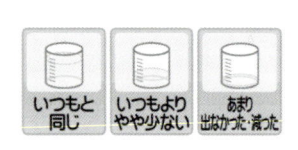

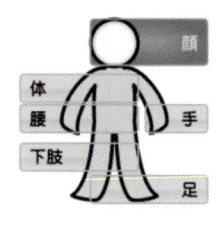

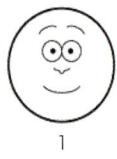

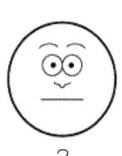

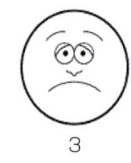

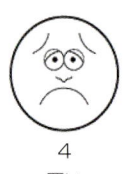

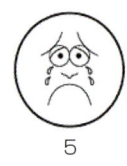

図6

図7

0	1	2	3	4	5
非常に良い	少し良い	普通	少し悪い	悪い	非常に悪い

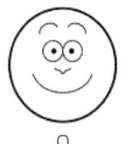

図8 WHOペインスケール

3. 自覚症状のスコア化と遠隔モニタリング

Borg Scale		
0	Nothing at all	（感じない）
0.5	Very, very weak	（非常に弱い）
1.0	Very weak	（やや弱い）
2.0	Weak	（弱い）
3.0		
4.0	Somewhat strong	（多少強い）
5.0	Strong	（強い）
6.0		
7.0	Very strong	（とても強い）
8.0		
9.0		
10.0	Very, very strong	（非常に強い）

図 9

(Borg GAV. Psychophysical bases of perceived exertion. *Med Sci Sports Exerc*, 1982; 14: 377-81 より引用)

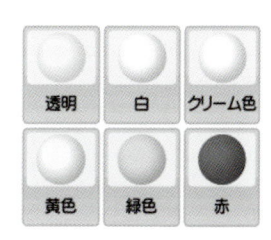

図 10

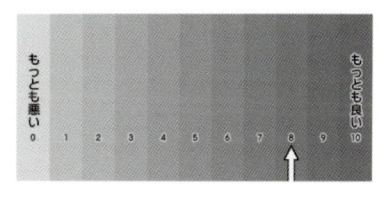

図 11

る場合のみ回答して送信する方法を取ることができる．ただし，端末機器が緊急通報システムの性質をもつものか，健康管理システムであって，緊急通報の機能はもたないものかによって，その他の症状を把握するか否かを決定する必要がある．

（11）総合的自己体調評価スコア

前述のように，多様な症状をモニタリングすることが必要であるが，COPD 患者を対象としたテレナーシング研究の自覚症状相互のデータ分析から，多様な自覚症状はその日の「総合的自己体調評価スコア（0～10 の数値による自己評価）」とよく相関することがわかっている[2]．すなわち「ご自身による今日の体調は 10 点何点中，何点ですか？」と問うことによって，体調の良否をほぼ把握することができる（図 11）．

4. 在宅モニタリングによるテレナーシングの入院，急性増悪予防のエビデンス

これまで述べた自覚症状のモニタリングと，それにもとづくテレナーシングを行うことに関するエビデンスを紹介しよう．

「テレナーシング」「COPD」「ランダム化比較試験」のキーワードにより，PubMED，Medline, CHINHAL, The Choculane Library の各データベースを検索し，「在宅モニタリングデータを遠隔地から看護師がモニタリングして，看護指導等を行う」テレナーシングを提供することで，ヘルスケア利用への効果を述べたランダム化比較試験（RCT）を収集した．論文内容を吟味し，質の高い RCT，または quasi-RCT 論文に絞り，メタ分析を行った．その結果の中から，入院予防のフォレストプロット（図 12）に示した．

在宅モニタリングにもとづくテレナーシングは，重度・最重度 COPD 患者の入院，救急外来受診，急性増悪の発症を予防することが示唆された[5]．しかし，テレナーシングによる死亡率への影響はなかった．このことから，COPD 患者への在宅モニタリングにもとづくテレナーシングは，COPD 患者の入院予防（推奨度 A），救急外来受診予防（推奨度 A），急性増悪への予防（推奨度 B）であり，期間は 3 カ月以上実施することを推奨する（推奨度 A）．

【各論】 Ⅶ 遠隔モニタリング

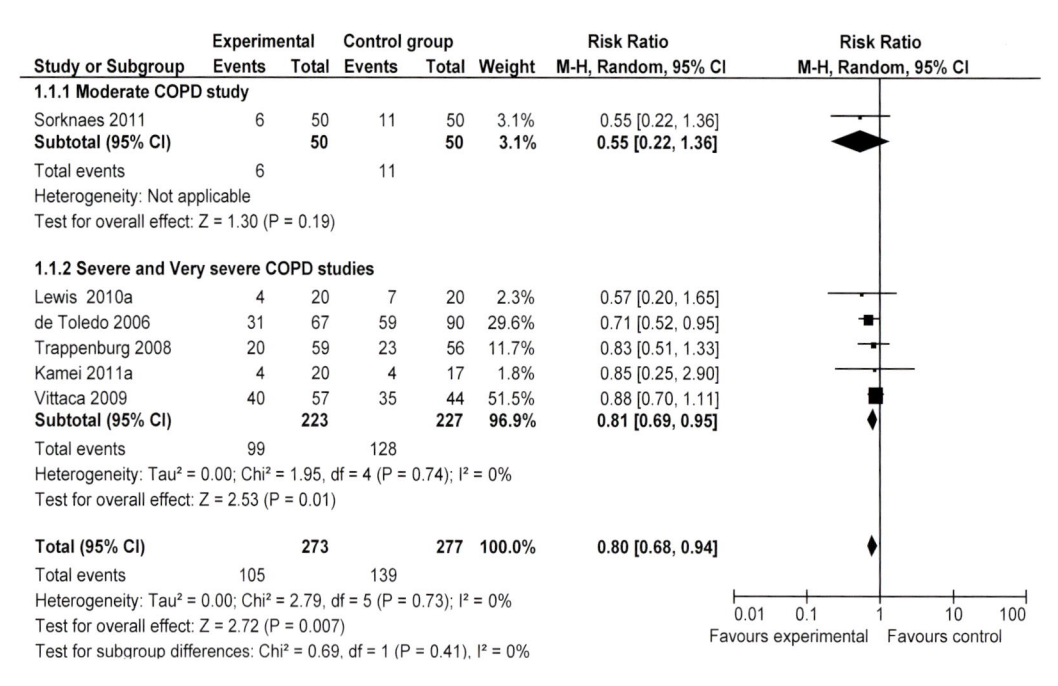

Study or Subgroup	Experimental Events	Total	Control group Events	Total	Weight	Risk Ratio M-H, Random, 95% CI
1.1.1 Moderate COPD study						
Sorknaes 2011	6	50	11	50	3.1%	0.55 [0.22, 1.36]
Subtotal (95% CI)		**50**		**50**	**3.1%**	**0.55 [0.22, 1.36]**
Total events	6		11			
Heterogeneity: Not applicable						
Test for overall effect: Z = 1.30 (P = 0.19)						
1.1.2 Severe and Very severe COPD studies						
Lewis 2010a	4	20	7	20	2.3%	0.57 [0.20, 1.65]
de Toledo 2006	31	67	59	90	29.6%	0.71 [0.52, 0.95]
Trappenburg 2008	20	59	23	56	11.7%	0.83 [0.51, 1.33]
Kamei 2011a	4	20	4	17	1.8%	0.85 [0.25, 2.90]
Vittaca 2009	40	57	35	44	51.5%	0.88 [0.70, 1.11]
Subtotal (95% CI)		**223**		**227**	**96.9%**	**0.81 [0.69, 0.95]**
Total events	99		128			
Heterogeneity: Tau² = 0.00; Chi² = 1.95, df = 4 (P = 0.74); I² = 0%						
Test for overall effect: Z = 2.53 (P = 0.01)						
Total (95% CI)		**273**		**277**	**100.0%**	**0.80 [0.68, 0.94]**
Total events	105		139			
Heterogeneity: Tau² = 0.00; Chi² = 2.79, df = 5 (P = 0.73); I² = 0%						
Test for overall effect: Z = 2.72 (P = 0.007)						
Test for subgroup differences: Chi² = 0.69, df = 1 (P = 0.41); I² = 0%						

図12 在宅モニタリングによるテレナーシングの重度，最重度
COPD 患者の入院予防の効果（Kamei, 2013, 印刷中）

● 文 献 ●

1）亀井智子．在宅酸素療法実施者の療法管理遠隔看護支援システムの開発，聖路加看護大学紀要，2003；29：1-11．

2）亀井智子，山本由子，梶井文子．COPD Ⅳ期の在宅酸素療法患者を対象としたテレナーシング実践－トリガーポイントによる在宅モニタリングデータの検討－，日本遠隔医療学会誌　2011；7（2）：179-82．

3）Lilley Roy. Disease management, John Wiley & Sons Ltd. West Sussex, 1998, 池上直己監訳，今井博久訳 3．疾病管理，2001，じほう，東京．

4）亀井智子，山本由子，梶井文子，中山優季，亀井延明．COPD 在宅酸素療法患者への在宅モニタリングにもとづくテレナーシング実践の急性増悪および再入院予防効果－ランダム化比較試験による看護技術評価－，日本看護科学会誌　2011；31（2）：24-33．

5）Tomoko Kamei, Yuko Yamamoto, Fumiko Kajii, Yuki Nakayama and Chiharu Kawakami. Systematic review and meta-analysis of studies involving telehome monitoring-based telenursing for patients with chronie obstructive pulmonary disease, Japan Journal of Nursing science, 2013, in press.

6）de Toledo P, Jiménez S, del Pozo F. Senior Member of IEEE, Roca J, Alonso A, Hernandez C. Telemedicine experience for chronic care in COPD. *IEEE transactions in information technology in biomedicine* 2006; **10** (3): 567-73.

7）Levis KE, Annandale JA, Warm DL, Rees SE, Hurlin C, Blyth H, et al. Does home telemonitoring after pulmonary rehabilitation reduce healthcare use in optimized COPD? A pilot randomized trial, *Journal of Chronic Obstructive Pulmonary Disease* 2010; **7**: 44-50.

8）Sorknæs AD, Madsen H, Hallas J, Jest P, Hansen-Nord M. Nurse tele-consultations with discharged COPD early readmissions-an interventional study, *The Clinical Respiratory Journal* 2011; 26-34.

9）Trappenburg JCA, Niesink A, Gerdien H, Weert-van Oene, van der Zeijden, van

Snippenburg R, et al. Effects of telemonitoring in patients with chronie obstructive pulmonary disease, *Telemedicine and e-Health*, 2008, 138-146.

10) Vittaca M, Bianchi L, Guerra A, Fracchia C, Spanevello A, Balbi B, et al. Tele-assistance in chronic respiratory failure patients: a randomized clinical trial, *EUROPEAN RESPIRATORY journal* 2009; **33** (2): 411-18.

Ⅷ 訪問看護師との連携

太田　隆正・金山　時恵

要約

1) 訪問看護の目的，対象，サービス内容，提供する訪問看護ステーションの種類と特徴，さらに従事する訪問看護師の役割を理解する．
2) 中山間地域での遠隔医療の一方法として，岡山県新見市が実施した訪問看護師が持参して主治医と連絡を取りながら診療を受ける場合，在宅患者宅にテレビ電話を据え付けした状態で在宅にいながら診療を受けることができる場合がある．遠隔医療に関する在宅患者および家族から捉えたメリット・デメリットを理解する．さらに，医療と看護が連携することの意義と必要性を理解する．

1．訪問看護と訪問看護師

（1）訪問看護とは[1]

病気や障がいを持った人が住みなれた地域や家庭において，その人らしく療養生活を送ることができるように，看護師等が生活の場である在宅へ訪問し，看護ケアを提供し，自立への援助を促し，QOL（生活の質）が向上できるよう療養生活を支援するサービスである．

在宅患者本人とその家族の健康状態を観察し，一人ひとりの健康課題を早期にアセスメントし，主治医と連携して病気の発症や重症化を防止することを目的としている．

（2）訪問看護の対象・利用者

乳幼児から高齢者において病気や障がいがあり，主治医が訪問看護の必要を認めたすべての方が利用できる．

医療保険制度で訪問看護を利用する場合は，疾病や負傷のために在宅での療養が必要な場合に利用できる．また，介護保険制度の場合は，要介護・要支援の認定を受けた場合に利用できる．

（3）訪問看護の従事者

訪問看護ステーションでは，保健師，助産師，看護師，准看護師が従事している．その他，理学療法士，作業療法士，言語聴覚士が機能訓練を行うこともある．また，病院や診療所では，看護職員のみが訪問看護を行うこともある．

（4）サービス内容

具体的には，在宅患者や家族が心配なこと，不安なこと等について相談にのったり，療養生活が適切に行えるように支援するほか，心身の健康状態や病状や治療の状況，療養や介護の状況，療養環境等を総合的にアセスメントし必要なケアの提供をする．

医療保険制度で訪問看護を利用する場合は，1回のサービス時間は30分から1時間30分であり，介護保険制度で訪問看護を利用する場合は，1回のサービス時間は20分未満，30分未満，30分〜1時間未満，1時間〜1時間30分未満のいづれかとなっている（表1）．

表1 訪問看護サービスの内容

◆療養生活の支援 身体の清潔，洗髪，入浴介助，食事や排泄等の介助・指導 床ずれ予防と処置	◆医師の指示による医療処置 主治医あるいはかかりつけ医の指示に基づく医療処置（点滴静脈注射，痰の吸引や吸入，経管栄養，創傷処置，チューブ類の交換等）
◆病状の観察 病気や障がいの状態，血圧・体温・脈拍・呼吸等のバイタルサインのチェック	◆ターミナルケア，苦痛の緩和 がん末期や終末期等でも在宅で過ごせるような支援 痛み（疼痛），呼吸困難，発熱，不眠，便秘等の緩和
◆リハビリテーション 拘縮予防や機能の回復，嚥下機能訓練等	◆家族の相談と支援 介護方法の指導ほか，さまざまな相談対応
◆認知症ケア 事故防止等，認知症介護の相談と支援	◆介護予防 低栄養や運動機能低下を防ぐ支援
◆療養環境の調整 福祉用具，転倒防止を目的とした住宅改修	◆地域の社会資源の活用 地域包括支援センター，保健所，居宅介護支援事業所等と連携し制度の紹介や導入

(社団法人全国訪問看護事業協会資料に加筆修正)

訪問看護は，医療保険，介護保険のどちらでサービスを受ける場合においても主治医の訪問看護指示書が必要である．

(5) 訪問看護の利用負担

利用する公的保険の種類によって基本利用料の割合が異なる．
1) 介護保険で訪問看護を利用する場合…原則1割負担
2) 医療保険で訪問看護を利用する場合…1割から3割負担

(6) 訪問看護を提供する事業所

1) 医療機関（病院・診療所）

病院や診療所内に「訪問看護部門」を設置し，退院時に在宅療養が必要な方，病院や診療所に通院をしたり，訪問診療や往診を受ける方に訪問看護を行う．

2) 訪問看護ステーション

医療法人，社会福祉法人，医師会や看護協会，市区町村，NPO法人等が都道府県知事の指定を受けて，介護保険法の指定居宅サービス事業者（指定介護予防サービス事業者）となり開設されている．2.5人以上の看護職員配置が基準で，保健師または看護師が管理者として訪問看護事業を適切に管理しながら訪問看護を専門に行う事業所である．

(7) 訪問看護師の役割

訪問看護ステーションから専門の看護師等が利用者の在宅を訪問し，病状や在宅生活を看護の視点で見守り，適切なアセスメントに基づいたケアと指導で，24時間365日対応し，在宅での療養生活が送れるように支援する．医師や関係機関と連携をとり，さまざまな在宅ケアサービス利用について提案をする．

2. 地域特性と遠隔医療の実際

都市部では医療機関も機能分化され比較的充実しており医師数も不足していない．介護施設も高齢者住宅，医療付き有料ホームなど多彩であり遠隔医療の必要性は少ない．一方，過疎地では，医療機関，医師不足が著明でありまた往診時間もかかるため遠隔医療の必要性が高くなる．

さらに，中山間地域において過疎高齢化がすすむ地域の生活環境のなかで，在宅医療・

看護を支える訪問看護師は，患部の創傷を治療するといった単なる医療サービスだけでなく，患者の思いを尊重し，在宅患者とその家族が希望する生活を支援するという役割を担っている．また，人的・物的資源の制限がすすむ医療過疎地域だからこそ，訪問看護ステーションの看護師は，複合的な役割を果たすとともに地域住民のよき相談相手になるような存在価値が期待される．岩月[2]が，「入院日数の短縮化および在宅療養はより促進されると予測され，そのため訪問看護の需要はますます大きくなる」としているように，医療機関の少ない，さらに交通の不便な過疎地域において，地域住民個々のニーズに対応するための一方法として訪問看護等と連携した遠隔医療システムの導入は有効である．

そこで，遠隔医療の実際として岡山県新見市が行っている方法について紹介する．

（1）新見あんしんねっと事業

岡山県新見市は典型的な中山間地域であり高齢化率も高く，高齢者のみの世帯も多く，医療機関は市の中心部に集中しているため，通院による診療には限界があり，増加する在宅患者への対応が緊急課題である．そのため，2004年新見医師会が中心となり「在宅医療支援システム研究会」が立ち上がり，遠隔医療におけるテレビ電話の効果を実証実験により明らかにしてきた．2008年4月よりラストワンマイル事業が運用開始され，中山間地域では全国で初めて各家庭で契約すれば光環境でインターネットが使用できるようになった．2008年度および2009年度において総務省地域ICT利活用モデル構築事業「新見あんしんねっと事業」が採択された．その事業の一つとして，訪問看護師が携帯型通信端末（医心伝信）を持参し在宅患者と医師との間でテレビ電話診療を実現させるテレビ電話付診療支援端末は効果的なツールといえる（図1）．

さらに，おもな地域医療機関，介護施設にも多機能テレビ電話（万事万端）を設置，医療介護の連携において使用できるようにした（図2）．また，がん末期や重症者に対してはテレビ電話を患者宅に固定設置することも試みている．これは，訪問看護師と医師だけでなく訪問看護師と病院看護師との連携につながり，患者の褥瘡処置や日常ケアへの助言でも有用である．さらに，理学療法士による在宅リハビリテーションの試みも継続して行っている．在宅患者の多くは，介護保険の利用によるデイサービスで通所介護施設を利用し

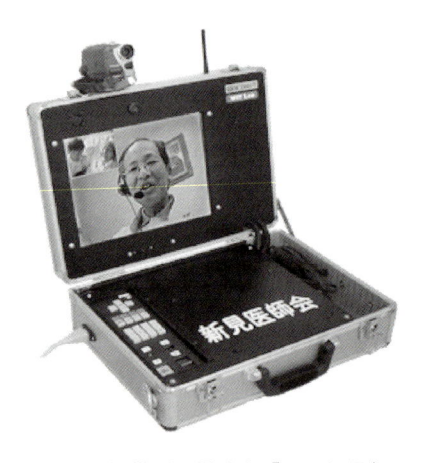

図1　携帯型通信端末「医心伝信」

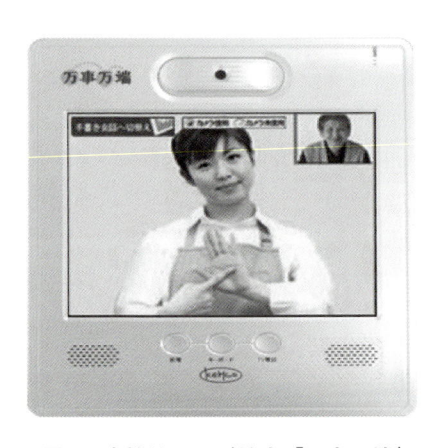

図2　多機能テレビ端末「万事万端」

たり，あるいはショートスティで入所介護施設を利用している．今までは介護施設利用時は主治医と連携が難しかったが，新見地域では介護施設においてのテレビ会議や在宅での担当者会議でもテレビ電話利用の有用性が認められている．

さらに，もう1つのツールとして在宅患者宅にテレビ電話を据えつけした状態で在宅に居ながらにして診療を受けることができる方法である．この遠隔診療は2004年11月から開始し，2008年3月までには無線LANによる実証実験を神代診療所，哲西町診療所，大佐診療所の施設で予備実験を実施した．そして，2008年6月から光環境を利活用したテレビ電話による遠隔診療を実施している．実施施設は32施設であり，これまでの実施件数は1,093回となっている（表2）．2012年12月現在17名の在宅患者に対して1年以上の遠隔診療を継続実施しているところである．

2010年には，在宅患者と家族へのテレビ電話による遠隔診療についてのメリット及びデメリットを調査[3]した結果，在宅患者は「安心して主治医に任せられる」「主治医にわざわざ来ていただかなくてもよい」などの肯定的な意見がみられる．また，家族介護者は「病院に連絡しなくても直接先生の指導を受けることができる」「往診と一諸でテレビ診察してもらえるので安心できる」など在宅患者同様に肯定的な意見であり，いつでも医療や看護とつながっているという安心感が得られている．一方，「経費がかかる」というデメリットもあげられる．遠隔診療において，在宅患者の診察と訪問看護師への指示，あるいは在宅患者と家族への指導，相談への対応などに要する時間は約5分程度であるが，医療機関での診療や相談より気楽に詳しくできるということから，遠隔診療の有効性と効率性があるといえる．また，遠隔診療についての理解はまだまだ十分ではないことが課題ではあるが，そこには遠隔診療にかかわる病院の主治医や診療所の担当医師，診療所看護師，訪問看護ステーションの訪問看護師などの積極的な関与の要素が大きいといえる．

このように，医療機関と在宅患者（DtoN）における場合において，在宅患者の状態を電話や口頭報告より，遠隔診療を通して直接診察が行え，短時間で状態を正しく伝えることができることは，適切な医療や看護を提供することにつながるものといえる．さらに，情報提供においては，言葉と映像を使用するため，情報量が多く早く伝えることができる．また，スタッフ間の連携の取りやすさにつながる（図3）．

訪問看護師の意見としては，経験を積めば1回5分程度ですみ時間的な負担は少ない．

表2 新見あんしんねっと広域連携事業実施結果まとめ（2009.1-2011.12）

1. 実験区分毎の累積実施回数

	実施時期					合計
	2009/1-2009/3/31	2009/4/1-2010/3/31	2010/4/1-2011/1/31	2011/2/1-2011/6/30	2011/7/1-12/31	
D-D	25	52	22	37	28	164
D-介護施設	39	98	18	14	24	193
D-N	55	297	224	81	58	715
その他	2	15	4	0	0	21
合計回数	121	462	268	132	110	1093

介護関連　　　　　　　　　　　　　医療関連

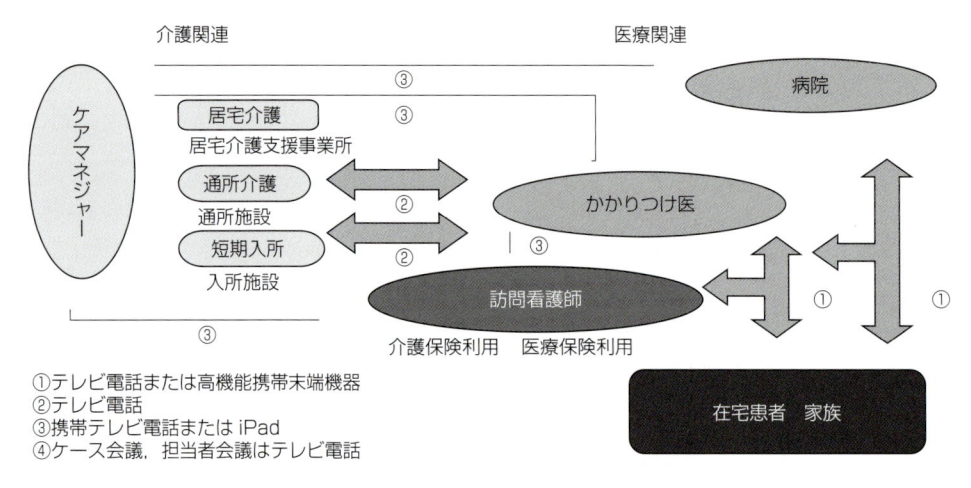

```
                    ③
        居宅介護    ③                    病院
        居宅介護支援事業所
ケア     通所介護  ⇔                かかりつけ医
マネ     通所施設    ②
ジャー   短期入所  ⇔  ③
        入所施設        訪問看護師        ①      ①
        ③
                介護保険利用  医療保険利用
①テレビ電話または高機能携帯末端機器
②テレビ電話                                在宅患者　家族
③携帯テレビ電話またはiPad
④ケース会議，担当者会議はテレビ電話
```

図3　医療介護連携利用できる遠隔機器

医師の対面より気楽に会話でき診療上の問題点を相談でき，患者や家族に必要な指導が適切に行うことができることをメリットとしてあげている．心理的にも良好な関係を構築できる．病院からの退院時，看護計画作成時の担当者会議など多職種との連携に有効であることもが指摘されている．一方，デメリットとしては，テレメンタリング研修会などに参加して実務経験を積むことが求められる．さらに，他機関，他職種との連携・調整が必要となるためにスケジュール管理も問題となる．同一医療機関の訪問看護師であれば問題ないが，医療機関が異なる訪問看護ステーションであれば特に重要である．機器の維持管理特に機器故障時等，専門知識を習得した人員が多くの場合必要である．

さらに，まだどこでも運用できる在宅遠隔医療システムが確立されていないため，医師や関与する訪問看護師その他のコメディカルが参加できていないのが現状であり課題である．いつでも，どこでも簡単に導入，使用できるシステムの確立が急がれる．

医師と訪問看護師等との連携の必要性から，新見地域では医療介護情報共有書を作成し，病院への入院時および退院時，さらにコメディカル間の情報交換のための利用を開始している．手書き使用から始め，現在では電子メールで使用できる方式に取り組んでいる．すでに他地域ではモデル事業でiPadを利用して医師と訪問看護師が情報交換する実証実験に取り組んでいる．今後の有効な手段となるだろう．

中山間地域では医療資源やケア資源事態が少なく，その中で訪問看護は医療的な判断や在宅療養の継続に大きな役割を担うものといえる．さらに，遠隔診療において訪問看護師等との連携を行うことは，在宅患者と家族への精神的ケアによる安心感を与えることになり医療とケアの保証につながるものといえる．

● **文　献** ●

1) 財団法人全国訪問看護事業協会編：http://www.zenhokan.or.jp/index.html
2) 岩月宏泰，藤田智香子，對馬均・他．訪問看護ステーションに遠隔医療システムを導入するにあたっての諸問題．青森県立保健大学紀要2000；**2**（1）：149-56.
3) 新見市．平成21年度新見あんしんねっと事業報告書．2010；1-169.

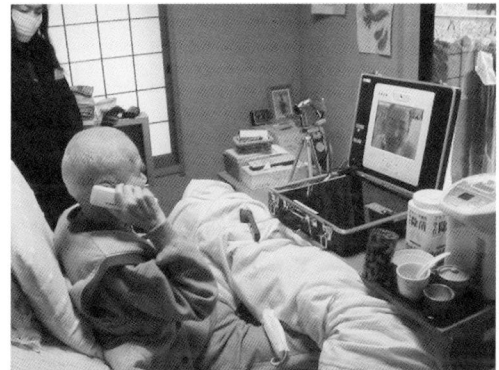

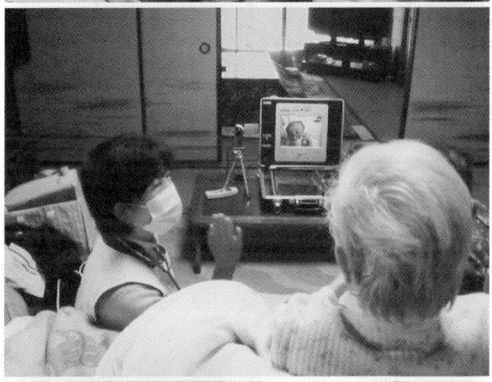

2. 地域特性と遠隔医療の実際

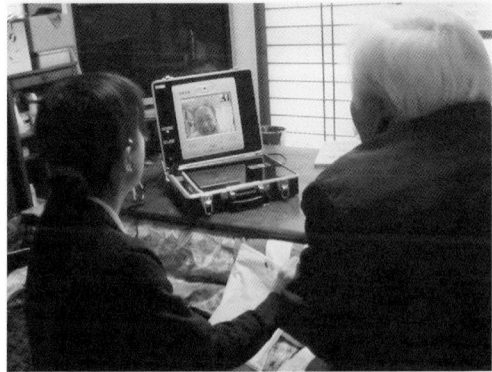

太田病院	訪問看護ステーションくろかみ
新見中央病院	阿新虹の訪問看護ステーション
長谷川紀念病院	介護老人保健施設くろかみ
渡辺病院	特別養護老人ホーム　おおさ苑
医療生協阿新診療所	特別養護老人ホーム　哲西荘
作野医院	特別養護老人ホーム　唐松荘
新見クリニック	養護老人ホーム　桜丘荘
松尾医院	居宅介護支援事業所　げんき
吉田医院	ケアポート生き活き館新見
みはら皮膚科	ケアポート生き活き館神郷
上江州医院	小規模多機能ホーム　おいでんせぇ
神代診療所	グループホーム　ファミリア愛
哲西町診療所	デイサービスセンターオレンジ
大佐診療所	デイサービス　やすみんせぇ
金田医院	
新見市休日・夜間診療所	
新見診療所	
こだま眼科	
長岡医院	

実証実験開始は平成16年11月より開始しています．平成20年3月までは無線LANで実証実験を神代診療所，哲西町診療所，大佐診療所4病院で予備実験として行っています．平成20年6月より光環境でテレビ電話開始しています．モデル事業継続在宅患者は上記3施設です．

IX 遠隔診療のカルテから

森田　浩之・長谷川　高志・酒巻　哲夫

　遠隔診療の実際を診療録をもとに再現し，2つの事例を紹介する．

　記録から在宅医療の形態を計画的訪問診療，計画的遠隔診療，往診の3種に識別している．がんの看取りの症例では訪問看護が大きな役割を果たすので，その訪問日も加えた．

1．脳梗塞症例

【症例】92歳，女性
【診断】脳梗塞後遺症，慢性心不全
【現病歴】X-2年8月に脳梗塞を発症し，A病院に入院しリハビリテーションを行ったが，右半身麻痺に加え，廃用性萎縮も加わり，寝たきり状態となった．嚥下困難に対し胃瘻栄養とし，膀胱カテーテルを留置して，X-2年11月から在宅加療となった．これまで，しばしば腎盂腎炎を発症している．月1回の定期的な医師の訪問診療の他に，訪問看護ステーションから看護師が週3回，訪問看護を行っていて，ショートステイも月5～7日利用している．8月18日に「計画的な訪問診療」に行き，呼吸音には異常がなく，尿混濁も見られなかった．しかし，8月25日に嘔吐後に発熱があり，誤嚥性肺炎と尿路感染症のためにA病院に緊急入院した．抗菌薬投与によって肺炎は改善し，10月5日に退院した．感染症の早期発見のためには診察頻度を増やした方がよいと考え，10月10日に「計画的な訪問診療」をした際に「遠隔診療」について説明をし，本人と家族の同意を得て，10月28日から訪問看護師の協力（診察や処置など）のもとに遠隔診療を開始した．
【患者の状態】介護度5で，日常生活自立度はC2と寝たきり状態．胃瘻による経管栄養，膀胱留置カテーテル，エアマットを使用．構音障害のため会話はできないが，頷くことによって意思表示は何とかできる．
【同居家族】長男の嫁
【患者宅】診療所からの距離は4kmで，時間は自動車で10分
【遠隔診療機器】患者宅と診療所に設置した専用TV電話「万事万端」
【通信回線】光ファイバー

【経過】

診療日	診療形態	診療内容
X/10/10	計画的な訪問診療	退院後1回目の診察．遠隔診療についての説明と同意．
X/10/28	計画的な**遠隔診療**	TV通話開始，尿混濁無し，仙骨部褥瘡軽度，便秘のためグリセリン浣腸週2回指示．
X/11/11	緊急の往診	腎盂腎炎にて発熱，入院．
11/11から11/24まで入院治療．抗菌薬にて治癒．		
X/12/2	計画的な**遠隔診療**	全身状態良好，尿混濁なし，看護師による呼吸音聴診正常．

X/12/22	計画的な訪問診療	呼吸音正常，仙骨部褥瘡軽度，尿混濁・腹部触診で便塊あり，訪問看護による浣腸・膀胱洗浄指示.
X+1/1/6	計画的な**遠隔診療**	便通の確認，膀胱留置カテーテル閉塞のため交換指示，仙骨部褥瘡軽度（デジタルカメラ撮影）.
X+1/1/20	計画的な訪問診療	37.5℃の発熱・尿混濁・腎叩打痛あり，呼吸音正常，褥瘡軽度，抗菌薬処方.
X+1/1/29	緊急の**遠隔診療**	38℃の発熱，抗菌薬の効果不十分と心不全発症のため，家族に緊急入院を指示.
1/29から3/8まで入院治療．抗菌薬点滴と利尿薬・酸素投与によって軽快．		
X+1/3/10	計画的な**遠隔診療**	発熱・尿混濁なし，尿量1100ml/日，褥瘡治癒状態，看護師による呼吸音聴診正常.
X+1/3/19	計画的な訪問診療	発熱・尿混濁なし，呼吸音正常，褥瘡なし.
X+1/3/24	計画的な**遠隔診療**	発熱・尿混濁なし，浣腸・膀胱洗浄継続指示.
この後も同様の経過をとり療養中.		

2. がん症例

【症例】84歳，女性
【診断】膵体部がん
【現病歴】Y年5月20日，背部痛を主訴に当院を受診した．腹部エコー，CTなどで膵体部がん，同リンパ節転移と診断．5月28日〜6月9日，B病院に入院したが，手術適応はなく，化学療法も副作用を心配して希望しなかった．入院中は不安で食欲がなくなったため，在宅療養（在宅緩和ケア）を強く希望．退院前カンファランスで6月10日からC医院で在宅緩和ケアを受けることになった．その際C医師が「遠隔診療」について説明し，本人と夫の同意を得て，帰宅直後から遠隔診療を開始した．

【患者の状態】介護度は1で日常生活自立度はA2．意思伝達には問題がない．腹痛や背部痛があり，オピオイドを使用中．
【同居家族】夫（肺気腫による慢性呼吸不全のため在宅酸素療法中）
【患者宅】診療所からの距離は16kmで，時間は自動車で40分，山間部のためFOMAによる通信に多少問題がある．
【遠隔診療機器】患者と診療所とも携帯電話FOMA
【通信回線】光ファイバー

【経過】

診療日	診療形態	診療内容	患者のコメント
Y/6/10	計画的な**遠隔診療**	遠隔医療をFOMAで実施．通信状況を確認．	
Y/6/11	計画的な訪問診療	食欲不振のため点滴．	
Y/6/12	計画的な訪問診療	維持輸液．	
Y/6/13	計画的な訪問診療	点滴．	食欲が出てきた
Y/6/14	計画的な訪問看護 計画的な**遠隔診療**	点滴，オピオイドを増量．遠隔診療では受信不良のため通話困難．	退院後，精神的に楽になった

Y/6/15	計画的な訪問看護	点滴，遠隔診療を試みるが，受信不良のためベッドサイドでは困難．	疼痛は軽減
Y/6/16	計画的な訪問診療	点滴，入浴介助．	疼痛は消失
Y/6/18	計画的な訪問看護	点滴．	
Y/6/20	計画的な訪問看護	点滴．	全身倦怠感
Y/6/23	計画的な訪問診療	点滴．	
Y/6/25	計画的な訪問看護 計画的な**遠隔診療**	点滴，遠隔診療は受信不良のためベッドサイドでは困難．	意欲の低下 倦怠感強い
Y/6/26	計画的な訪問診療	点滴（ステロイド追加）．	
Y/6/27	計画的な訪問診療	点滴．	ステロイドで食欲改善
Y/6/28	計画的な訪問看護	点滴，両下腿浮腫．	
Y/6/29	計画的な訪問看護	点滴．	倦怠感軽減
Y/7/1	計画的な訪問診療	点滴．	
Y/7/2	計画的な訪問診療	点滴．	
Y/7/6	計画的な訪問看護	点滴．	食欲不振
Y/7/7	計画的な訪問診療	点滴．	
Y/7/9	計画的な訪問診療	点滴．	
Y/7/11	計画的な訪問看護	点滴．	
Y/7/14	計画的な訪問診療	点滴，左鎖骨上リンパ節腫大．	
Y/7/17	計画的な訪問診療	点滴，表情は良い．	
Y/7/21	計画的な訪問診療	点滴，口腔カンジダ症に対してファンギゾンを処方．	
Y/7/23	計画的な訪問診療	点滴．	
Y/7/28	計画的な訪問診療	点滴．	
Y/7/31	計画的な訪問診療	点滴．	
Y/8/4	計画的な訪問診療	点滴，左鎖骨上リンパ節腫大は増大傾向．	
Y/8/6	計画的な訪問診療	点滴．	
Y/8/6	計画的な**遠隔診療**	室内補助アンテナを使用して通信状況は安定．訴えを傾聴．	
Y/8/9	計画的な**遠隔診療**	歩行がきわめて不安定で，トイレまでの歩行が困難．夫の介護力も乏しく，オムツの使用について説明をした．服薬指導．	
Y/8/11	計画的な訪問診療	点滴．	嚥下が難しくなってきた．
Y/8/13	計画的な訪問診療	点滴．	
Y/8/14	計画的な**遠隔診療**	傾眠，表情を観察．介護者の夫の状態もFOMAで確認．	
Y/8/14	往診	遠隔診療で傾眠がみられたため，時間外に往診．会話は可能．尿閉のため導尿施行．	

Y/8/15	計画的な**遠隔診療**	訪問看護ステーションの看護師の補助のもとにFOMAを使用．会話はなんとか可能．尿閉が見られたため，持続導尿を訪問看護師に依頼．	
Y/8/16	緊急入所	本人・家族の強い希望で，C医の介護老人保健施設に入所．「看取り」を行った．	

7月初旬からは，意思の疎通はできても患者の言葉は少なく，コメントはほとんど残っていない．

索引

■ **アルファベット** ■

ADSL ……………………………… 83
Babinski 反射 …………………… 112
Barthel Index …………………… 106
Bluetooth ………………………… 82
Blumberg（ブルンベルグ）徴候 … 37
BNP（脳性ナトリウム利尿ペプチド）… 115
brain natriuretic peptide ……… 115
CATV ……………………………… 83
Cheyne-Stokes 呼吸 …………… 95
CO_2 ナルコーシス……………… 134
coarse crackle ………………… 107
COPD …………………………… 124, 198
Courvoisier（クールボアジェ）徴候 … 35
crackle …………………………… 118
crackles ………………………… 125
DESIGN-R ……………………… 153, 156
Dupuytren 拘縮 ………………… 147
FTTH ……………………………… 84
GCS ……………………………… 91
Glasgow Coma Scale ………… 91
H.264 …………………………… 80
HDS-R …………………………… 180
home oxygen therapy ………… 133
HOT ……………………………… 133
IP 電話 …………………………… 80
ISDN ……………………………… 83
ITU ………………………………… 81
Japan Coma Scale …………… 90
JCS ……………………………… 90
Kussmaul 大呼吸 ……………… 95
Lanz（ランツ）圧痛 ……………… 37
McBurney 圧痛 ………………… 37
McBurney（マクバーニー）……… 34

Mini-Mental State Examination ……… 92
MMSE …………………………… 92
MPEG4 ………………………… 80
Murphy（マーフィ）徴候 ………… 35
NHCAP ………………………… 67
NYHA …………………………… 117
Parkinson 病 …………………… 104
Raynaud 現象 …………………… 18
rhonchus ……………………… 125
Romberg 試験 ………………… 111
Skype …………………………… 79
SpO_2 ………………………… 95, 118, 122
TRUST 研究 …………………… 189
turgor ……………………… 100, 108
USB ……………………………… 82
Virtual Private Network ……… 84
VPN ……………………………… 84, 85
wheeze ………………………… 125
wheezes ……………………… 118
WiMAX ………………………… 84

■ **あ** ■

相槌 ……………………………… 74
足の動脈拍動 …………………… 148
圧痛 ……………………………… 37
甘味 ……………………………… 29
アムスラー名刺 ………………… 164
暗号化技術 ……………………… 85
胃 ………………………………… 36
息切れ …………………………… 123
意識 ……………………………… 90, 100
意識障害 ………………………… 70, 113
意識の混濁 ……………………… 67
医師法第 20 条 …………………… 1
医師法第二十条但書 …………… 51

医療・介護関連肺炎	67
医療者負担	54
医療と介護の連携	55
胃瘻	142
胃瘻チューブ	142
インターネット	83
咽頭	28
インフォームド・コンセント	10
植込み型除細動器	188
うつ	182
運動失調	15
栄養状態	14
遠隔医療	7
遠隔診療	1, 7, 212
遠隔診療機器	79
遠隔診療の対象	3
遠隔診療の利点，欠点	7, 8
遠隔モニタリング	7, 188, 193
嚥下性（誤嚥性）肺炎	132
往診	4, 46, 48
黄疸	17, 23, 137
オピオイド	167

■ か ■

カーテン徴候	109
外眼筋麻痺	148
介護	46
介護サービス	48
外耳	25
外傷	69
咳嗽	122
外転神経（Ⅵ）麻痺	108
ガイドライン	6, 88
喀痰	123
角膜	24
下肢浮腫	151
片麻痺歩行	15
喀血	123

家庭血圧	94
カメラの設定	74
がん	59
眼球	22
眼球運動	23
眼球陥凹	22
眼球結膜	23
眼球振盪	23
眼球突出	22
眼瞼結膜	23
眼瞼浮腫	22
肝腫大	117
眼振	23, 108
がん性疼痛	167
肝臓	34
眼底	25
眼底検査	163
顔貌	13, 20
顔面	20
緩和ケアチーム	172
気管	32
気管支喘息	127
起坐呼吸	14, 95, 117, 121
企図振戦	15, 110
ギャロップ	118
協調運動	111
胸痛	123
共同偏視	108
胸部	33
居宅システム	71
筋萎縮	100, 110
筋萎縮性側索硬化症	104
筋強剛	110
筋痙縮	110
筋固縮	110
筋性防御	36
口	26
クモ状血管腫	18

索引

クラウドシステム	83
ケアマネジメント	58
頸静脈	31, 32
頸静脈怒張	118
頸静脈の怒張	32
頸動脈	31, 32
経皮酸素飽和度	122
経皮的動脈酸素飽和度	118
頸部	29
頸部リンパ節	30
痙攣	15
血圧	93, 117
血圧計	113
血管雑音	101, 107, 119, 147
血痰	123
血便	137
結膜	23
ケトアシドーシス	150
下痢症	140
減塩食	119
幻覚	179
見当識	90
腱反射	111
構音障害	16, 111
口腔	27
口腔衛生	124
口腔内カンジダ症	146
高血糖症状	145
甲状腺	32
口唇	26
厚生省健康政策局長通知	1, 3
厚生労働省の通知「情報通信機器を用いた診療（いわゆる「遠隔診療」）について」	1
肛門	40
誤嚥性肺炎	67, 68
呼気の延長	125
呼吸	95
呼吸音	101
呼吸器疾患	59
呼吸困難	123
呼吸リハビリテーション	135
黒色表皮腫	147
骨折	69
骨粗鬆症	69
コンティニュア・ヘルス・アライアンス	82, 197

■ さ ■

細隙灯顕微鏡検査	163
在宅医療	46
在宅医療史	46
在宅医療チーム	55
在宅緩和ケア	58
在宅酸素療法	133
在宅等への遠隔診療を実施するにあたっての指針（2011年度版）	6
在宅における医療スタッフの関与と保険	48
在宅ホスピスケア	58
在宅看取り	63
嗄声	123
酸素飽和度	95
散瞳	108
自己血糖測定	150
四肢の診察	41
姿勢	14
死生観	168
舌	27
膝蓋骨跳動（floating patella）	44
シックデイ	150
失語症	16
失調性歩行	16
歯肉	27
死亡診断書	50
褥瘡	100, 152

褥瘡危険因子評価表……………………155
縮瞳…………………………………………108
循環器疾患………………………………59
消化器疾患………………………………59
小児疾患…………………………………59
食欲の低下………………………………67
ショック…………………………………138
視力検査…………………………………162
心音………………………………101, 107
心気症……………………………………181
神経難病・筋・骨格系疾患……………59
心雑音……………………101, 118, 147
振戦…………………………………15, 110
腎臓………………………………………35
心臓再同期療法…………………………188
心臓ペースメーカー指導管理料………191
振動覚低下………………………………149
深部腱反射消失…………………………148
診療報酬請求書……………………………4
診療報酬制度……………………………4, 5
膵臓………………………………………36
水分管理…………………………………119
スケジューリング…………………………7
鈴木式アイチェックチャート…………164
フレームレート…………………………80
整形外科的疾患…………………………59
精神状態…………………………………14
生体情報センサー………………………81
生体センサー………………………193, 194
咳…………………………………122, 127
責務………………………………………11
線維束性収縮………………………109, 110
センターシステム………………………71
喘鳴………………………………123, 127
せん妄……………………67, 70, 90, 178
足潰瘍……………………………………146
足変形……………………………………146
鼠径部……………………………………36

■ た ■

体位………………………………………14
体温………………………………………93
体格………………………………………14
対光反射…………………………………24
唾液腺……………………………………31
濁音界移動現象（shifting dullness）……39
多職種連携………………………………59
脱水………………………………………68
痰…………………………………………127
胆嚢………………………………………35
チアノーゼ………………………17, 122, 124
チック……………………………………15
中耳………………………………………25
蝶形紅斑…………………………………18
腸管………………………………………36
調節反射…………………………………24
直腸………………………………………40
直腸指診…………………………………41
爪…………………………………………18
ツルゴール………………………………108
低血圧……………………………………100
低血糖……………………………………150
低血糖症状………………………………145
デブリードメント………………………157
デルマトーム……………………………111
テレナーシング…………………………198
テレビ電話…………………………73, 208
テレメディシンと家庭血圧……………194
テレメンタリング………………………198
電解質異常………………………………68
典型的在宅医療……………………50, 52
電子体温計………………………………113
電子聴診器………………………79, 102, 120
転倒………………………………………69
転落………………………………………69
電話等再診…………………………………1, 5

動眼神経（Ⅲ）麻痺 … 108
瞳孔 … 23
統合失調症 … 185
瞳孔不同 … 108
疼痛管理 … 169
糖尿病 … 144
頭部 … 19
トータルヘルスプランナー … 59, 171
徒手筋力テスト … 111

な

内耳 … 25
内服コンプライアンス … 119
内分泌・代謝疾患 … 59
難治性褥瘡 … 99
日常活動動作（ADL） … 106
尿路感染症 … 68
認知症 … 184
認知症・精神神経疾患 … 59
認知症単独型在宅医療 … 50, 52
認知症に対する政策転換 … 53
熱中症 … 98, 99
脳血管疾患 … 59
脳卒中 … 104

は

歯 … 27
バーセルインデックス … 106
肺炎 … 67
肺雑音 … 101, 107, 118, 148
バイタルサイン … 89, 100
長谷川式簡易知能評価スケール … 91, 180
ばち指 … 124
発熱 … 114, 137
発話の衝突 … 74
波動 … 37
鼻 … 25
羽ばたき振戦 … 15

パルスオキシメーター … 95, 113, 122
反動痛 … 37
ピークフロー値 … 128
ピークフローメーター … 128
光ファイバー … 80, 83
非がん … 59
ピクセル … 80
鼻腔 … 25
脾臓 … 35
ビットレート … 80
皮膚緊張 … 148
皮膚所見 … 17
皮膚線条 … 146
皮膚の緊張 … 100
飛蚊症 … 164
貧血 … 101
頻脈 … 100
不安障害 … 178
腹水 … 37, 39
腹水貯留 … 137
腹痛 … 137
腹痛症 … 136
副鼻腔 … 26
腹部 … 33, 34
腹部の触診 … 34
腹部の打診 … 38
腹部の聴診 … 39
腹膜刺激徴候 … 138, 141
浮腫 … 17, 95, 96, 101, 117, 118, 121, 147, 202
浮腫の分類 … 96
不随意運動 … 15, 110
不正アクセス … 85
不眠症 … 183
ブレーデンスケール … 152, 154
フレームレート … 80
ブロードバンド … 80, 83
雰囲気伝達 … 74

閉塞性動脈硬化症	108, 148	慢性閉塞性肺疾患	124, 198
ヘリオトロープ疹	18	ミオクローヌス	110
扁桃	28	味覚	29
便秘症	141	看取り	50
訪問看護	48, 206	看取り型在宅医療	50
訪問看護師	206	耳	25
訪問看護ステーション	206	脈拍	93, 117
訪問診療	4, 48, 212	眼	21
ポータブル心エコー	120	妄想	179
保険医療機関及び保険医療養担当規則	4	毛髪	18
歩行	15		
補助者	75		
発疹	18, 20		
本態性振戦	110		

■ ま ■

麻痺	14
麻痺性歩行	15
眉毛	21
慢性呼吸不全	123
慢性心不全	134

■ や ■

夜間呼吸困難	121
抑うつ	178

■ ら ■

ラ音	118, 125
療担規則	4
るいそう	99
レセプト	4

著者一覧（◎編集委員長、○編集委員、五十音順）

◎石塚　達夫	岐阜大学大学院医学系研究科総合病態内科学分野
池田　貴英	岐阜市民病院総合内科兼膠原病内科
太田　隆正	医療法人緑隆会　太田病院
小笠原　文雄	医療法人聖徳会　小笠原内科
岡田　宏基	香川大学医学部医学教育学
金山　時恵	新見公立大学看護学部看護学科
亀井　智子	聖路加看護大学老年看護学
木下　幸子	岐阜大学医学部附属病院生体支援センター
郡　隆之	利根保健生活協同組合　利根中央病院外科
斎藤　勇一郎	群馬大学医学部第二内科
○酒巻　哲夫	群馬大学医学部附属病院医療情報部
菅原　英次	社会福祉法人　旭川荘・高梁市川上診療所
田中　志子	医療法人大誠会　内田病院・いきいきクリニック
○長谷川　高志	群馬大学医学部附属病院医療情報部
林　祐一	岐阜大学大学院医学系研究科神経内科・老年学分野
廣川　博之	旭川医科大学病院経営企画部
本間　聡起	杏林大学医学部総合医療学
○森田　浩之	岐阜大学大学院医学系研究科総合病態内科学分野
山口　義生	医療生協　阿新診療所

遠隔診療実践マニュアル－在宅医療推進のために

定価（本体3,200円＋税）

2013年3月5日　第1版第1刷発行

監　　修　一般社団法人　日本遠隔医療学会編集委員会ⓒ

発 行 者　藤原　大

印 刷 所　倉敷印刷株式会社

発行所　株式会社　篠原出版新社
〒113-0034　東京都文京区湯島2-4-9 MDビル
TEL 03-3816-5311（代表）　郵便振替 00160-2-185375
E-mail：info@shinoharashinsha.co.jp

乱丁・落丁の際はお取り替えいたします。
本書の全部または一部を無断で複写複製（コピー）することは、著作権・出版権の侵害になることがありますのでご注意ください。

ISBN978-4-88412-363-5　　　　　　　　　　　Printed in Japan